実験医学 増刊 Vol.43-No.2 2025

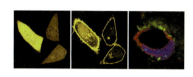

創薬の不可能を可能にする

中分子ペプチド医薬

低分子と抗体の利点を兼ね備えた新モダリティで
活性化・機能阻害・分子間相互作用を自在に操る！

編集
菅 裕明

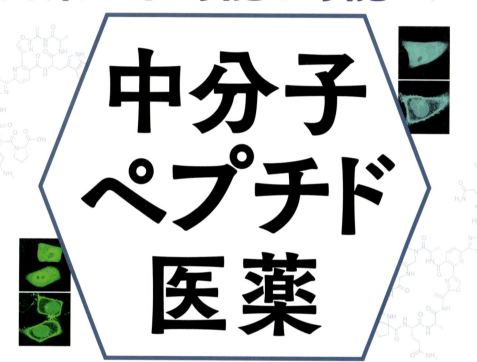

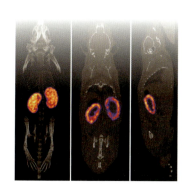

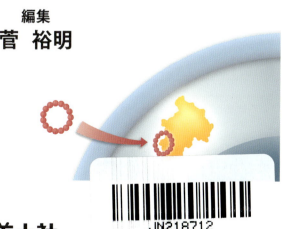

羊土社

表紙画像解説

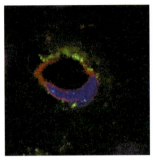

SLSペプチド提示ファージのマウス脳移行．青：核，緑：ファージ，赤：レクチン（血管マーカー）．詳細は第3章-5を参照．

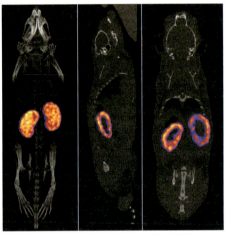

^{111}In標識セリン修飾ポリリジンを静脈内投与したマウスのSPECT/CT画像．Katsumi H, et al：Pharmaceutics, 14：1946, 2022よりCC BY 4.0に基づき転載．詳細は第3章-2を参照．

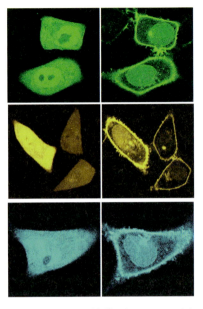

^{D}K8Farモチーフに連結したGCN4ペプチドによる細胞内局在制御．ペプチドコンジュゲートの添加前（左）と添加後60分（右）のイメージング画像．詳細は第3章-4を参照．

【注意事項】本書の情報について

本書に記載されている内容は，発行時点における最新の情報に基づき，正確を期するよう，執筆者，監修・編者ならびに出版社はそれぞれ最善の努力を払っております．しかし科学・医学・医療の進歩により，定義や概念，技術の操作方法や診療の方針が変更となり，本書をご使用になる時点においては記載された内容が正確かつ完全ではなくなる場合がございます．また，本書に記載されている企業名や商品名，URL等の情報が予告なく変更される場合もございますのでご了承ください．

❖ 本書関連情報のメール通知サービスをご利用ください

メール通知サービスにご登録いただいた方には，本書に関する下記情報をメールにてお知らせいたしますので，ご登録ください．

- 本書発行後の更新情報や修正情報（正誤表情報）
- 本書の改訂情報
- 本書に関連した書籍やコンテンツ，セミナーなどに関する情報

※ご登録の際は，羊土社会員のログイン/新規登録が必要です

ご登録はこちらから

序にかえて

ペプチド創薬と治療薬開発のさらなる進展に期待する！

菅　裕明

はじめに

　ペプチド分子が疾患治療を目的に研究されてきた歴史は長い．ペプチド領域のノーベル賞というと，日本では1984年にノーベル化学賞で受けた「ペプチド固相合成の先駆者」であるMerrifield博士のことを称えることが多いが，歴史的にみると1955年に「硫黄を含んだペプチドホルモンの合成と生化学の先駆者」であるdu Vigneaud博士がノーベル化学賞を受賞，さらに「神経ペプチドの発見」を果たしたGuillemin・Schally両博士，「神経ペプチドの放射線検出法の開発」したYalow博士（女性）が1977年にノーベル生理学・医学賞を共同受賞している．インスリンをペプチドと捉えれば，さらに遡ること1923年に「インスリンの発見」に貢献したBanting・Macleod両博士がノーベル生理学・医学賞を受賞している．日本のペプチドホルモン研究の発展に大きな貢献をした松尾壽之博士は，Schally博士のもとでノーベル賞受賞に至る研究に大きく寄与したことも忘れてはならない．また，化学分野では赤堀四郎・榊原俊平両博士のペプチド解析や合成研究も世界に先駆けた研究成果で，その後の国内外のペプチド研究の進展に大きく貢献したことは，ペプチド研究者ならば誰もが知っていることである．

ペプチド研究からペプチド医薬品開発へ

　日本のペプチド研究も，前述の先駆者のもと1980年以降大きな発展を成し遂げてきた．その一方で，国内の製薬企業の多くはペプチド医薬品開発から徐々に後退・撤退していった．2003年にアメリカから日本に帰国した私は，新たな方法論と技術でペプチド医薬品を開発すると意気込んでいた．しかし，現実は厳しく，ほとんどの国内製薬企業からは「ペプチドを医薬品にするのは難しい」と言われたのも事実だ．しかし，糖尿病治療薬としてインスリンを開発していた製薬企業は，新しい治療薬としてGLP-1受容体作動薬の開発に挑み，その成功が目の前に迫っていた．ついに，2005年にはエキセナチドが糖尿病の新たな治療薬としてアメリカで認可される．その後のGLP-1受容体作動薬の開発競争や近年の治療展開は今や誰もが知るところだが，その当時ここまでの成功を多くのペプチド研究者が予測していたわけではなかっただろう．

ペプチド探索から特殊環状ペプチド探索へ

　先に言及しなかったが，2018年に「ペプチド・ファージディスプレイの先駆者」であるSmith博士がノーベル化学賞を受賞している．彼のペプチドディスプレイ技術は，同時にノーベル賞を受賞したWinter博士によりscFv（single chain fragment variable region：一本鎖可変領域）へと展開され，抗体医薬品開発において大きな貢献を残した．scFvのCDR（complementarity-determining region：相補性決定領域）は抗原結合を主として担う3つのループ構造からなり，三次元立体空間をあらかじめもつランダム・ライブラリーからscFv活性種を探索することができた．したがって，ファージディスプレイで達成可能な10億種類の多様性ライブラリーからでも標的タンパク質への高い結合力をもつ活性種が得られていた．一方で，ファージディスプレイでペプチド活性種を探索する場合，三次元構造の多様性と適度な硬さを兼ね備えることが難しい短鎖ペプチドでは，発見される活性種の結合活性がそれほど高くなく（しばしば解離定数がμMレンジ），医薬品開発への展開に限界があった．

　2005年頃，菅研ではフレキシザイム技術によって非タンパク質性アミノ酸を遺伝暗号に複数アサインし，特殊環状ペプチドを試験管内でリボソーム翻訳合成をする技術を完成，2006年前後にはこの技術とmRNAディスプレイと組合わせて1兆種類を超える特殊環状ペプチドをディスプレイするRaPIDシステムを完成させた．この技術を応用した薬剤候補探索を菅研ではじめた時期に，社会実装を目的としてペプチドリーム社は立ち上がったのである．菅研では，基盤技術の研磨と技術検証のための薬剤候補探索に注力し，獲得された特殊環状ペプチドリガンドが標的タンパク質に対して「解離定数がnMレンジ」という画期的な成果を発表した．同時に，ペプチドリーム社はその技術を用いた「特殊環状ペプチド薬剤の探索」を進めるため海外製薬企業と交渉をはじめ，技術の信頼度と他技術では達成できない技術の高度さを武器に2010年から海外製薬企業を中心とした協業がはじまった．さらに，設定されたマイルストーンを確実に達成したことで協業製薬企業から技術ライセンスの要望が増え，それに応える形で技術ライセンス契約も結んだ．「創薬プラットフォーム技術のビジネス展開」の先駆者としてペプチドリーム社は高い評価を受けたわけである．

経口吸収性ペプチドやPDCの開発へ

　現在では，mRNAディスプレイを用いたペプチド薬剤候補探索は大手海外企業のスタンダードになったとさえ言える．しかし，それらの企業がめざしているのは，抗体の代替品としての注射剤でなく，経口吸収性のペプチド薬剤である．それには環状化や非タンパク質性アミノ酸の含有化はもちろんのこと，経口化を達成しうる分子の最適化である．その達成例として近年公表されたのがMSD社の開発したPCSK9経口阻害剤と中外製薬社の開発したKRAS経口阻害

剤である．前者薬剤は，臨床試験が順調に進み，好成績が得られている．両企業ともペプチドリーム社から技術ライセンスを受けており，両薬剤ともmRNAディスプレイ技術から発見された特殊環状ペプチドをもとに最適化されて開発された事実は注目に値する．この技術を用いることで，さまざまな疾患にかかわるタンパク質を標的として薬剤探索ができることをかんがみれば，さまざまな経口性特殊環状ペプチド薬剤の開発が今後さらに進むことは容易に推察できる．

ペプチドリーム社が製薬企業と協業し，事業展開をした2010年前後が「特殊環状ペプチド探索ブーム」のはじまりとすれば，その果実が採れはじめた2023年に「経口性特殊環状ペプチド開発ブーム」が到来したといえる．いや，GLP-1受容体作動薬の経口剤化がすでに進んできたことを考えると，経口性ペプチド開発のブームはエキセナチドが認可されて10年後の2015年にははじまっていたのかもしれない．しかし，経口性ペプチド創薬の課題もまだ多く残されている．より高い経口吸収性や薬物動態の向上，フォーミュレーションを含めた吸収補助技術の開発等，経口性ペプチド薬剤の開発を確固たるものにする基盤はいまだ十分とはいえない．一方で，ペプチド・ドラッグ・コンジュゲート（PDC：peptide-drug conjugate），特に放射性同位体を薬剤として用いたセラノスティクスPDCは，体外排出の早いペプチドの方が抗体を用いたデリバリーよりも優れており，ペプチドリームだけでなく，世界中のスタートアップ企業や製薬企業で開発が進んでいることも見逃せない方向性だろう．

おわりに

今や誰も「ペプチドを医薬品にするのは難しい」とは言わない．ただ，低分子や抗体と比較すれば，まだ十分な研究開発がされておらず，そのポテンシャルを最大限引き出すにはまだ時間もかかるだろう．しかし，冒頭に述べた先駆者たちは，きっとその可能性を見抜き，研究をしていたに違いない．その意志は，現在もペプチド創薬研究に生きているはずだ．

本誌では，日本を代表するペプチド研究者に筆を振るっていただいた．これらの研究のほとんどは，アカデミア基礎研究である．しかし，RaPIDシステムにしても膨大なアカデミア基礎研究の背景があってこそ成立した技術であり，本誌で取り上げた基礎研究がいつ大きな応用に進展するかはわからない．それに大きな期待を寄せている一人として，本誌の編集にかかわった．これまでのペプチド創薬研究はもちろんのこと，未来のペプチド創薬を考える若い研究者たちの参考になれば，幸いである．

＜著者プロフィール＞
菅　裕明：東京大学大学院理学系研究科化学専攻生物有機化学教室教授．1994年，マサチューセッツ工科大学にてPh.D.取得．マサチューセッツ総合病院・ハーバード医学部博士研究員，ニューヨーク州立バッファロー大学助教授・准教授，東京大学先端科学技術研究センター准教授・教授を経て，2010年より現職．'06年にペプチドリーム社を設立，'18年社外取締役退任．'17年ミラバイオロジクス社を設立，現取締役．主な受賞は2023年ウルフ賞，2024年日本学士院賞，他．特殊ペプチド創薬，擬天然物創薬，ネオバイオロジクス創薬が専門．趣味はギター演奏（Jazz，Blues等）．

実験医学 増刊 Vol.43-No.2 2025

創薬の不可能を可能にする
中分子ペプチド医薬

低分子と抗体の利点を兼ね備えた新モダリティで
活性化・機能阻害・分子間相互作用を自在に操る！

序にかえて　ペプチド創薬と治療薬開発のさらなる進展に
期待する！ ……………………………………………… 菅　裕明

総論 中分子ペプチド医薬の歴史と展望
―中分子ペプチド医薬が明日の医療を拓く……………………… 玉村啓和　　10 (144)

第1章　新規ペプチドの設計・合成・探索

I. 設計

1. *In vitro* における遺伝暗号リプログラミング技術……… 平嶋瞭一，加藤敬行　　19 (153)

2. 天然物ペプチドを真似た人工ペプチド：擬天然ペプチド薬剤の創製
………………………………………………………………… 後藤佑樹　　27 (161)

3. 天然由来二環式ペプチドを基盤とする医薬品分子設計
………………………… 永澤秀子，小池晃太，山田晴輝，辻 美恵子　　35 (169)

II. 合成・展開

4. 脱保護工程を挟まない高効率フローペプチド合成………………… 布施新一郎　　43 (177)

5. ペプチドを基盤とした標的タンパク質光不活化とその医薬展開
………………………………………………………… 谷口敦彦，林　良雄　　50 (184)

6. タンパク質の機能を制御する環状ペプチドの合成・探索………… 村田陽二　　56 (190)

CONTENTS

7. 均一糖鎖構造をもつ糖タンパク質の精密合成と機能解析
.... 平尾宏太郎, 真木勇太, 梶原康宏　64 (198)

8. 副反応を出発点とするペプチド側鎖修飾反応 .... 大高　章　71 (205)

9. ペプチド系複雑天然物の全合成とその応用展開 .... 伊藤寛晃, 井上将行　78 (212)

Ⅲ. 探索・シミュレーション

10. 中分子ペプチド医薬の膜透過性予測 .... 秋山　泰　85 (219)

11. ペプチドライブラリー構築と機能性分子の探索 .... 大河内美奈　92 (226)

第2章　薬理活性の創出

1. 代謝調節に関連する生体ペプチドを基軸とした創薬研究 .... 髙山健太郎　98 (232)

2. マイトクリプタイドと急性炎症治療を指向した革新的創薬
　　─新規自然免疫トリガー因子の発見と難治性組織傷害治療への適用
.... 向井秀仁　104 (238)

3. 人工抗体の開発 .... 梅本　駿, 村上　裕　113 (247)

4. 環状ペプチドに基づくサイトカインミメティクス .... 酒井克也　121 (255)

5. ユビキチンを用いたラッソグラフト分子改良の新戦略
.... 今井幹雄, 菅　裕明　128 (262)

第3章　デリバリー・膜透過改善への取り組み

1. 膜透過・経口吸収可能な環状中分子ペプチドの創薬展開
.... 太田　淳, 木村香緒梨　135 (269)

2. 生理活性ペプチドのDDS .... 勝見英正　144 (278)

3. 受動的に膜を透過するペプチド型中分子
　　─環状ペプチドとペプトイド⋯⋯⋯⋯⋯⋯⋯⋯⋯⋯⋯⋯⋯⋯⋯⋯ 森本淳平　151（285）

4. 局在性小分子・ペプチドによるタンパク質局在制御
　　⋯⋯⋯⋯⋯⋯⋯⋯⋯⋯⋯⋯⋯⋯⋯⋯⋯⋯⋯⋯⋯⋯ 築地真也，王　笑桐　157（291）

5. 小腸吸収・脳関門透過を促進するDDSキャリア⋯⋯⋯⋯⋯⋯⋯⋯ 伊藤慎悟　165（299）

第4章　疾患治療への応用・将来の創薬への課題

1. 骨形成・骨再生を促進するペプチド医薬
　　⋯⋯⋯⋯⋯⋯⋯⋯⋯⋯⋯⋯⋯⋯⋯⋯ 久保優里，陳德容，謝倉右，青木和広　171（305）

2. ナトリウム利尿ペプチドとペプチド医薬
　　⋯⋯⋯⋯⋯⋯⋯⋯⋯⋯⋯⋯⋯ 小川治夫，古谷真優美，錦見俊雄，南野直人　179（313）

3. 進化する2型糖尿病・肥満症に対するペプチド創薬
　　─GIP/GLP-1 デュアルアゴニストの登場⋯⋯⋯⋯ 安田拓真，池口絵理，矢部大介　188（322）

4. 中分子ペプチド医薬品の規制ガイドラインの現状と課題・展望
　　⋯⋯⋯⋯⋯⋯⋯⋯⋯⋯⋯⋯⋯⋯⋯⋯⋯⋯⋯⋯⋯⋯⋯⋯⋯⋯ 出水庸介　197（331）

索　引⋯⋯⋯⋯⋯⋯⋯⋯⋯⋯⋯⋯⋯⋯⋯⋯⋯⋯⋯⋯⋯⋯⋯⋯⋯⋯⋯⋯⋯⋯　203（337）

実験医学 増刊 Vol.43-No.2 2025

創薬の不可能を可能にする

中分子ペプチド医薬

低分子と抗体の利点を兼ね備えた新モダリティで
活性化・機能阻害・分子間相互作用を自在に操る！

編集
菅 裕明

総論

中分子ペプチド医薬の歴史と展望
─中分子ペプチド医薬が明日の医療を拓く

玉村啓和

古くからいくつかのペプチドは薬として用いられていた．ペプチドは，生体内でホルモンとして薬理作用を示すものが多く知られており，この合成品が注射剤として使用されているものもあった．また，組換え医薬品として最初に開発されたインスリンや心房性ナトリウム利尿ペプチドなども昔から使用されてきた．しかし，最近，これまでの医薬品のモダリティの中心であった低分子医薬品や抗体等の欠点を補う一つの手段として，中分子ペプチド医薬が特に注目されている．本総論では，これまでの中分子ペプチド医薬への進展を，われわれのペプチド医薬の開発品「APHEXDA」も含めて紹介したい．

はじめに─ペプチド医薬とは

ペプチドは2個以上のアミノ酸がペプチド結合により連なった分子であり，天然のペプチドは特異的な生理作用を有する重要な生体機能分子である．すなわち，生体内における特定の時空間において，ペプチドは微量で一過性の高い生理作用を示すが，長い間，生体内に留まることがないので，副作用が少なく安全であるという特徴をもっている．このようなペプチドを基にして，創薬展開できれば，優れた薬効と安全性を併せもつ医薬品が創出できる可能性がある．

[略語]
Aib：2-aminoisobutyric acid（2-アミノイソ酪酸）
DPP-4：dipeptydil-peptidase-4
FDA：Food and Drug Administration（米国食品医薬品局）
GIP：glucose-dependent insulinotropic polypeptide（グルカゴン依存性インスリン分泌促進ポリペプチド）
GLP-1：glucagon-like peptide-1（グルコース様ペプチド-1）
hANP：α-human atrial natriuretic peptide（α型ヒト心房性ナトリウム利尿ペプチド）
HIV-1：human immunodeficiency virus-1（ヒト免疫不全ウイルス-1）
PEG：polyethylene glycol
RaPIDシステム：Random non-standard Peptide Integrated Discovery システム
TRH：thyrotropin-releasing hormone（甲状腺刺激ホルモン放出ホルモン）

History and future of mid-size peptide medicines─Mid-size peptide medicines open future chemotherapy
Hirokazu Tamamura：Laboratory for Biomaterials and Bioengineering, Institute of Integrated Research, Institute of Science Tokyo（東京科学大学総合研究院生体材料工学研究所）

表1　20世紀に開発されたペプチド医薬

ペプチド	商品名	残基数[a]	承認年	製法	主な対象疾患
インスリン	アイレチン	51	1923	ブタ膵臓からの抽出	糖尿病
オキシトシン	アトニン-O	9	1954	化学合成	分娩誘発，微弱陣痛，弛緩出血，胎盤娩出前後，子宮復古不全，帝王切開術（胎児の娩出後），流産，人工妊娠中絶
バソプレシン	ピトレシン	9	1959	化学合成	下垂体性尿崩症，腸内ガスの除去，食動静脈瘤出血の緊急処置
プロチレリン（TRH）	ヒルトニン	3	1977	化学合成	遷延性意識障害，脊髄小脳変性症における運動失調の改善
エルカトニン	エルシトニン	31	1981	化学合成	高カルシウム血症，骨ページェット病
インスリン	ヒューマリン	51	1983	大腸菌発現	糖尿病
インスリン	ノボリン	51	1983	酵母発現	糖尿病
リュープロレリン	リュープリン	9	1985	化学合成	前立腺がん，閉経前乳がん，球脊髄性筋萎縮症の進行抑制
オクトレオチド	サンドスタチン	8	1989	化学合成	消化管ホルモン産生腫瘍，先端巨大症・下垂体性巨人症，進行・再発がん患者の緩和医療における消化管閉塞に伴う消化器症状の改善，先天性高インスリン血症に伴う低血糖
メカセルミン	ソマゾン	70	1994	大腸菌発現	高血糖，高インスリン血症，黒色表皮腫，多毛の改善
インスリンリスプロ	ヒューマログ	51	1995	大腸菌発現	糖尿病
カルペリチド（hANP）	ハンプ	28	1995	大腸菌発現	急性心不全
グルカゴン	グルカゴンGノボ	29	1996	酵母発現	消化管のX線および内視鏡検査の前処置，低血糖時の救急処置，成長ホルモン分泌機能検査，肝型糖原病検査，胃の内視鏡的治療の前処置
インスリングラルギン	ランタス	53	2000	大腸菌発現	糖尿病

a：1本鎖ペプチドでない場合は，合計のアミノ酸個数.

20世紀，ペプチドの化学合成法の開発研究が進むと同時に，その構造と生理活性の関係を解明する生化学の研究分野も進展した．この化学合成と生化学の進歩により，多数のペプチド医薬が登場した．

1．20世紀のペプチド医薬の歴史

　ペプチドは生体内でホルモンとして薬理作用を示すものが多数あり，天然型のアミノ酸配列のペプチドやその誘導体がペプチド医薬として実用化されていた（**表1**）．そのなかでも，インスリンはいろいろな形で糖尿病の薬として使用されており，約100年前からブタの膵臓の抽出物を使用していた[1]．比較的合成が容易なオキシトシン（9アミノ酸残基）[2]，バソプレシン（9アミノ酸残基）[2]，甲状腺刺激ホルモン放出ホルモン（thyrotropin-releasing hormone：TRH，プロチレリン）（3アミノ酸残基）[3]は化学合成され，1950～'70年代からホルモン補充療法等として種々の疾患の治療に使用されていた．血中カルシウム濃度を下げる作用があるカルシトニンは，ヒトカルシトニンではなく，ウナギカルシトニンを基にした誘導体であるエルカトニン（31アミノ酸残基）を化学合成し，1981年から高カルシウム血症等の医薬品として使用された．

ウナギは生活環境として淡水と塩水の両方を行き来するので，ウナギカルシトニンは血中カルシウム濃度調節効果が高いという特徴を有しており，この頃になると化学合成法により30残基くらいのペプチドおよびその誘導体も供給できるようになった．

化学合成技術が進歩すると同時に，1970年代から遺伝子組換え技術も登場してきた．1983年，最初の組換え医薬品としてヒトインスリン（51アミノ酸残基）が創製され[4]〜[6]，糖尿病の治療に使用された．インスリンはA鎖とB鎖がジスルフィド架橋した複雑な構造をしており，化学合成で大量に供給することは困難である．それまでは，ブタの膵臓から抽出したブタインスリンを使用していたので，この組換え医薬品は糖尿病患者にとって，画期的であった．また，ゴナドトロピン放出ホルモン誘導体であるリュープロレリン（9アミノ酸残基）等は日本人藤野政彦博士らにより化学合成され[7]，前立腺がんの治療薬としてブロックバスターになっていた．他に，ソマトスタチン誘導体であるオクトレオチド（8アミノ酸残基）は化学合成され，がん患者等に適用された[8]．一方，遺伝子組換え法により，α型ヒト心房性ナトリウム利尿ペプチド（α-human atrial natriuretic peptide：hANP, carperitide）（28アミノ酸残基）が創製され[9] [10]，1995年より急性心不全の治療に使用されている．また，前述の天然のヒトインスリンのアミノ酸配列を変えた誘導体であるインスリンリスプロ（1995年）[11]とインスリングラルギン（2000年）[12]が創製され，糖尿病患者に適用されている．天然のインスリンは注射後，作用が現れるまでにある程度時間（六量体から単量体になるのに30分程度かかる）を要し，食事をとるタイミングが難しく，適切な時間に摂取しない場合，低血糖になる可能性もある．インスリンリスプロは六量体形成にかかわるアミノ酸を変換しているので，単量体として存在しやすく，注射後の作用も早く現れる超速効型インスリンである．一方，インスリングラルギンは，別のアミノ酸変換により，逆に溶解性を低くして，血中作用時間を延ばしている持効性インスリンである．これらは，糖尿病患者のライフスタイルを改善した画期的な医薬品である．このように，遺伝子組換え法は天然のアミノ酸配列だけでなく，用途に応じて，アミノ酸の配列を変えたペプチドも創製することができる．以上，20世紀のペプチド医薬としては，当初は，動物からの抽出ペプチドや簡単に合成できるペプチドがメインであった．1980年以降は，化学合成か遺伝子組換え法により，分子サイズの比較的大きなペプチドが供給できるようになった．

2．21世紀になってからのペプチド医薬

21世紀になってからも，この傾向は変わらず，各種ペプチド医薬が化学合成か遺伝子組換え法により創製された（**表2**）．各種インスリン誘導体とグルカゴン様ペプチド-1（glucagon-like peptide-1：GLP-1）[13] [14]誘導体関係が多く，糖尿病の治療薬が大きなウェイトを占めている．インスリン誘導体については，遺伝子組換え法により創製されている．GLP-1は，膵臓からのインスリンの分泌を促進し，インスリン拮抗作用を有するグルカゴンの分泌を抑制する．GLP-1誘導体リラグルチドも遺伝子組換え法により創製されている[15]．なお，GLP-1はdipeptydil-peptidase-4（DPP-4）により，8位のアラニンのC末端側で切断され失活してしまう．また，GLP-1と相同性が高いアメリカオオトカゲの唾液腺に含まれるexendin-4（エキセナチド）は，GLP-1受容体作動薬であり，DPP-4耐性作用をもっている[16]．このエキセナチドおよび誘導体リキシセナチドは化学合成により供給されている．セマグルチドは，GLP-1受容体作動薬であり，グルコース依存性インスリン分泌促進ポリペプチド（glucose-dependent insulinotropic polypeptide：GIP）受容体作動薬の作用も併せもっている[17]．セマグルチドは，前述のDPP-4に不安

表2　21世紀に開発されたペプチド医薬

ペプチド	商品名	残基数	承認年	製法	主な対象疾患，化学修飾
インスリンアスパルト	ノボラピッド	51	2001	酵母発現	糖尿病
テリパラチド（ヒト副甲状腺ホルモンのN末端側1-34断片）	フォルテオ	34	2002	大腸菌発現	骨折の危険性の高い骨粗鬆症
エンフビルチド（T-20）	フゼオン	36	2003	化学合成	HIV-1感染症
インスリンデテミル	レベミル	50	2004	酵母発現	糖尿病，脂肪鎖修飾
インスリングルリジン	アピドラ	51	2004	大腸菌発現	糖尿病
エキセナチド（exendin-4，GLP-1類縁体，DPP-4耐性）	バイエッタ	39	2005	化学合成	2型糖尿病
リラグルチド（GLP-1誘導体）	ビクトーザ	31	2009	酵母発現	2型糖尿病，脂肪鎖修飾
インスリンデグルデク	トレシーバ	51	2012	酵母発現	糖尿病，脂肪鎖修飾
テデュグルチド	レベスティブ	33	2012	大腸菌発現	短腸症候群
リキシセナチド（エキセナチド誘導体）	リスキミア	44	2013	化学合成	2型糖尿病
エテルカルセチド	パーサビブ	8	2016	化学合成	血液透析下の二次性副甲状腺機能亢進症
セマグルチド（GLP-1/GIP受容体作動薬，DPP-4耐性）	オゼンピック（注射剤）リベルサス（経口剤）ウゴービ（注射剤）	31	2017	酵母発現＋化学修飾	2型糖尿病（オゼンピック）2型糖尿病〔リベルサス，吸収促進剤としてサルカプロジン酸ナトリウム（SNAC）を配合〕肥満症（ウゴービ）Aib導入，（PEG鎖＋脂肪鎖）修飾
ボソリチド	ボックスゾゴ	39	2021	大腸菌発現	骨端線閉鎖を伴わない軟骨無形成症，分子内ジスルフィド結合
チルゼパチド（セマグルチドのN末端側＋エキセナチドのC末端側のハイブリッド分子，GLP-1/GIP受容体作動薬，DPP-4耐性）	マンジャロ	39	2022	化学合成	2型糖尿病，Aib導入，（PEG鎖＋脂肪鎖）修飾
ジルコプラン	ジルビスク	15	2023	化学合成	全身型重症筋無力症，ラクタム環，（PEG鎖＋脂肪鎖）修飾

定なアラニンを2-アミノイソ酪酸（2-aminoisobutyric acid：Aib）へ変換しており，また，polyethylene glycol（PEG）鎖と脂肪鎖修飾により，体内血中濃度の向上を達成している．これは，遺伝子組換え法と化学修飾により合成されている．さらに，セマグルチドのN末端側配列とエキセナチドのC末端側配列のハイブリッド分子であるチルゼパチドが化学合成されている[18) 19)]．チルゼパチドも，Aib変換およびPEG鎖／脂肪鎖修飾されており，GLP-1/GIP受容体作動薬である．また，日本では未承認であるが，エンフビルチド（T-20）が化学合成により供給され，ヒト免疫不全ウイルス-1（human immunodeficiency virus-1：HIV-1）膜融合阻害剤としてHIV-1感染症の治療に使用されている[20)]．このように，21世紀のこれまでの傾向は，遺伝子組換え法あるいは化学合成により，分子サイズの比較的大きなペプチドが供給されており，酵素耐性や血中濃度向上を目的とした非天然アミノ酸導入やPEG鎖／脂肪鎖修飾が採用されている．

3．新しい創薬モダリティ─中分子ペプチド医薬

　医薬品の分子サイズとしては，低分子，高分子，中分子がある．20世紀，有機合成化学の進歩によって，複雑な構造や多種多様な官能基を有する低分子化合物が容易に合成できるようになり，各製薬会社は多数の低分子医薬を開発した．これら低分子医薬は，標的分子に存在する狭い結合ポケットに入り込んで作用することができ，経口投与可能や非免疫原性という長所を有する一方，標的に対する選択性の欠如から副作用が生じる可能性もある．しかし，ヒトゲノムやプロテオーム解析が進展した現在では，ターゲットがほぼ出尽くした感もあり，ジェネリック医薬品が市場で台頭して来ている．もちろん，抗ウイルス薬や中枢作用薬など，低分子医薬が得意としているものは数多くある．低分子医薬の欠点である選択性の欠如の問題解決をめざして，21世紀では疾病に関与する特定の分子のみをターゲッティングして機能を制御する分子標的薬が注目され，モノクローナル抗体等の高分子医薬が開発されてきた．このような高分子医薬は，広い界面で標的を認識することができるので選択性・特異性が高く，副作用が少ないという特徴がある一方，注射剤／点滴剤に限られるので適応性が低く，膜透過性が低いので細胞内をターゲッティングできない．以上，低分子・高分子の医薬にはどちらも一長一短がある．1．で述べたように，昔から現在まで常にペプチド医薬は医療に使用されていた．このような理由から，最近，分子サイズとして低分子・高分子の間に位置するこの中分子のペプチド医薬が，新しい創薬モダリティ[※1]として改めて着目された．中分子は低分子・高分子の両方の長所をもち，短所を補う可能性がある．中分子ペプチド医薬の特徴としては，高分子と同じくらいの広い界面で標的分子に結合することができ，結合ポケットを含めて，ターゲットは限りがないと考えられる．また，細胞膜透過作用をもつペプチドは細胞内をターゲッティングすることもできるという特徴がある．

4．中分子ペプチド医薬の展望

　自動ペプチド合成機等を使用すれば，多様性のある多数のペプチドを迅速的かつ簡便に化学合成することができ，そのなかから高活性な中分子ペプチド医薬リードを見出すことができる．また，分子進化法により高活性なペプチドを選択的に得るファージディスプレイ法やmRNAディスプレイ法も使える．さらに，本増刊号の編者でもある菅裕明教授らによりRandom non-standard Peptide Integrated Discovery（RaPID）システムのように高活性な環状ペプチドを選択的に得る方法も開発されている[21]．このようにして得られるペプチドは，そのまま中分子のサイズで医薬品として開発することができるだけでなく，ペプチドは高い生理活性を有するリード化合物を探索するツールとして非常に優れているので，得られたペプチドリードから低分子化合物へ展開することもできる．前者の場合，ペプチド中に含まれるアミド結合の影響で生体内安定性が危惧されるなら，化学合成によりアミド結合を代替構造へ変換することも可能である．また，直鎖ペプチドを環化すれば，膜透過性および生体内安定性の向上も期待で

※1　創薬モダリティ

医薬品の創製の基盤技術の方法・手段，あるいはそれに基づく医薬品の分類のことであり，低分子，高分子，中分子がある．中分子医薬は有機合成や遺伝子組換え法等により創製され，ペプチド類，核酸類が含まれる．

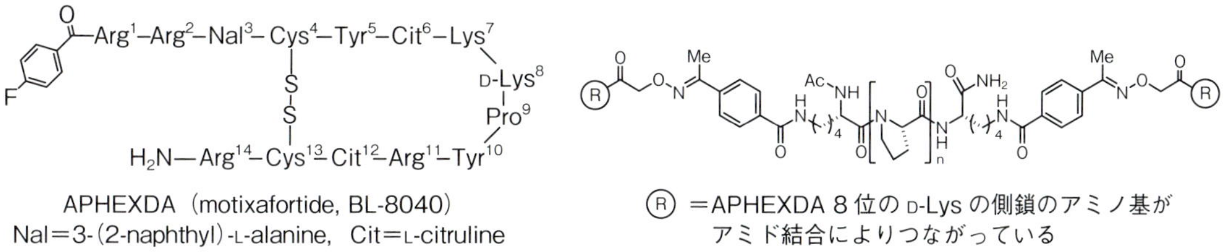

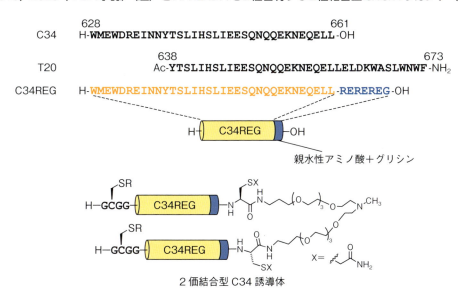

図1 CXCR4拮抗剤であるAPHEXDA（motixafortide，T140誘導体4F-benzoyl-TN14003/BKT140/BL-8040，2023年FDA承認）（左）とAPHEXDAを2個含有する2価結合型CXCR4リガンド（右）

図2 2価結合型の概念を応用したHIV-1融合阻害剤の創製
HIV-1の外被タンパク質gp41のフラグメント由来のC34および1.で紹介したエンフビルチド（T-20）のアミノ酸配列（番号はN末端からの順位，T20の配列はC34より10アミノ酸残基ほどC末端側にずれている），このC34のC末端に親水性アミノ酸配列＋グリシンを付加したC34REGの2個をPEGリンカーで架橋した2価結合C34誘導体の構造．

き，消化管から吸収される可能性もある．さらに，経鼻吸収等のペプチドのデリバリー技術も進歩しており，ドラッグデリバリーシステムの進歩も中分子ペプチド医薬の開発研究を加速させている．中分子ペプチド医薬と言えば，これまでは遺伝子組換え法や化学合成法により創製した直鎖ペプチドやジスルフィド架橋による環状ペプチドが主流であった．しかし，現在は分子進化法により見出したペプチドリードを基にして，化学合成で供給する非天然型のアミノ酸を含んだ特殊環状ペプチド誘導体（8〜13残基程度）等が種々のターゲットで臨床研究されている[22]．

このような状況下，筆者が藤井信孝名誉教授らとともに開発したケモカイン受容体CXCR4[※2]拮抗剤APHEXDA〔motixafortide，T140誘導体4F-benzoyl-TN14003/BKT140/BL-8040[23)24)]，

※2 ケモカイン受容体CXCR4
ケモカインの一種CXCL12に特異的な受容体であり，神経前駆細胞，造血幹細胞等の活性化に寄与している一方，多くのがん細胞で過剰発現されており，がん細胞の増殖，亢進に関与している．

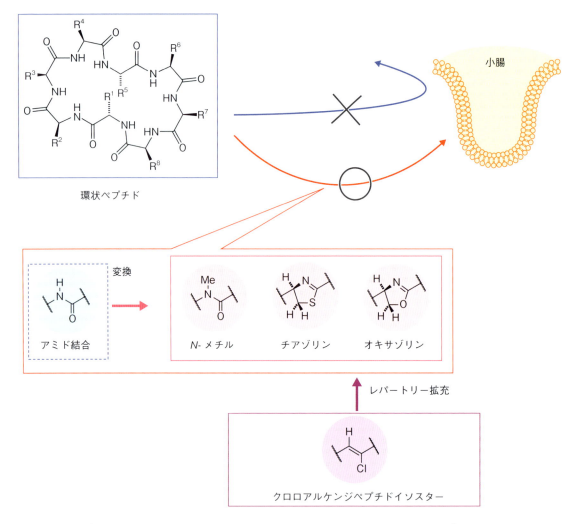

図3 環状ペプチド中に含まれるアミド結合の代替構造への変換とクロロアルケンジペプチドイソスター等のペプチド結合等価体によるレパートリー拡充

2023年米国食品医薬品局（Food and Drug Administration：FDA）承認，化学合成〕が，多発性骨髄腫の患者への自家造血幹細胞移植において，末梢血中の幹細胞の動員に使用されている（**図1**左）[25]．さらに，CXCR4は多くのがん細胞で過剰発現されていることより，膵がん等種々のがんの治療薬としても臨床試験が進んでいる[26]．また，標的分子であるCXCR4は二量体を形成していることより，ペプチド部分を2個有する2価型誘導体がより選択的かつ効果的な活性を有することを示した（**図1**右）[27)28]．さらに，この2価型の概念を**1.**で紹介したエンフビルチド（T-20）関連ペプチドにも応用し，2価結合型のHIV-1融合阻害剤の創製にも成功している（**図2**）[29]．HIV-1の外被タンパク質gp41のフラグメント由来のC34はエンフビルチド（T-20）と同様に膜融合阻害活性を有する．C34のC末端に親水性アミノ酸配列＋グリシンを付加したC34REGの2個をPEGリンカーで架橋した2価結合型C34誘導体は，C34よりもはるかに優れた抗HIV活性を示した．

また，これから特殊環状ペプチド誘導体の開発等において重要になってくるペプチド化学の

技術として，われわれも行っているが，膜透過性や生体内安定性の向上をめざすペプチド結合等価体（ジペプチドイソスター）の開発（**図3**)[30] やステープル化等の誘導体化，前述のような二量体等の多量体の合成，非天然アミノ酸の導入等の研究があげられる．これらのペプチド化学の手法を開発することにより，明日の中分子ペプチド医薬の進展が期待できる．

おわりに

　これまでの約100年間の中分子ペプチド医薬を振り返ると，最初は，動物の臓器の抽出ペプチドや容易に合成可能なペプチドが主流であった．1980年以降は，直鎖ペプチドやジスルフィド架橋ペプチドを中心に，化学合成か遺伝子組換え法により，比較的大きなペプチドが供給できるようになり，非天然アミノ酸導入やPEG鎖/脂肪鎖修飾も取り入れられた．最近では，分子進化法によりリードペプチドを見出し，化学合成で特殊環状ペプチド誘導体等を供給し，種々のターゲットで臨床研究が進められている．

　これから先，2030年には世界のペプチド医薬の市場は8兆円を超え，2022年の2倍以上に拡大するとみられ，本稿でも紹介した糖尿病や肥満症治療薬の売上拡大や新薬開発によりさらに成長すると見込まれる．今後，中分子ペプチド医薬が，「くすり」の理想的なかたちとして明日の医療を拓くことを期待する[31]．最後に本稿の執筆にあたり，図表の作成と文献の検索にご尽力いただいた，当分野の辻耕平准教授と小早川拓也講師に深謝したい．

文献

1) ノボノルディスク ファーマ：Insulin 100 インスリン発見100周年（https://www.novonordisk.co.jp/about/insulin-100-years.html）
2) DU Vigneaud V, et al：J Am Chem Soc, 75：4879-4880, doi:10.1021/ja01115a553（1953）
3) Hatanaka C, et al：Biochem Biophys Res Commun, 60：1345-1350（1974）
4) Goeddel DV, et al：Proc Natl Acad Sci U S A, 76：106-110, doi:10.1073/pnas.76.1.106（1979）
5) Thim L, et al：Proc Natl Acad Sci U S A, 83：6766-6770, doi:10.1073/pnas.83.18.6766（1986）
6) Markussen J, et al：「Peptides」（European Peptide Symposium and Centre National de la Recherche Scientifique, ed），De Gruyter, doi:10.1515/9783110864243-041（1987）
7) 藤野政彦：有機合成化学協会誌，52：439-444, doi:10.5059/yukigoseikyokaishi.52.439（1994）
8) Bauer W, et al：Life Sci, 31：1133-1140, doi:10.1016/0024-3205(82)90087-x（1982）
9) Oikawa S, et al：Nature, 309：724-726, doi:10.1038/309724a0（1984）
10) Kangawa K & Matsuo H：Biochem Biophys Res Commun, 118：131-139, doi:10.1016/0006-291x(84)91077-5（1984）
11) Howey DC, et al：Diabetes, 43：396-402, doi:10.2337/diab.43.3.396（1994）
12) Berti L, et al：Horm Metab Res, 30：123-129, doi:10.1055/s-2007-978849（1998）
13) Holst JJ：Physiol Rev, 87：1409-1439, doi:10.1152/physrev.00034.2006（2007）
14) Doyle ME & Egan JM：Pharmacol Ther, 113：546-593, doi:10.1016/j.pharmthera.2006.11.007（2007）
15) Drugs.com：FDA Approves Victoza, 2010（https://www.drugs.com/newdrugs/fda-approves-novo-nordisk-s-diabetes-victoza-1965.html）
16) Eng J, et al：J Biol Chem, 267：7402-7405（1992）
17) Lau J, et al：J Med Chem, 58：7370-7380, doi:10.1021/acs.jmedchem.5b00726（2015）
18) Frias JP, et al：Lancet, 392：2180-2193, doi:10.1016/S0140-6736(18)32260-8（2018）
19) Coskun T, et al：Mol Metab, 18：3-14, doi:10.1016/j.molmet.2018.09.009（2018）
20) Wild C, et al：AIDS Res Hum Retroviruses, 9：1051-1053, doi:10.1089/aid.1993.9.1051（1993）
21) Yamagishi Y, et al：Chem Biol, 18：1562-1570, doi:10.1016/j.chembiol.2011.09.013（2011）
22) Tanada M, et al：J Am Chem Soc, 145：16610-16620, doi:10.1021/jacs.3c03886（2023）
23) Tamamura H, et al：Org Biomol Chem, 1：3663-3669, doi:10.1039/b306613b（2003）
24) Tamamura H, et al：FEBS Lett, 550：79-83, doi:10.1016/s0014-5793(03)00824-x（2003）

25) BioLineRx：APHEXDA, a stem cell mobilization therapy for multiple myeloma（https://patient.aphexda.com/）
26) Bockorny B, et al：Nat Med, 26：878-885, doi:10.1038/s41591-020-0880-x（2020）
27) Tanaka T, et al：J Am Chem Soc, 132：15899-15901, doi:10.1021/ja107447w（2010）
28) Tanaka T, et al：J Pept Sci, 23：574-580, doi:10.1002/psc.2946（2017）
29) Kobayakawa T, et al：Chembiochem, 20：2101-2108, doi:10.1002/cbic.201900187（2019）
30) 小早川拓也, 玉村啓和：有機合成化学協会誌, 77：904-911, doi:10.5059/yukigoseikyokaishi.77.904（2019）
31) 「2023年 世界のペプチド医薬品市場―高付加価値化が今後の市場成長の鍵を握る―」, TPCビブリオテック, 2023（https://www.tpcosaka.com/c/medical_pharm/mr310230610#）

＜著者プロフィール＞
玉村啓和：1988年京都大学薬学部卒業. '89年京都大学大学院薬学研究科 修士課程 中退. '89～'97年京都大学薬学部 助手. '97～2005年京都大学大学院薬学研究科 講師, 助教授. この間, 1999～2000年米国国立がん研究所（National Cancer Institute/NIH）博士研究員. '05年東京医科歯科大学生体材料工学研究所 教授. '24年10月東京工業大学との統合により, 東京科学大学総合研究院生体材料工学研究所 副学長, 教授. 専門：ペプチド・タンパク質化学, 創薬化学, ケミカルバイオロジー. ペプチドミメティックを活用した中分子創薬, HIVやコロナウイルス等を対象とした抗ウイルス剤の創製に力を入れている. 大学院生（1年しか在籍していないが）のときから, アカデミックな創薬化学を基盤としながら, 医薬品を開発したいと考えており, 2023年にAPHEXDAがFDAより承認された.

| 第1章 | 新規ペプチドの設計・合成・探索 |

Ⅰ. 設計

1. *In vitro* における遺伝暗号リプログラミング技術

平嶋瞭一，加藤敬行

> 遺伝暗号リプログラミングは，リボソーム翻訳により非タンパク質性アミノ酸をペプチド鎖中に導入する技術である．これにより，タンパク質性アミノ酸とは異なる側鎖や主鎖構造を含む特殊ペプチドの翻訳合成が可能となる．さらに，近年の発展によって導入可能な非タンパク質性アミノ酸の拡張がなされており，より多様な特殊ペプチドの翻訳合成やスクリーニングへの応用が達成されている．本稿では，遺伝暗号リプログラミング技術について概説し，その改良についての事例を紹介する．

はじめに

　新規薬剤候補となりうるペプチドを探索するうえで，リボソームによる翻訳合成を利用したmRNAディスプレイ法は最も有力な手法の1つである．この手法では，ランダムな配列のmRNAのライブラリを翻訳することによって，10^{13} もの多様性をもつペプチドライブラリを迅速かつ正確に合成することが可能である．続いて，鋳型のmRNAと翻訳産物（ペプチド）を一対一に結合させ，疾患にかかわる標的分子に対して結合能をもつ

ペプチドをスクリーニングによって獲得する．その後，mRNA配列を解析することで，結合能を示したペプチドを同定する．

　ペプチドの翻訳合成はmRNAディスプレイによる薬剤探索の中核をなす技術であり，主に無細胞翻訳系を用いて行われる．無細胞翻訳系は，細胞やバクテリオファージなどを利用した翻訳系と比較して，遺伝暗号リプログラミングによる非タンパク質性アミノ酸の導入をより高い自由度で行うことができる．そのため，*N*-メチルアミノ酸やD-α-アミノ酸，β-アミノ酸な

［略語］

aaRS：aminoacyl-tRNA synthetase
ClAc：chloroacetyl
EF-G：elongation factor G
EF-P：elongation factor P
EF-Tu：elongation factor thermo unstable
FIT システム：Flexible *In vitro* Translation シス

テム
IF2：initiation factor 2
IF3：initiation factor 3
RaPID システム：Random nonstandard Peptide Integrated Discovery システム
RRF：ribosome recycling factor

In vitro genetic code reprogramming
Ryoichi Hirashima/Takayuki Katoh：Department of Chemistry, Graduate School of Science, The University of Tokyo（東京大学大学院理学系研究科化学専攻）

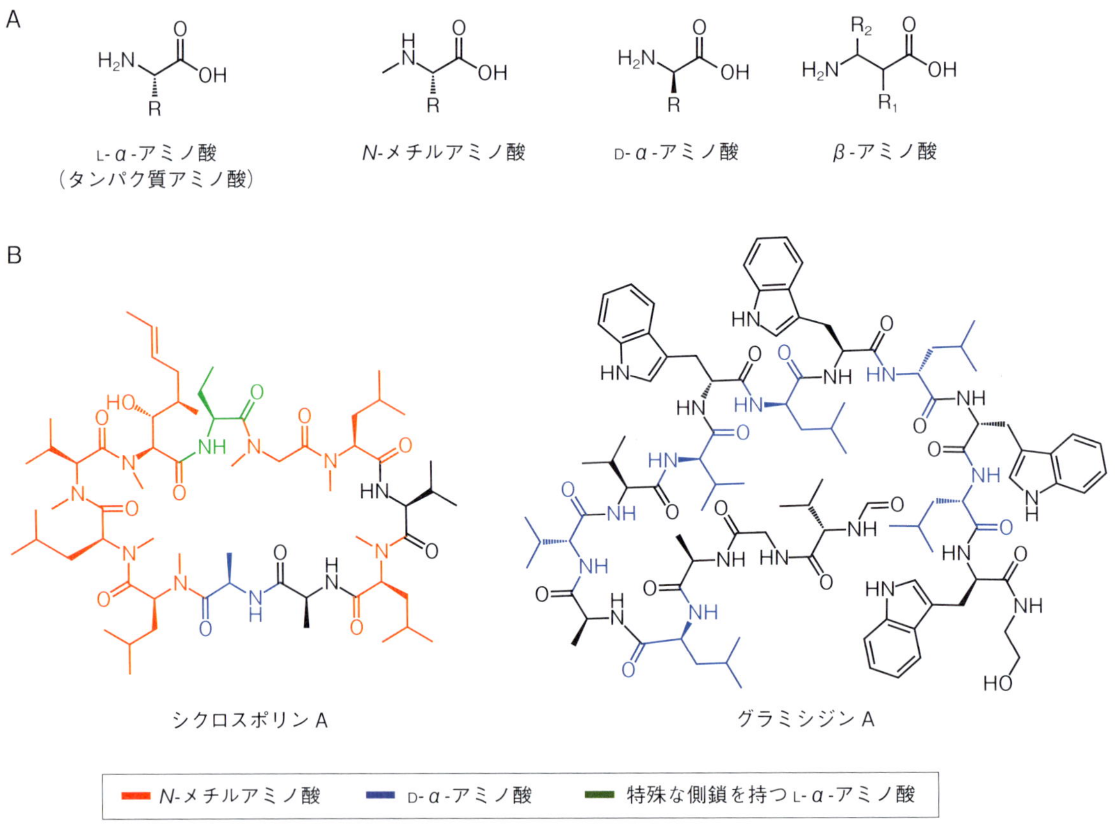

A

L-α-アミノ酸
（タンパク質アミノ酸）

N-メチルアミノ酸

D-α-アミノ酸

β-アミノ酸

B

シクロスポリンA

グラミシジンA

■ N-メチルアミノ酸　　■ D-α-アミノ酸　　■ 特殊な側鎖を持つL-α-アミノ酸

図1　非タンパク質性アミノ酸および天然の特殊ペプチドの例
　　　A）通常のL-α-アミノ酸および代表的な非タンパク質性アミノ酸であるN-メチルアミノ酸，D-α-アミノ酸，β-アミノ酸の構造．B）多数の非タンパク質性アミノ酸を含み，高い生理活性を有する天然の特殊ペプチドの例．

どの多様な非タンパク質性アミノ酸を導入でき（**図1A**），タンパク質性アミノ酸のみでは達成しえない複雑な骨格をもつ特殊ペプチドの翻訳合成・スクリーニングが可能となる．これらの特殊ペプチドは生体内安定性や細胞膜透過性の向上が期待でき，有望な薬剤候補となる．実際に，多数のN-メチルアミノ酸やD-α-アミノ酸を含有する天然の特殊ペプチドが，高い生理活性を示すことが知られている（**図1B**）．

　本稿では，遺伝暗号リプログラミングを中心とした非タンパク質性アミノ酸の翻訳導入手法と，代表的な遺伝暗号リプログラミング技術であるFITシステムの近年における発展について述べる．

1 非タンパク質性アミノ酸の翻訳導入

　リボソームによるペプチドの翻訳合成は，遺伝暗号表が指定するタンパク質性アミノ酸とコドンの対応に基づいて行われる．翻訳系では，まずアミノ酸が固有のアミノアシルtRNA合成酵素（aaRS）によって対応するtRNAに結合（アミノアシル化）する．次にアミノアシルtRNAがリボソームへ運搬され，mRNAのコドンとtRNAのアンチコドンの対合を経て，ペプチド鎖の伸長に用いられる．したがって，翻訳系を介して非タンパク質性アミノ酸をペプチドに導入するためには，①本来aaRSが対応していない非タンパク質性アミノ酸をtRNAに結合させ，②タンパク質性アミノ酸と競合しないコドンに対象となる非タンパク質性アミノ酸を新たに割り当てる，という2つの工程が必要になる．

　まず，①アミノアシルtRNAの合成について，天然のaaRSを改変することで非タンパク質性アミノ酸を基質として認識させるというアプローチが知られてい

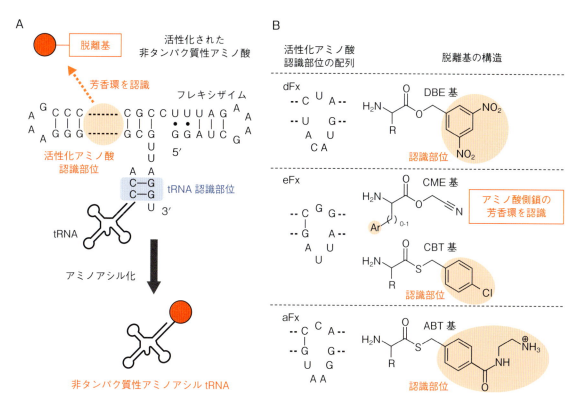

図2 フレキシザイムの概略

A) フレキシザイムによる活性化アミノ酸およびtRNAの認識とアミノアシル化．**B)** 各フレキシザイム（dFx, eFx, aFx）の活性化アミノ酸認識部位の配列，およびそれぞれに対応する活性化アミノ酸の構造．

る[1]．しかし，この手法では異なる非タンパク質性アミノ酸ごとに改変aaRSをそれぞれ用意する必要があり，時間と手間を要する．近年では複数の非タンパク質性アミノ酸を認識できる改変aaRSも報告されているが[2]，基質となるアミノ酸の構造が元のaaRSが認識するタンパク質性アミノ酸に類似したものに限定されやすいという欠点がある．そのほか，化学的なアミノアシル化法も存在する．例えば，3′末端の2塩基（CA）を欠いたtRNAと，CA配列と結合した非タンパク質性アミノ酸（pdCpA）を用意し，RNAリガーゼによって両者を結合させることで目的のアミノアシルtRNAを得られる[3]．化学合成によってアミノアシル化を行うため，非タンパク質性アミノ酸の構造に制限されることなくアミノアシルtRNAを合成できる．しかし，この手法も異なる非タンパク質性アミノ酸ごとにpdCpAを合成・精製する必要があり，また技術的にも難度が高い．

われわれはこのような課題に対し，アミノアシル化反応を触媒する人工RNA酵素フレキシザイムを開発し，幅広い種類の非タンパク質性アミノ酸に対する簡便なアミノアシル化を達成した[4]．フレキシザイムは，脱離基の導入により活性化されたアミノ酸とtRNAをそれぞれ異なる部位で認識し，アミノアシル化を行う（**図2A**）．このとき，フレキシザイムは活性化アミノ酸の側鎖あるいは脱離基中に含まれる芳香環を認識するため，芳香環を含んだ脱離基を活性化に用いることで，どのような非タンパク質性アミノ酸でもアミノアシル化に用いることが可能である（**図2A**，活性化アミノ酸認識部位）．現在までに主にジニトロフレキシザイム（dFx），エンハンストフレキシザイム（eFx），アミノフレキシザイム（aFx）の3種類が開発されており，これらは活性化アミノ酸認識部位の配列が異なる（**図2B**，活性化アミノ酸認識部位の配列）．dFxは3,5-ジニトロベンジルエステル（DBE）基，eFxはシアノ

メチルエステル（CME）基あるいは4-クロロベンジルチオエステル（CBT）基，aFxは4-［（2-アミノエチル）カルバモイル］ベンジルチオエステル（ABT）基によって活性化されたアミノ酸に，それぞれ対応している（**図2B**，脱離基の構造）．基本的に，側鎖に芳香環を含むアミノ酸にはCME基とeFxの組合わせが用いられる．そうでないものには芳香環を含むDBE基やCBT基，特に水に難溶性のアミノ酸には親水性の高いABT基が，それぞれに対応するフレキシザイムと組合わせて用いられる．

また，フレキシザイムはtRNAに対する基質許容性もきわめて高く，tRNAの3′末端CCA配列のうちCC配列のみを認識する（**図2A**，tRNA認識部位）．このため，フレキシザイムは任意のアミノ酸とtRNAの組合わせを用いてアミノアシルtRNAを調製でき，また調製方法もフレキシザイム・活性化アミノ酸・tRNAを水溶液中で混合し，0℃で数時間放置するのみと非常に簡便である．

一方，非タンパク質性アミノ酸の翻訳導入には，②タンパク質性アミノ酸と競合しない空コドンの作成が必要である．一般的なコドン表において，A，U，G，Cの4塩基による64種類のコドンのうち，61種類はすでにタンパク質性アミノ酸のいずれかが対応している（**図3A**）．そこで，通常は終止コドンとして働く，残る3種類のコドン（UAG，UAA，UGA）に非タンパク質性アミノ酸を割り当てるという手法が開発されている（**図3B**）[5]．しかし，この手法では同時に導入できる非タンパク質性アミノ酸の数が3つまでに限られるうえ[6]，翻訳終結因子によるペプチドの翻訳停止と競合するため，翻訳導入の効率は必ずしも高くない．そのほか，4塩基からなるアンチコドンをもつtRNAを用い，mRNA上の4塩基を非タンパク質性アミノ酸に対応するコドンとして利用するという手法がある．しかし，通常の3塩基コドンを用いた翻訳との競合を避けるため，使用できる4塩基は天然の翻訳系での利用が少ないレアコドンを元にしたものに限られる．例えば，本来はArgに対応している大腸菌のレアコドンAGGに対し，4塩基コドンAGGNを用いて非タンパク質アミノ酸を導入した例が知られている（**図3C**）[7]．

これらの手法に対し，遺伝暗号リプログラミングでは再構成無細胞翻訳系を用いて天然の遺伝暗号による

コドンとタンパク質性アミノ酸の対応をいったんリセットすることで，既存のコドンに非タンパク質性アミノ酸を新たに割り当てることを可能としている（**図3D**）[8]．再構成無細胞翻訳系とは，翻訳に必要なリボソーム，tRNA，アミノ酸，翻訳因子およびaaRSなどの酵素群といった諸要素を別々に発現・精製し，適切な濃度で混合することにより，試験管内で再構築された翻訳系である．この翻訳系では，翻訳にかかわる各成分の有無や濃度を自在に調整することが可能である．このため，翻訳系の構築時に特定のタンパク質性アミノ酸と対応するaaRSを除くことによって，遺伝暗号表においてそのアミノ酸が占めていたコドンを空コドンとすることができる．この空コドンに対応するtRNAをあらかじめ非タンパク質性アミノ酸でアミノアシル化しておき，翻訳系に加えることで，当該コドンが非タンパク質性アミノ酸に対応するように遺伝暗号をリプログラムすることができる．**図3D**では，Met，Pro，MetRSおよびProRSを除去し，Metのコドン（開始コドン）とProのコドンをClAc-D-TyrとD-Proにそれぞれリプログラムした例を示している．

われわれは，フレキシザイムによるアミノアシル化と遺伝暗号リプログラミングを組合わせることで，多様な特殊ペプチドを合成可能な人工翻訳系FITシステムを開発してきた．FITシステムにより，2016年までに非タンパク質性のL-α-アミノ酸のみならず，N-メチルアミノ酸[9]，D-α-アミノ酸[10]，β-アミノ酸[11]などを含む特殊ペプチドや，ヒドロキシ酸の導入によるポリエステルの翻訳合成が達成された[12]．さらに，FITシステムは環状ペプチドの合成にも応用される．大環状のペプチドは生体内のプロテアーゼなどによる分解への耐性が高く，またその剛直な構造から標的となるタンパク質への強い結合能が期待される．FITシステムによってClAc-D-TyrなどのClAc基を含む非タンパク質性アミノ酸をペプチド鎖に導入することで，配列中のCysのSH基とClAc基が自発的に求核置換反応を起こし，安定なチオエーテル結合によるペプチドの環状化が達成される（**図3E**）[13]．

さらに，特殊環状ペプチドを薬剤に応用すべく，われわれはFITシステムとmRNAディスプレイと組合わせたRaPIDシステムを開発した[14]．RaPIDシステムにより，特殊環状ペプチドからなるライブラリを短期間

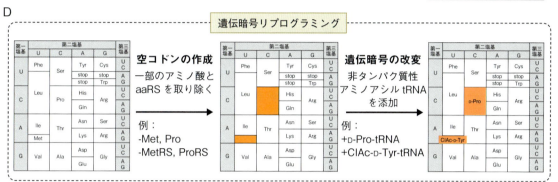

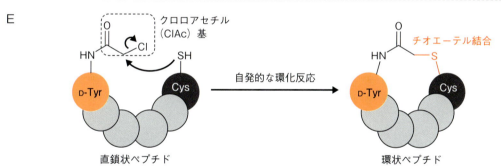

図3　遺伝暗号の改変手法
A）通常の遺伝暗号表．B）終止コドン（UAG, UAA, UGA）を改変した遺伝暗号表．C）4塩基コドンAGGNを新たに追加した遺伝暗号表．D）遺伝暗号リプログラミングの概略．翻訳系からMetとProおよび対応するaaRSを取り除き，MetとProのコドンに対応するtRNAにClAc-D-TyrとD-Proをそれぞれアミノアシル化して加えることで，遺伝暗号表中のMetとProをClAc-D-TyrとD-Proに改変することができる．E）ClAc-D-TyrとCysによる自発的なチオエーテル結合の形成を利用したペプチドの環化．

でスクリーニングし，標的タンパク質に対して高い結合能（通常nMからpMオーダーの解離定数）をもつペプチドを取得することが可能になっている．

2 近年のFITシステムの改良

　FITシステムによって多様な非タンパク質性アミノ酸の翻訳導入が可能になり，特にタンパク質性アミノ酸と同じ骨格をもつL-α-アミノ酸は比較的容易に導入できた．一方，骨格の異なるN-メチルアミノ酸，D-α-アミノ酸，β-アミノ酸といったアミノ酸の導入効率は大きく落ちるという問題があった．1つのペプチド中に非タンパク質性アミノ酸を複数，特に連続した位置に導入することは非常に難しく，2016年時点ではD-α-アミノ酸やβ-アミノ酸の連続導入は報告されておらず，N-メチルアミノ酸の連続導入も一部の基質に限られていた．

　タンパク質性アミノ酸と大幅に異なる骨格をもつ非

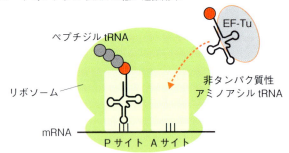
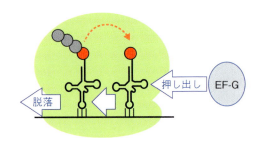

図4　非タンパク質性アミノ酸の翻訳導入に伴う問題
A）非タンパク質性アミノアシルtRNAはEF-Tuとの結合が弱く，リボソームへの運搬効率が低い．B）連続する非タンパク質性アミノ酸間のペプチジル転移反応が遅いため，EF-Gによって未反応のペプチジルtRNAが脱落する．

タンパク質性アミノ酸は，主に以下の2つの理由から翻訳導入の効率が低下する．第一に，アミノアシルtRNAがリボソームへ運搬されにくいという問題がある．アミノアシルtRNAはEF-Tuとよばれる翻訳伸長因子と結合し，リボソームのAサイトへ運搬される．EF-TuはアミノアシルtRNAのアミノ酸部分とtRNAのT-ステム領域にそれぞれ結合し，アミノ酸結合部位はタンパク質性アミノ酸の認識に適した構造をとっている．したがって，D-α-アミノ酸のような骨格の異なるアミノ酸はEF-Tuとの結合が弱くなってしまい，リボソームへの運搬効率が低下する（**図4A**）．第二の理由として，非タンパク質性アミノ酸はリボソーム内における伸長中のペプチドとの結合が遅い．リボソームのAサイトにアミノアシルtRNAが取り込まれると，PサイトのペプチジルtRNAとの間でペプチジル転移反応が起き，新たなアミノ酸が伸長中のペプチドのC末端に連結する．特に非タンパク質性アミノ酸が連続する場合，この結合形成が遅くなりすぎ，転移反応が完了する前にペプチジルtRNAが翻訳伸長因子EF-Gによってリボソームから押し出されてしまう（**図4B**）．

2017年以降われわれはtRNAの構造改変および翻訳系の最適化を行うことでこれらの課題に対応し，非タンパク質性アミノ酸の導入効率を改善してきた．まず，T-ステムの塩基配列を改変することでtRNAとEF-Tuの結合を強化し，非タンパク質性アミノ酸部分の弱い結合能を補うというアプローチがとられた．大腸菌の翻訳系でGluに対応するtRNA^{Glu}はEF-Tuとの結合能が特に強いT-ステムをもつことが知られていたため，tRNA^{Glu}を基にアンチコドンループを変化させたtRNA^{GluE2}が作成された（**図5A左**）．結果，tRNA^{GluE2}などのEF-Tuとの結合能が高いtRNAをアミノアシル化に用いることで，9つの異なるN-メチルアミノ酸を含むペプチドの翻訳合成がはじめて達成された[15]．さらに，翻訳系中のEF-Tu濃度を上昇させ，伸長中のペプチドをリボソームから脱落させるEF-Gの濃度を減少，ペプチド全体の翻訳効率にかかわる翻訳開始因子であるIF2の濃度を増加させるという翻訳系の最適化が行われた．結果として，D-アミノ酸を含むペプチドの発現量の大幅な向上がみられ，D-Serの10残基連続導入や，4つのD-アミノ酸（D-Phe，D-Cys，2残基のD-Ser）のみからなる環状ペプチドの翻訳合成が達成された[16]．

一方，天然の翻訳系において，翻訳伸長因子EF-Pが翻訳効率の悪い連続するPro間のペプチジル転移反応を促進することが知られていた[17]．われわれはこのEF-PがProに対応するtRNA^{Pro1}のD-アーム領域を認識していることを明らかにし[18]，またアミノアシル化にtRNA^{Pro1}を用いたうえで翻訳系にEF-Pを添加することで，非タンパク質性アミノ酸を含むペプチドの翻訳効率が向上することを確かめた[19]．そこでわれわれは，tRNA^{Pro1}にtRNA^{GluE2}のT-ステム構造を導入し，EF-PとEF-Tuの両方と強く相互作用するtRNA^{Pro1E2}を新たに開発した（**図5A中央**）[19]．このtRNA^{Pro1E2}と上述の最適化された翻訳系によって非タンパク質性アミノ酸の導入効率は大きく向上し，β-アミノ酸のペ

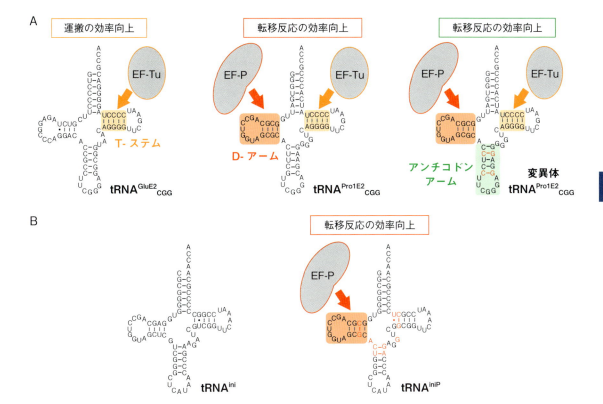

図5　tRNAの構造改変
A) ペプチドの伸長にかかわる改変 tRNA の構造の改良．EF-Tu との結合能が高い T-ステムをもつ tRNA[GluE2]（左），EF-P に認識される D-アームと tRNA[GluE2] の T-ステムを併せもつ tRNA[Pro1E2]（中央），β-アミノ酸のペプチジル転移反応に最適化されたアンチコドンアームをもつ変異体 tRNA[Pro1E2]（右）．**B**) 改変前の tRNA[ini]，および EF-P に認識されるよう D-アームを改変した開始 tRNA である tRNA[iniP] の構造．

プチド鎖への7残基連続導入や[20]，これまで例のなかった環状 β-アミノ酸や環状 γ-アミノ酸などの導入が新たに可能になった．

さらに，tRNA のアンチコドンアーム領域の配列も非タンパク質性アミノ酸の翻訳導入に影響を与えることが示されている．アンチコドンアームにさまざまな変異を加えた多数の変異体 tRNA[Pro1E2] に対し，β-アミノ酸の導入効率を網羅的に測定することで，元の tRNA[Pro1E2] と比較して数倍～20倍程度の効率で β-アミノ酸の翻訳導入が可能な変異体 tRNA[Pro1E2] を得ることに成功した（**図5A 右**）[21]．この変異体 tRNA[Pro1E2] を用いることによって，β-アミノ酸のペプチド鎖への10残基連続導入が達成されている．アンチコドンアームはtRNAの構造の安定化に寄与している領域であり，この領域の配列の変化はtRNAの立体構造に影響を与えると考えられる．したがって，アンチコドンアームに加えた変異によってリボソームのAサイトにおけるアミノアシル tRNA の立体構造が変化し，β-アミノ酸に対するペプチジル転移反応がより促進されるような立体配置をとったことが，β-アミノ酸の導入効率向上に寄与したと考えられる．

ここまで述べてきたFITシステムの改良は主にペプチドの伸長段階に関するものであるが，翻訳の開始段階についても効率向上が図られている．開始 tRNA（tRNA[ini]）に非タンパク質性アミノ酸をアミノアシル化することで，ペプチドのN末端に非タンパク質性アミノ酸を導入することができる．しかし，アミノ酸によっては翻訳が開始される前にアミノアシル tRNA[ini] がリボソームから脱落し，2番目のアミノ酸が先頭になったペプチドが代わりに生成してしまう．この現象は，アミノアシル tRNA[ini] とリボソームの結合にかかわる翻訳開始因子IF3，不完全なアミノアシル tRNA[ini]–リ

ボソーム複合体を解体するEF-GおよびRRFの濃度をそれぞれ増加させることで軽減できることが判明した[22]．さらに，われわれはtRNA^{ini}とtRNA^{Pro1}の構造的特徴を併せもった開始tRNAであるtRNA^{iniP}を新たに開発し，EF-PにtRNA^{iniP}を認識させて先頭と2番目のアミノ酸間の結合生成を促進するというアプローチをとった（**図5B**）[23]．結果として，IF3，EF-GおよびRRFの濃度最適化とtRNA^{iniP}により，N-アセチルプロリン（AcPro）などの非タンパク質性アミノ酸を，脱落をほぼ完全に抑制しつつ高い効率でペプチドN末端に導入することに成功した．

おわりに

　遺伝暗号リプログラミングは非タンパク質性アミノ酸を翻訳系中に導入する有力な手法である．われわれの開発したFITシステムはその簡便さ，および利用できる非タンパク質性アミノ酸の多彩さに優れており，特に近年の改良によって翻訳合成可能な特殊ペプチドの多様化が実現した．その結果，環状β-アミノ酸や主鎖に芳香環をもつβ-アミノ酸[24]，環状γ-アミノ酸[25]などを含む特殊ペプチドライブラリの構築と，RaPIDシステムによるハイスループットスクリーニングを実現した．スクリーニングによって得られたペプチドは標的タンパク質に対する高い結合能だけでなく，血清中での高い分解耐性など，薬剤候補として望ましい性質を示しており，上述のような非タンパク質性アミノ酸がこれらの性質に大きく寄与することがわかった．このように，遺伝暗号リプログラミングは特殊ペプチド創薬の中核をなす技術であり，そのさらなる拡張によって新規医薬品の開発に大きく貢献できると期待される．

文献

1 ）Wang L, et al：Science, 292：498-500, doi:10.1126/science.1060077（2001）
2 ）Young DD, et al：Biochemistry, 50：1894-1900, doi:10.1021/bi101929e（2011）
3 ）Robertson SA, et al：Nucleic Acids Res, 17：9649-9660, doi:10.1093/nar/17.23.9649（1989）
4 ）Goto Y, et al：Nat Protoc, 6：779-790, doi:10.1038/nprot.2011.331（2011）
5 ）Noren CJ, et al：Science, 244：182-188, doi:10.1126/science.2649980（1989）
6 ）Osgood AO, et al：Angew Chem Int Ed Engl, 62：e202219269, doi:10.1002/anie.202219269（2023）
7 ）Hohsaka T, et al：J Am Chem Soc, 118：9778-9779, doi:10.1021/ja9614225（1996）
8 ）Forster AC, et al：Proc Natl Acad Sci U S A, 100：6353-6357, doi:10.1073/pnas.1132122100（2003）
9 ）Kawakami T, et al：Chem Biol, 15：32-42, doi:10.1016/j.chembiol.2007.12.008（2008）
10）Fujino T, et al：J Am Chem Soc, 135：1830-1837, doi:10.1021/ja309570x（2013）
11）Fujino T, et al：J Am Chem Soc, 138：1962-1969, doi:10.1021/jacs.5b12482（2016）
12）Ohta A, et al：Chem Biol, 14：1315-1322, doi:10.1016/j.chembiol.2007.10.015（2007）
13）Sako Y, et al：ACS Chem Biol, 3：241-249, doi:10.1021/cb800010p（2008）
14）Passioura T, et al：Annu Rev Biochem, 83：727-752, doi:10.1146/annurev-biochem-060713-035456（2014）
15）Iwane Y, et al：Nucleic Acids Res, 49：10807-10817, doi:10.1093/nar/gkab288（2021）
16）Katoh T, et al：Cell Chem Biol, 24：46-54, doi:10.1016/j.chembiol.2016.11.012（2017）
17）Doerfl LK, et al：Science, 339：85-88, doi:10.1126/science.1229017（2013）
18）Katoh T, et al：Nat Commun, 7：11657, doi:10.1038/ncomms11657（2016）
19）Katoh T, et al：Nucleic Acids Res, 45：12601-12610, doi:10.1093/nar/gkx1129（2017）
20）Katoh T & Suga H：J Am Chem Soc, 140：12159-12167, doi:10.1021/jacs.8b07247（2018）
21）Katoh T & Suga H：Nucleic Acids Res, 52：6586-6595, doi:10.1093/nar/gkae219（2024）
22）Katoh T & Suga H：RNA, 29：663-674, doi:10.1261/rna.079447.122（2023）
23）Katoh T & Suga H：Nucleic Acids Res, 51：8169-8180, doi:10.1093/nar/gkad496（2023）
24）Katoh T & Suga H：J Am Chem Soc, 144：2069-2072, doi:10.1021/jacs.1c12133（2022）
25）Miura T, et al：Nat Chem, 15：998-1005, doi:10.1038/s41557-023-01205-1（2023）

＜筆頭著者プロフィール＞
平嶋瞭一：東京大学大学院理学系研究科化学専攻修士1年．2024年東京大学理学部化学科卒業．同年東京大学大学院理学系研究科化学専攻修士課程入学．現在の研究・抱負：tRNAの構造改変によるN-メチルアミノ酸・D-アミノ酸の翻訳導入の効率向上．シクロスポリンA等の非タンパク質性アミノ酸を多数含む非リボソームペプチドの翻訳合成．

第1章 新規ペプチドの設計・合成・探索

Ⅰ. 設計

2. 天然物ペプチドを真似た人工ペプチド：擬天然ペプチド薬剤の創製

後藤佑樹

> 微生物が産生する天然物ペプチドは，通常のペプチド・タンパク質にはみられない特徴的な局所骨格をもつことで，薬剤として求められる優れた分子物性を獲得している．これら天然物ペプチド特有の非タンパク質性骨格をもつ人工ペプチドを開発できれば，高い血中安定性，標的選択性，細胞内移行性を兼ね備えたペプチド薬剤の創製につながると期待される．本稿では，人工改変した翻訳系とペプチド骨格変換酵素を試験管内で組合わせることにより，天然物を模倣した「擬天然ペプチド」を簡便に生産・創製する技術について紹介する．

はじめに─ペプチド天然物にみられる非タンパク質性骨格：薬剤創製における潜在的有用性

　ペプチドは生体内において，情報伝達・免疫応答・代謝制御など，多岐にわたる生理機能を担っており，その重要性はきわめて高い．特に，ペプチドの高度な選択性と親和性は，特定の標的に作用する分子の開発において大きな可能性を秘めている．実際，歴史的にも多くのペプチド医薬品が活用されてきたことは，ペプチドという分子群（モダリティー）の生体活性分子としての高い利用価値と潜在性を物語っている．

　しかしながら，内因性ペプチドホルモンやシグナル伝達分子にはいくつかの課題がある．まず，これらのペプチドはプロテアーゼによる分解や肝臓代謝・腎排出を受けやすく，生体内での半減期が非常に短い．また，多くのペプチドは脂質二重膜を透過できないため，経口投与や細胞内での活用が難しいことが多い．これらの課題は，これらのペプチドが20種類のタンパク質性アミノ酸のみから構成されていることに起因する．したがって，内因性ペプチドを薬剤として利用するためには，分子構造に大規模な改変を施し，その生体内安定性や体内動態を最適化することが不可欠である．その成功例の一部については，本増刊号の他稿で紹介されているので，ぜひ参考にされたい．

　一方で，微生物が産生する二次代謝産物として知られるペプチドには，そのままの構造で強い生物活性を示し，医薬品として利用できるものも数多く存在する．これらの微生物由来のペプチドは，同じ「ペプチド」であるにもかかわらず優れた体内動態を示す．「通常の」ペプチドがもちえないこれらの分子特性は，何に

[略語]
FIT：flexible *in vitro* translation
RiPP：ribosomally synthesized and post-translationally modified peptide

---

Architecting pseudo-natural peptide agents: *de novo* peptides mimicking natural product peptides
Yuki Goto：Department of Chemistry, Graduate School of Science, Kyoto University（京都大学大学院理学研究科化学専攻）

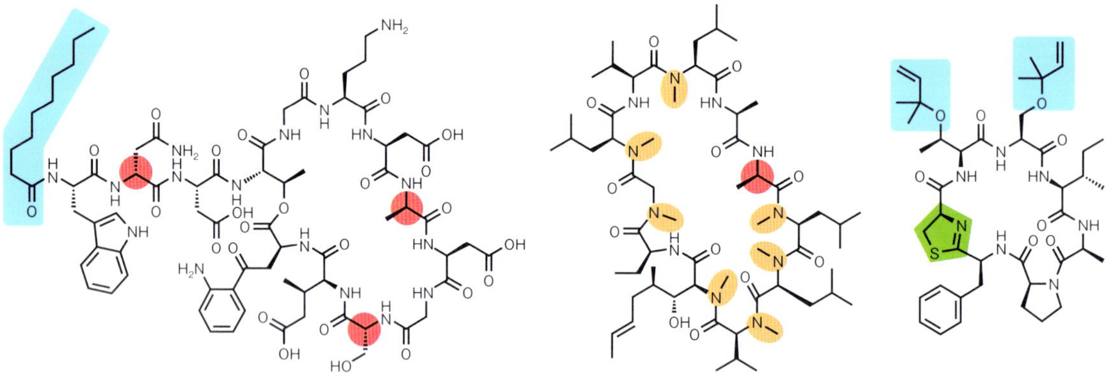

図1 天然物ペプチド特有の非タンパク質性骨格の例
D-アミノ酸・N-メチル化骨格・脂質修飾・非アミド骨格をそれぞれ，ピンク・オレンジ・淡青・緑でハイライトした．

よってもたらされているのだろうか？ **図1**に示すとおり，多くの天然物ペプチドには，標準的なタンパク質性アミノ酸だけでなく，D-アミノ酸・N-メチル化アミノ酸・脂質修飾・非アミド型主鎖骨格など，タンパク質にはみられない特徴的な構造が含まれている[1]．これらの多彩な非タンパク質性骨格を有することで，プロテアーゼに対する分解耐性や脂溶性が向上することで，血中半減期や細胞膜透過性の改善が期待される．つまり，天然物ペプチドは，進化の過程で生み出してきた多彩な非タンパク質性骨格により，高い生体内安定性や強い生物活性を獲得していると言えよう．実際，天然物ペプチドやその構造改変誘導体は，医薬品やケミカルバイオロジープローブとして広く活用されてきた実績があり，これらについても他稿でいくつか例が紹介されている．

　天然物ペプチドがもつ優れた生体内動態性能は，天然物特有の非タンパク質性骨格が，人工ペプチド薬剤を開発するうえでも利用価値が高い構造であることを示唆している．われわれは，この発想に基づき，天然物ペプチドの局所的な骨格を取り入れつつ，分子の全体構造（配列）を新規に設計した人工ペプチドを薬剤候補として創製する試みを実施してきた．具体的には，天然物を模倣した人工ペプチドを「擬天然ペプチド」と名付け，さまざまな局所骨格をもつ擬天然ペプチドのサブタイプを生産・探索する技術を開発している．本稿では，その例として，プレニル化擬天然ペプチド

および擬天然チオペプチドの創製について概説する．

1 人工翻訳合成＋翻訳後骨格変換で擬天然ペプチドをつくる

　天然物ペプチドの一大ファミリーとして，RiPP（ribosomally synthesized and post-translationally modified peptides）とよばれる化合物群が知られている[2]．RiPPの生合成経路では，リボソームで翻訳合成された前駆体ペプチドが，専用の生合成酵素によって翻訳後修飾を受け，多彩な非タンパク質性骨格を形成する．これまでに自然界からは，多種多様な天然物由来の非タンパク質性骨格が見出されており，それらに対応する数多くのRiPP生合成酵素（すなわちペプチド骨格変換酵素）が同定されてきた[3]．

　一方で，**第1章-1**でも紹介されているとおり，試験管内で遺伝暗号を改変することで，非天然アミノ酸や大環状骨格を導入した人工ペプチドの翻訳合成が可能である[4][5]．われわれは，この人工改変翻訳系にRiPP生合成系由来のペプチド骨格変換酵素とを組合わせることで，さまざまな非タンパク質性骨格を有する擬天然ペプチドを試験管内で簡便に生産する技術を確立できると考えた[5]．さらに，mRNA配列依存的な擬天然ペプチド生産が実現すれば，mRNAディスプレイ法[6][7]などのライブラリー探索技術と組合わせることにより，特定の標的に作用する活性化合物の効率的探索も可能

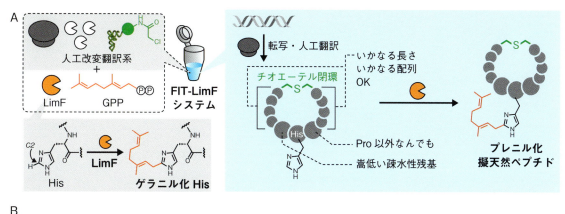

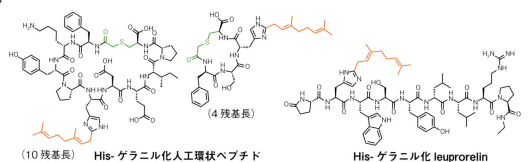

図2 FIT-LimFシステムによるプレニル化擬天然ペプチドの合成
A) FIT-LimFシステムによるゲラニル化His骨格含有人工環状ペプチドの合成．LimFの広範な基質許容性も図中に示した． B) LimFによるHis-ゲラニル化によって合成された人工ペプチドの例．

となる．この「人工翻訳合成＋翻訳後骨格変換」アプローチにより，望む酵素阻害活性をもつ擬天然ペプチド薬剤の創製に成功した具体例について，以下で詳述する．

2 プレニル化擬天然ペプチド類の合成と創製

ペプチド上に導入されたプレニル基は，ペプチダーゼに対する分解耐性の向上，細胞膜との相互作用の強化，薬物動態の改善に寄与すると期待されている[8]．シアノバクテリアが産生するシアノバクチン類には，多様なプレニル化残基が確認されており，生物活性ペプチドにおけるプレニル化の重要性が示唆されている[9]．

われわれは以前，シアノバクチンの生合成に関与するプレニル転移酵素をゲノムデータベースから探索することで，ペプチドのHis側鎖のC2炭素を特異的にゲラニル化する新規プレニル化酵素を発見し，LimFと名付けた（**図2A**）[10]．この酵素は，自然界ではゲラニル化His残基をもつシアノバクチン limnothamide の生合成に寄与している．LimFを擬天然ペプチドの生産に流用するべく，われわれの改変翻訳系（flexible in vitro translation, FITシステム）[4]にLimFを組みこんだ新たな試験管内人工生合成系，FIT-LimFシステムを構築した．この系では，リプログラミングされた遺伝暗号に基づき，まずチオエーテル閉環型の大環状ペプチド[11]が翻訳合成される．続いて，もしこの人工環状ペプチドがLimFの基質として許容されれば，環内のHis残基がゲラニル化され，天然にはない閉環様式・配列からなるプレニル化擬天然ペプチドが生産されるしくみである．

実際に，FIT-LimFシステムで種々の人工環状ペプチドを発現させ，その生成物をLC-MSで解析した結果，LimFが実際に多様な人工基質を修飾し，プレニル化擬天然ペプチドの生産に活用できることが確認された．まず，LimFの天然基質配列を模したチオエー

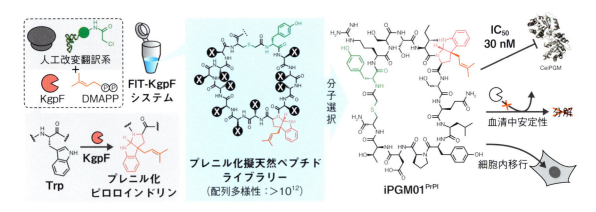

図3　FIT-KgpFシステムによるプレニル化擬天然ペプチド薬剤の創製
FIT-KgpFシステムで構築したプレニル化擬天然ペプチドライブラリーの試験管内分子選択で見出されたCeiPGM阻害剤であるiPGM[PrPI]の構造も図中に示した.

テル閉環型人工基質は，主鎖アミド結合で閉環した天然基質とほぼ同じ効率でゲラニル化を受けた．これにより，LimFが大環状ペプチドの閉環様式に依存しないペプチド修飾酵素であることが示された．また，【X-His-Y：Xは嵩低い疎水性残基，YはPro以外の残基】という条件を満たす局所配列モチーフがあればLimFは広範な人工配列を基質として許容することも確認された（図2A）．例えば，LimFの基質になりやすい配列（Ser-His-Ala）を含む13種類の異なるサイズ（4～18残基長）の環を有する人工基質は，いずれも高効率でゲラニル化された．このことから，LimFは環サイズにも依存せず，人工環状ペプチドをゲラニル化できることが明らかになった（図2B）．さらに，FDAに承認された2つのHis含有ペプチド医薬品（性腺刺激ホルモン放出ホルモンのアナログであるleuprorelinとアミリンアナログpramlintide）も効率的にゲラニル化することも見出した．これらの実験結果により，LimFがきわめて広範な人工基質許容性をもち，さまざまなプレニル化擬天然ペプチドの生産に資する生体触媒であることが実証された[10) 12)]．

このプレニル化擬天然ペプチドの生産アプローチの強みの1つが，使用するプレニル化酵素を変更することで，構築するプレニル化骨格のバリエーションを拡大できる点である．FIT-LimFシステムでは，His-ゲラニル化活性をもつLimFを用いることで，「ゲラニル化His骨格」をもつプレニル化擬天然ペプチドの生産を実現した．一方，シアノバクチンkawaguchipeptinの生合成にかかわるTrp-プレニル化活性をもつKgpF[13) 14)]を使用すると，特徴的な「プレニル化ピロロインドリン骨格」を有するプレニル化擬天然ペプチドの合成が可能となる（図3）．このように，試験管内人工生合成系に加えるプレニル化酵素の種類を変えることで，多種多様なプレニル化構造をもつプレニル化擬天然ペプチドの生産系を構築できる可能性が大きく広がっている．

シアノバクチン類のプレニル化酵素が広範な基質許容性を示すことから，本手法によりプレニル化擬天然ペプチドのランダムライブラリーの構築と探索も可能である．例えば，KgpFによる修飾を受けやすい「Val/Ala/Thr/I-Trp」モチーフをコードするRNA配列「RYU-UGG」を，20種類のアミノ酸をランダムにコードするNNKコドンのくり返し配列のなかに組みこんだmRNAライブラリーを設計・発現することで，KgpFで修飾可能な人工環状ペプチドの集団を得ることができる．これをワンポットで一括してKgpF処理することで，プレニル化ピロロインドリン骨格を環内に有するプレニル化擬天然ペプチドのコンビナトリアルライブラリーを構築できる．このライブラリーは，1兆種類以上の配列多様性を担保しており，mRNAディスプレイ法によるスクリーニングを通じて，特定の標的に強力に結合するプレニル化擬天然ペプチドを創製できる[15)]．

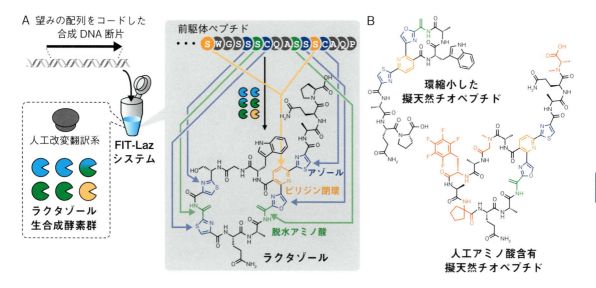

図4　FIT-Lazシステムによるチオペプチド誘導体の合成
A）FIT-Lazシステムによる天然物ラクタゾールの完全試験管内生合成．B）FIT-Lazシステムで生産された擬天然チオペプチドの例．ピリジン閉環構造・脱水アミノ酸・主鎖アゾール環・遺伝暗号リプログラミングにより導入された人工アミノ酸をそれぞれオレンジ・緑・水色・赤で示した．

その一例として，われわれは，線虫由来の補酵素非依存性ホスホグリセリン酸ムターゼ（CeiPGM）を阻害するプレニル化擬天然ペプチドの創製に成功した（**図3**）．CeiPGMは線虫における解糖系および糖新生経路に関与する酵素であり，抗寄生虫薬剤のモデル標的となる．われわれは，CeiPGMに対して強力に結合するプレニル化擬天然ペプチドを前述したライブラリーからスクリーニングし，CeiPGMと選択的に相互作用する10種類以上のプレニル化擬天然ペプチドを見出した．その一つであるiPGM01^{PrPI}は，KgpFによるプレニル化依存的に，CeiPGMを強力に阻害し，IC$_{50}$ = 31 nMという高い阻害活性を示した．また，非プレニル化ペプチドと比較して，iPGM01^{PrPI}は血清中での安定性が高く，細胞内移行性も優れていた[15]．このことは，特徴的な疎水性残基であるプレニル化ピロロインドリン骨格をもたせた擬天然ペプチドの創製が，高い血中安定性や細胞内移行性を備えたペプチド薬剤の開発につながることを示唆している．

3 擬天然チオペプチド類の合成と創製

チオペプチドは，微生物が産生する天然物ペプチドの一種として知られており，その大きな構造上の特徴は，主鎖に多彩な修飾が施されている点にある[16]．具体的には，ピリジン環やアゾール環を有する主鎖骨格，脱水アミノ酸などの修飾が組合わさり，非タンパク質性骨格が高度に集積した構造を形成している（**図4A**）．特に，チオペプチドは細胞膜を通過し，細胞内の標的分子に強力に作用することが多く，これらの修飾構造が新たなペプチドベースの薬剤開発において有望であることを示唆している．

われわれは，チオペプチドの生合成系を試験管内で再構成することで，これらの特徴的な修飾構造群を，試験管内で構築する試験管内人工生合成技術を確立した[17]．この技術では，われわれの人工翻訳技術を使用し，まずチオペプチドの前駆体ペプチドを翻訳合成する．そのうえで，天然チオペプチドの一種であるラクタゾール[18]の生合成に必要な6つの酵素を反応系に導入し，翻訳後修飾反応を実施する．この過程では，前駆体ペプチドのC末端領域において，①特定のシステイン（Cys），セリン（Ser），スレオニン（Thr）残基が芳香族アゾール環に変換され，②SerやThrの脱水により α, β-不飽和アミノ酸が生成し，③2カ所の脱水アミノ酸間で［4 + 2］環化反応が進行してピリジン

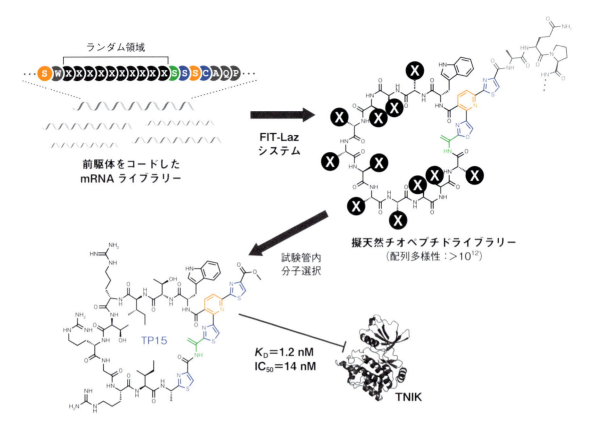

図5　FIT-Lazシステムによる擬天然チオペプチド薬剤の創製
FIT-Lazシステムで構築した擬天然チオペプチドライブラリーの試験管内分子選択で見出されたTNIK阻害剤であるTP15の構造も図中に示した．

環が形成される．これら一連の酵素反応により，特徴的な非タンパク質性骨格に富んだチオペプチド骨格が完成する．

特筆すべきは，この修飾反応が単一の反応系，いわゆる「ワンポット」で完結する点である．例えば，ラクタゾール前駆体ペプチドをコードする合成DNA断片を反応系に加えるだけで，転写，翻訳，そして多段階の修飾反応が連続して進行し，最終的に試験管内で天然ラクタゾールが完全に生合成される（図4A）．さらに，この生合成系が鋳型依存的である点も重要な点である．すなわち，生成するチオペプチド誘導体の構造情報は，鋳型として加えるDNAあるいはmRNAにコードされている．本系に使用した酵素群はそれぞれ高い正確性と広範な基質許容性を発揮するため，鋳型上の前駆体遺伝子配列を適宜変更するだけで，得られるチオペプチドの配列や構造を自在に変えることが可能である．実際に，異なる環サイズや人工アミノ酸を取り込んだ多様な擬天然チオペプチドを簡便に生産できることを実証している（図4B）．

「FIT-Lazシステム」と命名したこの技術の正確性と広範な基質許容性[19]により，擬天然チオペプチドのランダムライブラリーの構築も可能となった．NNKコドンをくり返し配置したmRNAライブラリーを設計し，これをFIT-Lazシステムで発現すれば，ループ領域がランダム化された擬天然チオペプチドのコンビナトリアルライブラリーを構築することができる（図5）．本ライブラリーの配列多様性は上述の系と同じく1兆種類を超えると推定され，やはりmRNAディスプレイ法によるスクリーニングによって，標的分子に作用する擬天然チオペプチドリガンドを創製することが可能である[20)21)]．

その一例として，われわれはタンパク質リン酸化酵

素TNIK（TRAF2 and NCK-interacting protein kinase）を阻害する擬天然チオペプチドの創製に成功した．TNIKは大腸がんをはじめとする複数のがんで高頻度に活性化しており，治療標的として注目されている．TNIKに対して強力に結合する擬天然チオペプチドの分子選択を行った結果，TNIKに対しK_D = 1.2 nMというきわめて高い親和性を有する擬天然チオペプチド「TP15」を見出した．TP15は試験管内でTNIKのリン酸化活性を強力に阻害するだけでなく，（μMレンジの投与が必要であるものの）細胞内でもTNIKを阻害することがことが確認された[20]．このことは，創出した擬天然チオペプチドがまだまだ効率に改善の余地があるものの細胞膜を透過し，細胞内で分子機能を発揮できたことを示している．

さらに，TP15とTNIKの共結晶構造の解析を通じて，TP15に特有のアゾール-ピリジン-アゾール部位が酵素表面と広範囲にわたって相互作用することで，TNIKの基質結合部位に競合することが明らかとなった．さらに，TP15のループ領域が緊密なβターン構造を形成し，コンパクトな全体立体構造を形成していることも判明し，チオペプチド特有の修飾構造を活用したペプチド薬剤の有効性が実証された．

おわりに

本稿では，天然物ペプチドに含まれる非タンパク質性骨格の潜在的な機能について概説し，われわれの最近の研究成果である「擬天然ペプチド」の合成技術と創製技術についても紹介した．人工翻訳と天然物生合成酵素の融合により，試験管内で翻訳合成可能なペプチドの構造多様性が飛躍的に拡大できた．従来，薬剤として望ましい物性をもった生物活性ペプチドの発見は，主に自然界から得られる天然物に依存していた．しかし，これらの技術革新により，天然物特有の局所骨格を活かした人工ペプチド薬剤の設計および創製が，人為的に行えるようになってきている．

このアプローチは，従来のペプチド薬剤に比べて優れた分子物性，例えば標的選択性や血中安定性の向上を可能にし，より有望な薬剤開発の道を拓きつつある．しかしながら，細胞膜透過性や経口投与性といった重要な課題については依然として改善の余地が大きく，

ペプチド薬剤が実用的に低分子化合物の代替物となりうる状況からは残念ながらほど遠い．これらの課題の克服には今後の技術革新が不可欠であり，われわれの研究を含む関連分野の進展が，「真に実用的なペプチド薬剤」の創製に向けた重要な基盤となることが期待される．

文献

1）Walsh CT, et al：Angew Chem Int Ed Engl, 52：7098-7124, doi:10.1002/anie.201208344（2013）
2）Arnison PG, et al：Nat Prod Rep, 30：108-160, doi:10.1039/c2np20085f（2013）
3）Montalbán-López M, et al：Nat Prod Rep, 38：130-239, doi:10.1039/d0np00027b（2021）
4）Goto Y, et al：Nat Protoc, 6：779-790, doi:10.1038/nprot.2011.331（2011）
5）Goto Y & Suga H：Acc Chem Res, 54：3604-3617, doi:10.1021/acs.accounts.1c00391（2021）
6）Nemoto N, et al：FEBS Lett, 414：405-408, doi:10.1016/s0014-5793(97)01026-0（1997）
7）Roberts RW & Szostak JW：Proc Natl Acad Sci U S A, 94：12297-12302, doi:10.1073/pnas.94.23.12297（1997）
8）Zheng Y, et al：Acc Chem Res, 55：1313-1323, doi:10.1021/acs.accounts.2c00108（2022）
9）Zhang Y, et al：Trends Biochem Sci, 48：360-374, doi:10.1016/j.tibs.2022.11.002（2023）
10）Zhang Y, et al：Nat Catal, 5：682-693, doi:10.1038/s41929-022-00822-2（2022）
11）Goto Y, et al：ACS Chem Biol, 3：120-129, doi:10.1021/cb700233t（2008）
12）Zhang Y, et al：J Am Chem Soc, 145：23893-23898, doi:10.1021/jacs.3c07373（2023）
13）Parajuli A, et al：Angew Chem Int Ed Engl, 55：3596-3599, doi:10.1002/anie.201509920（2016）
14）Okada M, et al：Org Biomol Chem, 14：9639-9644, doi:10.1039/c6ob01759b（2016）
15）Inoue S, et al：Angew Chem Int Ed Engl, 63：e202409973, doi:10.1002/anie.202409973（2024）
16）Vinogradov AA & Suga H：Cell Chem Biol, 27：1032-1051, doi:10.1016/j.chembiol.2020.07.003（2020）
17）Vinogradov AA, et al：Nat Commun, 11：2272, doi:10.1038/s41467-020-16145-4（2020）
18）Hayashi S, et al：Chem Biol, 21：679-688, doi:10.1016/j.chembiol.2014.03.008（2014）
19）Vinogradov AA, et al：J Am Chem Soc：20329-20334, doi:10.1021/jacs.0c10374（2020）
20）Vinogradov AA, et al：J Am Chem Soc, 144：20332-20341, doi:10.1021/jacs.2c07937（2022）
21）Vinogradov AA, et al：J Am Chem Soc, 146：8058-8070, doi:10.1021/jacs.3c12037（2024）

＜著者プロフィール＞
後藤佑樹：1981年生まれ，兵庫県出身．2005年京都大学修

士課程修了後（齋藤烈教授・中谷和彦助教授），'08年に東京大学にて博士（工学）を取得（菅裕明教授）．イリノイ大学アーバナ・シャンペーン校にて1年半博士研究員としてペプチド天然物の生合成に関する研究を実施した後（Wilfred van der Donk教授），'09年から東京大学助教，'16年より同准教授．'24年より現職（京都大学大学院理学研究科教授）．生体関連化学・ペプチド科学を専門として，現在は試験管内人工生合成系による生物活性擬天然ペプチドの創製研究に取り組む．

第1章 新規ペプチドの設計・合成・探索

Ⅰ. 設計

3. 天然由来二環式ペプチドを基盤とする医薬品分子設計

永澤秀子，小池晃太，山田晴輝，辻 美恵子

近年，新薬創出のためのケミカルスペースの拡大が求められるなか，ペプチド創薬が世界的に注目されている．特に環状ペプチドは，多様な生物活性と低毒性を兼ね備えていることから，大規模スクリーニングプラットフォームを活用した新規環状ペプチドの創製が加速している．一方で，細胞膜透過性や経口バイオアベイラビリティといった薬理学的特性の最適化は依然として大きな課題であり，これに対処するうえで，構造と機能の多様性を備えた天然由来ペプチドは，重要な創薬資源といえる．本稿では，エキノマイシンの二環式オクタデプシペプチド骨格に焦点を当て，そのコンフォメーション制御を目的とした構造活性相関研究を紹介する．抗腫瘍活性における構造要件に加え，膜透過性に寄与する「カメレオン的」な挙動など，中分子創薬における環状ペプチドの特徴と優位性について解説する．

はじめに

近年，ペプチド創薬は，世界的に新薬開発の重要な領域となっている[1]．ペプチド医薬品は高純度で低毒性，優れた生物活性などの多くの利点を有している．また，ペプチドは化学的および生物学的手法の両方で製造や修飾が可能で，新たな設計指針や送達戦略の導入によって，中分子創薬の中核として進展している．現在までに50以上の環状ペプチドが医薬品として承認されており，多くが臨床試験の段階にある[2]．

大環状ペプチドは自然界に豊富に存在し，抗菌，抗腫瘍，免疫抑制などの優れた生物活性をもつ．5～14個のアミノ酸からなる分子量500～2,000のポリペプチド鎖で，細菌や植物，哺乳類など幅広い生物に存在する．これらのペプチドはペプチド結合に加え，エーテ

ル結合，チオエーテル結合，ラクトン結合，ジスルフィド結合など多様な結合様式をもち，独自の構造を形成する．環状構造によりコンフォメーションが制限され，直鎖状ペプチドに比べて結合時のエントロピーペナルティが低減し，標的選択性や親和性が向上する．さらに，生物活性の向上や毒性の低減，タンパク質分解への耐性，膜透過性の向上も期待される[3]．特に，二環式ペプチドは単環式ペプチドより剛直な立体構造をもち，標的分子への親和性が高く，医薬品としての特性が強化されるため，次世代創薬モダリティとして期待されている[4][5]．

本稿では，天然由来ペプチドを基盤とする分子設計として，二環式オクタデプシペプチド構造を有するエキノマイシン（Ec）の構造活性相関研究を紹介し，中分子創薬における環状ペプチドの特徴と優位性につい

Molecular design for the drug development based on naturally occurring bicyclic peptides
hideko Nagasawa/Kota Koike/Haruki Yamada/Mieko Tsuji：Laboratory of Pharmaceutical and Medicinal Chemistry, Gifu Pharmaceutical University（岐阜薬科大学薬化学研究室）

て論じる.

1 医薬品モダリティとしての環状ペプチド

バイオテクノロジーの進歩により,新たに設計された環状ペプチドライブラリーの調製とスクリーニング技術は飛躍的に向上している.これにより,生体適合性の高いライブラリーの構築や大規模なスクリーニングプラットフォームが実現し,多種多様な生物活性をもつ新規な環状ペプチドの創製が加速している.この技術革新は,環状ペプチドの臨床試験への進展を促進し,創薬における応用の幅を広げている[3)6)].しかし,細胞膜透過性や経口バイオアベイラビリティといった薬理学的特性の最適化には,依然として課題が残っている[7)].一方,自然界には形状,サイズ,化学組成の異なる多様な環状ペプチドが豊富に存在しており,これらは構造と機能の多様性を兼ね備えた重要な創薬資源である.実際に天然由来の環状ペプチドやその誘導体を含む40種類以上の化合物が,治療薬として現在臨床で使用されている[8)].ペプチド性二次代謝産物は抗菌,抗腫瘍,免疫抑制,ホルモン作用など,多様な生理活性をもち,自然界に広く存在している.その多くは環状構造をもち,シクロスポリンやバンコマイシンのように治療薬として大きな成功を収めた例もある[5)9)10)].

2 抗腫瘍性二環式オクタデプシペプチドを基盤とするペプチド創薬

1) エキノマイシン誘導体のコンフォメーションと生物活性

われわれは,放線菌由来のキノマイシン系抗生物質Ecのユニークな構造に着目し,構造活性相関の研究を行った.Ecは,チオアセタール結合で架橋されたC_2対称型のN-メチル環状デプシペプチド骨格と2つの平面発色団を特徴とし,抗腫瘍および抗ウイルス活性をもつ代表的な二環式ペプチドのビスインターカレーターファミリーに属する[11)].Ecは,低酸素誘導因子(HIF)-1が結合する低酸素応答エレメント(HRE)に平面発色団を挿入し,マイナーグルーブに結合して転写活性化を阻害する(図1)[12)].それに加え,われわれは,HIF-1αタンパク質の発現自体を抑制することを報告した[13)].

しかし,HIF-1はがん細胞の生存に必須ではなく,多くのHIF-1阻害剤はがん細胞を直接死滅させる効果がないことが明らかになっており,Ecの強力な抗腫瘍効果はビスインターカレート機能だけでは説明できない[14)].このことから,EcにはHRE以外の潜在的な標的が存在する可能性が示唆されている.

Triostin A(TA)はEcの前駆体で,デプシペプチド骨格は共通しているが,架橋部がジスルフィド結合である点が異なり,この構造の違いが,抗腫瘍効果やHIF-1α阻害効果に大きく影響しているものと考えられた.そこで,立体構造の違いを調べるため,TAとEcの平面発色団をキノリンに置換したEc-2QNの結晶構造を重ねあわせると,平面発色団の位置に大きな差があることが判明した.楕円形の大環状ペプチドの長径に相当するキノキサリンカルボニル炭素間の距離aと,短径にあたる2つの橋頭位の炭素間の距離bを計測した結果,Ec-2QNでは,2つの発色団がTAよりもかなり接近していることが確認された(図1)[13)].このことから,より拘束された環構造が,強力な抗腫瘍活性とHIF-1阻害効果に寄与しているものと推測された.そこで,オクタデプシペプチド環の剛直性を高めるため,非天然型の架橋構造を導入した誘導体の設計を行った.

2) 二環式オクタデプシペプチドの構造展開と多様性指向合成

TAの実用的液相合成法を確立し,二環式オクタデプシペプチドを構成する環状ペプチド部分のアミノ酸配列,平面発色団の構造変換を行ったが,Ecに匹敵するような高活性誘導体は得られなかった.平面発色団については,キノキサリン(Qx)と3-ヒドロキシキノリン(Qn-3OH)が優れていた[13)].そこで,架橋部に焦点をあて,環ひずみを強めるような種々の非天然型結合を導入して,抗腫瘍活性との相関を調べた.比較のため,ジスルフィド結合を開裂したものや,架橋結合を伸長させた誘導体など,環ひずみを弱めた誘導体も合成した(図2).

キノマイシン系二環式オクタデプシペプチドの合成方法には,2つのルートが考えられる.ルート1は,鎖

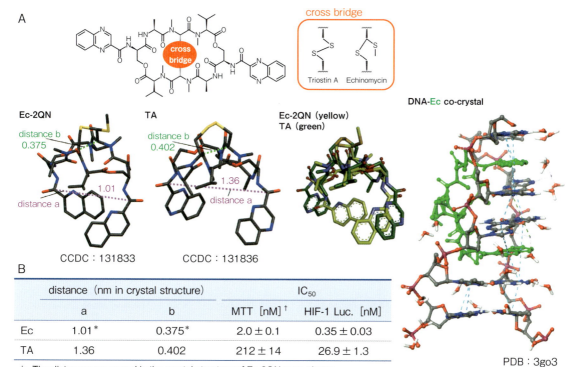

図1　EcとTAの結晶構造と生物活性
A）EcとTAの結晶構造．距離a：キノキサリン部分のカルボニル基間の距離．距離b：2つの橋頭位の炭素間の距離．B）EcおよびTAのMCF-7細胞に対する細胞毒性およびHIF-1転写活性化阻害作用の50％阻害濃度（IC$_{50}$）と立体構造パラメータ（文献13，23を参考に作成）．
＊．The distances measured in the crystal structure of Ec-2QN were shown.
†．MCF-7 cells were treated with Ec or TA for 72 hours.

状ペプチドを合成後，架橋結合とマクロサイクルの閉環反応を逐次行う方法．ルート2は，分子の対称性を利用して，最初に架橋部を合成し，両端からペプチド鎖を伸長してH型中間体をつくり，最後に2カ所で同時に環化する方法である．多様な架橋構造の導入にはルート2が適していると考えられるが，二重閉環反応において，環化様式が異なるθ型異性体と手錠形異性体の形成が予想された[15]．

この戦略に基づき，チオエーテル架橋誘導体1の合成を行った（図3）．ルート1では，直鎖オクタデプシペプチドIを合成し，次いで架橋部のチオエーテルを形成するため，トシル酸エステルの脱離や光延反応による分子内求核置換反応などを試みたが，目的化合物IIの合成には至らなかった．その後，マクロサイクルIVを先に形成し，次に分子内チオエーテルを形成しようとしたが，こちらも目的物IIIは得られなかった．

次に，ルート2を検討し，ランチオニン誘導体Vからペプチド鎖を伸長してH形中間体VIをつくり，縮合条件に付したところ目的のθ型環化体を含む異性体混合物が得られた．この際，手錠型環化体VIIの生成は確認できなかった．得られた化合物を脱Cbz化し，キノキサリン-2-カルボン酸と縮合させることで，目的のθ型ペプチド誘導体を単一の結晶として得ることに成功した．同様の方法でセレノエーテル架橋誘導体も合成した．

さらに図2下部に示すような多様な架橋構造をもつランチオニン誘導体を合成し，ルート2を用いて非天然型架橋構造をもつ二環式オクタデプシペプチド類の合成を達成した[16]．同時期に市川らも，同様の戦略でランチオニンからチオエーテル誘導体を合成し，次いでPummerer転移によってEcへと変換し，初の全合成を達成している[17]．

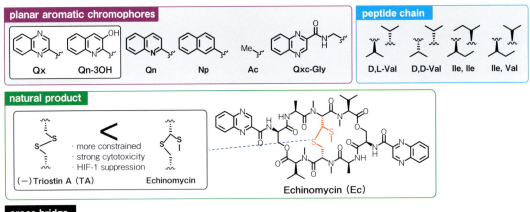

図2 二環式オクタデプシペプチドの構造展開

3）構造活性相関

生理活性の評価として，MCF-7細胞に72時間処理した場合のMTTアッセイによる細胞毒性とルシフェラーゼアッセイによるHIF-1転写活性化阻害活性のIC$_{50}$値を図4に示した．新規誘導体1～4はそれぞれS-ether, Se-ether, alkene, o-xylene構造を架橋部に含む．これらの誘導体は，数nMからサブnMレベルのIC$_{50}$を示し，いずれもTA（細胞毒性；IC$_{50}$ 212 nM, HIF-1阻害；IC$_{50}$ 26.9 nM）に比べて活性が大幅に向上した．特に，alkene架橋デプシペプチド骨格に3-ヒドロキシキノリン環（Qn-3OH）を有する3bが最も強力な生物活性を示し，Ec（細胞毒性；IC$_{50}$ 2.0 nM, HIF-1阻害；IC$_{50}$ 350 pM）より強力な細胞毒性（IC$_{50}$ 220 pM）とHIF-1阻害活性（IC$_{50}$ 90 pM）を示した．

一方で，架橋結合をすべてSp3炭素で構築した誘導体5と6では細胞毒性が23.5と49.5 nMに低下し，m-xylene架橋10およびalkyne架橋11ではさらに細胞毒性が低下した．TAのジスルフィド結合を開裂して修飾したS-Ac 8およびS-Me誘導体9，また環拡大したジチオアセタール体12も，TAの活性に対して数分の1の細胞毒性に留まった．

これらの結果から，剛直な架橋構造による空間距離と角度の調節が，強力な細胞毒性に重要であり，キノマイシン系抗生物質の抗腫瘍活性の構造要件の1つが，二環式ペプチドの拘束された立体配座であることが明らかになった．HIF-1阻害活性も細胞毒性と同様の傾向を示したが，柔軟な架橋構造での活性低下は細胞毒性ほど顕著ではなく，HIF-1阻害と細胞毒性作用が異なる機構で働いている可能性が示唆された．

4）コンフォメーション解析と分子モデリング（図2および図5）

新規誘導体1，2および3aの単結晶解析では，オクタデプシペプチド環のコンフォメーションはEc-2QNやTAと類似していることが確認された．すなわち，CysのαCHおよびカルボニル基が環の内側で互いに向き合い，他のすべてのアミノ酸のカルボニル酸素原子は，架橋結合と同様に環の外側に配向していた．またすべての誘導体で芳香環部分が環の内側に回転し，互いに向かい合う形となっていた．新規誘導体のキノキサリンカルボニル炭素間の距離は，Ec-2QNとほぼ同じかやや短く，TAよりも顕著に短かった（図2および図5）．結晶充填構造では，芳香環部が互いに向き合って規則的な二量体を形成し，キノキサリン環が交互にπスタッキングする構造をとり，これはEc-DNA

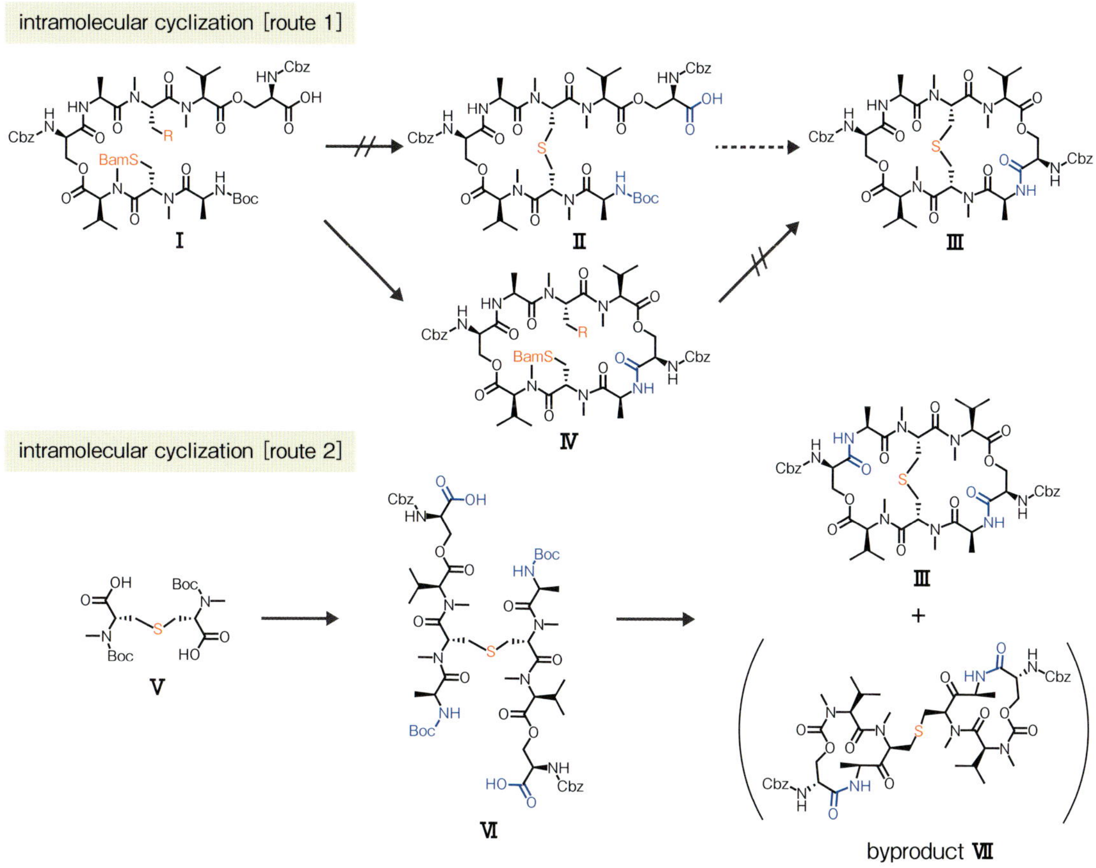

図3　二環式オクタデプシペプチドの多様性指向合成戦略

複合体結晶（**図1**）における Ec のインターカレートコンフォメーションに似ていた[18].

　溶液中のコンフォメーションを調べるため，NMR および CD スペクトル解析を行った．NMR 解析で，TA が室温，重クロロホルム（$CDCl_3$）中で2つの対称なコンフォメーションの混合物として存在し，そのうち極性溶媒（DMSO）添加時に優位になる配座が，$CDCl_3$ 中の Ec のコンフォメーションと類似していることが報告されている[19]．新規誘導体 **1**, **2**, **3a**, **4a** の ^{1}H-NMR（$CDCl_3$）スペクトルも Ec と非常によく似ていたことから，これらの化合物は Ec と類似したコンフォメーションをもつことが示唆された．

　さらに，40％アセトニトリルを含むリン酸バッファー（pH 7.2）中での CD スペクトル解析（**図5B**）では，TA，Ec，新規誘導体すべてが芳香環部分の π-π^* 遷移に特徴的な 240 または 230 nm の強い負のシグナル（コットン効果）を示し，分子内または分子間の π-π 相互作用が示唆された．吸収スペクトル測定で，各化合物のモル吸光係数が高希釈でも一定であったことから，前述のコットン効果は分子内スタッキング相互作用によるものと考えられた．

　次に，生細胞中での環状オクタデプシペプチドの立体構造を予測するため，MacroModel の Monte Carlo torsional sampling を用いて水溶媒中での分子力学計算を行った（**図5C**）．その結果，Ec と TA の最小エネルギー配座（GM）は，結晶構造とは異なり，よりコンパクトな球状構造をとることがわかった．この構造では，キノキサリン部位が分子内で face-to-face または edge-to-face の π-π スタッキングを形成していた．新規二環式デプシペプチド **1**～**4** も同様に，分子内 π スタッキング相互作用によって安定化された球状の GM 構造を示し，これは前記の CD スペクトル解析とも一

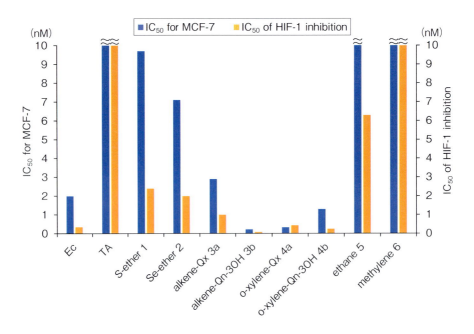

図4　MCF-7細胞に対する細胞毒性およびHIF-1転写活性化阻害作用
文献16を参考に作成.

致していた．一方，架橋結合を開裂させた単環式誘導体のS-Me **9**では，CDスペクトルにおいて弱く広がった負のシグナルが観測され，ランダムな構造をもつと推定された．さらに，GM構造も二環式化合物とは異なり，開いたコンフォメーションをとることが明らかになった．

以上の結果から，キノマイシン系二環式デプシペプチドは，架橋結合と2つの平面発色団の働きにより，疎水性環境や親水性環境，さらには核酸との相互作用の場合など，さまざまな条件に応じて，芳香族発色団を柔軟に開閉させ，安定なコンフォメーションを形成できることが示された．細胞毒性を示すコンフォメーションは分子内πスタッキングで安定化されたコンパクトな球状構造だと推定されるが，これはHIF-1阻害活性を示すインターカレーターとしてのコンフォメーションとは異なるものと考えられる．いずれの活性においても，架橋構造による環の拘束が重要な構造要件であることが明らかになった．

3　環状ペプチドの膜透過性とコンフォメーション

環状ペプチドはさまざまな経路やメカニズムで細胞内に取り込まれるが，そのなかで最も効率的なのは受動拡散である．膜透過性を予測する主なパラメーターには，分子量，n-オクタノール/水分配係数（logP），極性表面積（PSA），水素結合供与体および受容体の数があげられる．特に，PSAを減らし，標的分子との十分な接触を可能にするため，N-メチルアミノ酸の使用や，分子内水素結合で極性基を遮蔽する戦略がとられている．また，溶媒の極性に応じてコンフォメーションを変える「カメレオン」のような足場が重要とされる．例えば，シクロスポリンは分子量が大きくPSAも279 Å^{2}と高い[20]にもかかわらず，細胞透過性をもち，経口投与が可能である．これは，11個のアミド結合のうち7つがN-メチル化され，残りのアミド基が水素結合を形成することで，脂質二重層透過時に，極性基を効果的に遮蔽するためである[8]．

Ecなどのビスインターカレーターファミリーに属する化合物は，細胞透過性をもつことが知られている．構造上の特徴としてオクタデプシペプチド環がN-メ

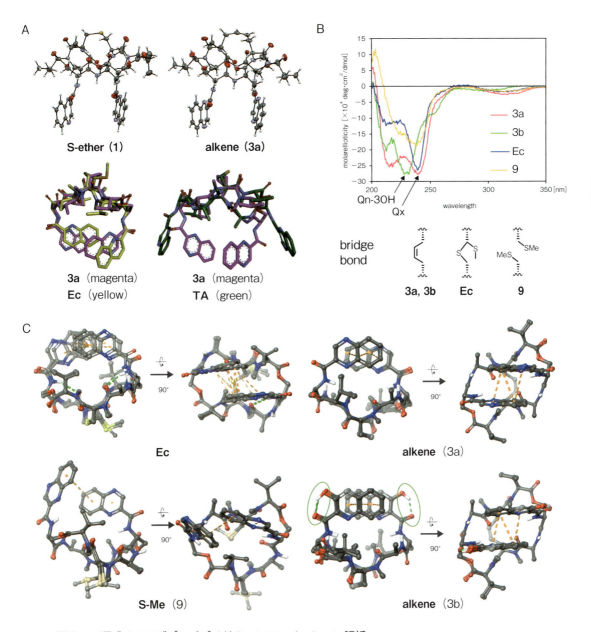

図5 二環式オクタデプシペプチドのコンフォメーション解析
A) 結晶解析,B) CD スペクトル解析,C) 分子力学計算による GM 配座(文献16を参考に作成).

チルアミノ酸から構成されていることに加え,アミド結合がエステル結合に置き換わることで膜透過性が向上することが報告されている[21].そこで,人工膜透過性試験(PAMPA)を実施したところ,Ec の透過率(log Pe)は -5.83 で,シクロスポリン A(CsA:$-5.01 \sim -5.71$)[22] とほぼ同程度だった.また,新規誘導体のlog Pe は -5 から -6 の範囲で,膜透過性が確認された.しかし,PSA は $220 \sim 250$ Å^2 と大きく,一般に受動膜透過性が可能とされる 140 Å^2 [20] を超えているため,CsAのような「カメレオン性」の構造変化が重要と考えられる.キノキサリン系二環式デプシペプチドの膜透過性の機序として,N- メチル化,エステル結合の導入に加え,**2**で示したように,細胞内の環境に応じて芳香環が開閉し,マクロサイクルが柔軟にコ

ンフォメーション変化を起こす点があげられる．このような「カメレオン的」な挙動が膜透過性に寄与していると考えられる．

おわりに

　二環式ペプチドは，その剛直な構造と優れた医薬品特性により，次世代創薬モダリティとして大いに期待されている．本稿では，天然由来の二環式ペプチドを基盤とした医薬品分子設計に焦点を当て，特に強力な抗腫瘍活性をもつEc誘導体の構造活性相関研究を中心に論じた．架橋部に剛直な非天然結合を導入することで，環のコンフォメーション制御を行い，従来よりも高い生物活性を達成した．また，C_2対称性の環状ペプチドに付随する芳香環のπスタッキング相互作用によって，周囲の極性環境に応じてコンフォメーションを柔軟に変化させる「カメレオン的」挙動を取ることを，スペクトル解析と分子シミュレーションを通じて明らかにした．

　進化によって最適化されたユニークな構造，物性，機能を有する天然由来ペプチドはペプチド創薬における，未解決の課題に対する革新的な解決策を提供する可能性を秘めている．今後も，人工ペプチドの開発と並行して，天然由来ペプチドを基盤とする医薬品開発に取り組むことで，ペプチド創薬の新たな可能性が一層広がるものと期待される．

文献

1）Wang L, et al：Signal Transduct Target Ther, 7：48, doi:10.1038/s41392-022-00904-4（2022）
2）Costa L, et al：Pharmaceuticals (Basel), 16：996, doi:10.3390/ph16070996（2023）
3）He J, et al：Chem Sci, 15：2300-2322, doi:10.1039/d3sc05738k（2024）
4）Bartoloni M, et al：Chem Sci, 6：5473-5490, doi:10.1039/c5sc01699a（2015）
5）Ullrich S & Nitsche C：Peptide Science, 116：e24326, doi:10.1002/pep2.24326（2024）
6）Saha A, et al：Acc Chem Res, 56：1953-1965, doi:10.1021/acs.accounts.3c00178（2023）
7）Vinogradov AA, et al：J Am Chem Soc, 141：4167-4181, doi:10.1021/jacs.8b13178（2019）
8）Ji X, et al：Angew Chem Int Ed Engl, 63：e202308251, doi:10.1002/anie.202308251（2024）
9）Abdalla MA & McGaw LJ：Molecules, 23：2080, doi:10.3390/molecules23082080（2018）
10）Zorzi A, et al：Curr Opin Chem Biol, 38：24-29, doi:10.1016/j.cbpa.2017.02.006（2017）
11）Dawson S, et al：Nat Prod Rep, 24：109-126, doi:10.1039/b516347c（2007）
12）Kong D, et al：Cancer Res, 65：9047-9055, doi:10.1158/0008-5472.CAN-05-1235（2005）
13）Hattori K, et al：Org Biomol Chem, 14：2090-2111, doi:10.1039/c5ob02505b（2016）
14）Shirai Y, et al：Cancers (Basel), 13：2813, doi:10.3390/cancers13112813（2021）
15）Tezuka Y & Oike H：J Am Chem Soc, 123：11570-11576, doi:10.1021/ja0114409（2001）
16）Koike K, et al：J Med Chem, 63：4022-4046, doi:10.1021/acs.jmedchem.9b02039（2020）
17）Kojima K, et al：Org Lett, 22：4217-4221, doi:10.1021/acs.orglett.0c01268（2020）
18）Pfoh R, et al：Acta Crystallogr Sect F Struct Biol Cryst Commun, 65：660-664, doi:10.1107/S1744309109019654（2009）
19）Kalman JR, et al：J Chem Soc Perkin a, a：1313-1321, doi:10.1039/P19790001313（1979）
20）Whitty A, et al：Drug Discov Today, 21：712-717, doi:10.1016/j.drudis.2016.02.005（2016）
21）Hosono Y, et al：Nat Commun, 14：1416, doi:10.1038/s41467-023-36978-z（2023）
22）Corbett KM, et al：J Med Chem, 64：13131-13151, doi:10.1021/acs.jmedchem.1c00580（2021）

＜筆頭著者プロフィール＞
永澤秀子：岐阜薬科大学創薬化学大講座薬化学研究室名誉教授．1983年岐阜薬科大学卒業，'88年京都大学大学院薬学研究科修了，慶應義塾大学医学部薬化学研究所助手，徳島大学工学部生物工学科助教授，2006年岐阜薬科大学教授．'24年名誉教授．がんの低酸素環境を標的とする創薬研究で出会ったエキノマイシンの機能と構造の面白さに魅入られペプチド創薬に取り組んだ．低分子創薬とは一味違った醍醐味を感じている．

第1章 新規ペプチドの設計・合成・探索

Ⅱ．合成・展開

4. 脱保護工程を挟まない 高効率フローペプチド合成

布施新一郎

中分子医薬品を代表するペプチドはバイオ医薬品と低分子医薬品の双方の長所を併せもつと期待されており，すでに100を超えるペプチド性医薬品が上市されている．通常のペプチドの化学合成では，N末端を保護したアミノ酸をN末端が遊離のペプチドと縮合し，伸長したペプチドのN末端の保護基を除去して再びN末端保護アミノ酸を縮合するといった工程をくり返すため，全工程の約半数を脱保護工程が占める．汎用される保護基の分子量はアミノ酸の平均分子量と同等以上であるため，合成コストや時間，廃棄物量の増大を招いている．筆者は微小流路を反応場とするマイクロフロー合成法を利用した高効率ペプチド合成手法の開発に取り組んできた．本稿では，脱保護工程を挟まないペプチド鎖伸長法開発に関する筆者らの最新の成果について紹介する．

はじめに

　2023年の世界の医薬品売上トップ20のうち，10品目がペプチド性およびタンパク性医薬品である．今後も売上は伸び続けると予測されているが[1]，1カ月の治療に要するタンパク性抗がん剤の費用は平均100万円にもなり，その7割を製造コストが占める[2]．培養法が製造に汎用されているが，高コストで，非天然アミノ酸の導入が困難である点や，得られるタンパク質の純度を低分子医薬品並に高めることは困難である点に問題を残している．このため，より安価に製造可能なペプチド性医薬品が脚光を浴びており，すでに100品

目超が上市されている．またこれ以外に，2016〜'22年の間に臨床試験段階のペプチド性医薬品候補数は約200，臨床試験の前段階で開発されていたペプチド性医薬品候補が約600にのぼると報告されている．2022年の全世界でのペプチド性医薬品の売上は420.5億米ドルであり，全医薬品売上の5％程であるが，2032年までには売上が700億米ドルまで伸び，全医薬品売上の約10％を占めると予測されている[3]．現在その約85％が化学合成により製造されており[4]，代謝安定性を向上させる非天然アミノ酸の導入が容易で高純度ペプチドを得やすい長所をもつ．ペプチド性医薬品は低分子医薬品と比べて開発成功率が約1.5倍高いという報告もあり[5]，細胞膜透過，経口投与が可能な医薬品さえある．これらの長所によりペプチド性医薬品が脚光を浴びているわけであるが，一方で汎用されている固相合成法におけるペプチド性医薬品の製造コストは低分子医薬

[略語]
NCA：amino acid *N*-carboxy anhydride（アミノ酸 *N*-カルボン酸無水物）

Highly efficient microflow synthesis of peptides without deprotection steps
Shinichiro Fuse：Nagoya University, Graduate School of Pharmaceutical Sciences（名古屋大学大学院創薬科学研究科）

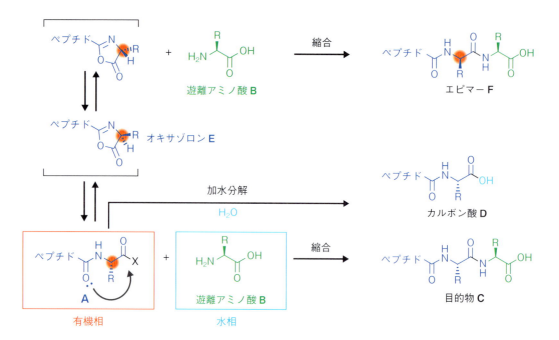

図1 C，N末端遊離アミノ酸を用いるペプチド伸長法とその問題点
遊離アミノ酸Bは多くの場合，水にしか溶けないため，有機溶媒に溶かしたC末端が活性化されたペプチドAと二相系で縮合することになる．二相系での縮合は進行が遅いことから，望まない加水分解によるカルボン酸Dの生成や，オキサゾロンEの形成を経由するエピマーFの生成が競合しやすくなる．加えて，このオキサゾロン形成は，Boc基やCbz基といったカルバマートの形でN末端が保護されたアミノ酸の活性化体と比較して，ペプチドの活性化体Aでは桁違いに速く進行することが報告されており，エピマー生成のリスクがさらに高まる．

品の製造コストと比べると10〜100倍にのぼる[6]．このため，高純度，大量の長鎖ペプチドを迅速かつ安価に製造できる手法の開発が世界中で切望されている．なお，米国化学会のグリーンケミストリー部会は2007年と2015年に，現行のペプチド製造法をコストだけでなく廃棄物量の観点から最も改善の必要性が高いプロセスとして指摘した．実際に，製造に用いた全材料重量を製品重量で除した指数（小さいほど少廃棄物）は固相法が3,035〜7,023，低分子医薬品製造は168〜308と報告されており[7]，廃棄物量の削減も急務となっている．

21世紀初頭から微小流路（通常内径が1mm以下）を反応場として用いるマイクロフロー合成法がペプチド合成でも利用されはじめるようになった．微小な流路を反応場として用いるマイクロフロー合成はさまざまな利点をもつが，筆者らは特に下記の利点に焦点を当てて，マイクロフローペプチド合成法の開発に取り組んできた[8,9]．

① フラスコでの反応と比較して，溶液体積に対する表面積（比表面積）が大きいため，温度を迅速かつ精密に制御可能

② フラスコなどを用いるバッチ反応では溶液の混合に最短でも数秒以上を要するが，マイクロフロー合成法では数ミリ秒以内での高速混合が可能なため，短い反応時間（1秒未満）を精密に制御可能

筆者らのグループでは，安価で反応性が高く，シンプルな構造をもち，廃棄物が少なく除きやすい古典的な反応剤を用いる反応開発を進めている．これらの反応剤はその高い反応性から副反応を惹起しやすい点が欠点であるが，上述の利点をもつマイクロフロー合成法と組合わせることで副反応の抑止が可能である．以下に，筆者らのグループで得られた最新の脱保護工程を挟まないマイクロフローペプチド合成の成果について紹介する．なお，昨年，一昨年にもペプチドのフロー合成について本誌で紹介しているためそちらもご興味があれば参考にされたい[10,11]．

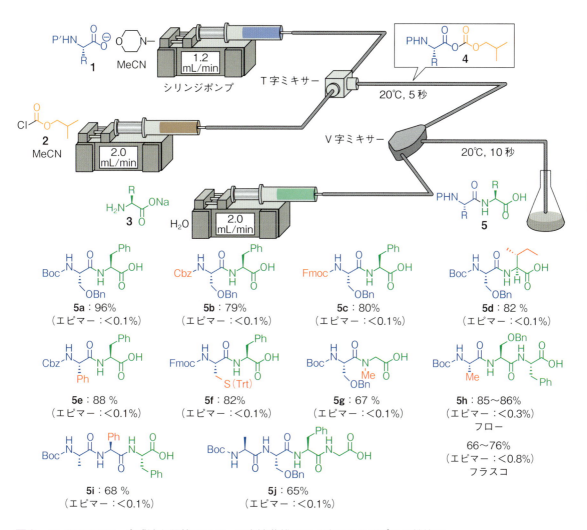

図2 マイクロフロー合成法を駆使するC, N末端遊離アミノ酸によるペプチド鎖伸長

有機相に存在するC末端が活性化されたアミノ酸もしくはペプチド4と水相に存在する遊離アミノ酸もしくはペプチド3を高い混合効率を有するV字ミキサーを駆使して短時間で反応させて加水分解やエピマー生成を回避しつつC末端遊離のペプチド5を合成している．ペプチド結合形成時にエピマー生成リスクの高い，フェニルグリシンやシステインを含むジペプチド5eや5f，さらにはトリペプチド5iや5jもエピマーの生成を回避しつつ得られている．

1 C, N末端遊離のアミノ酸を用いるペプチド鎖伸長法

C, N末端遊離のアミノ酸Bは塩基性条件下で一般的にN末端の求核性がC末端よりも高いことが報告されている．このため，C末端が活性化されたペプチドAに対して，C, N末端遊離のアミノ酸Bを縮合させれば，直接C末端遊離のペプチドCが得られ，脱保護工程を省略できるはずである（図1）．少なくとも1950年代以前から知られるこの古典的アプローチでは，遊離アミノ酸Bの溶解性が壁として立ちはだかる．多くの遊離アミノ酸は塩基共存下の水にしか溶けず，有機溶媒にはほとんど溶けない．しかし水を溶媒として用いると，活性化されたペプチドAに対する遊離アミノ酸の求核攻撃による目的物Cの生成と，望まない水の求核攻撃によるカルボン酸Dの生成が競合する．さらにCもDもともにカルボン酸であるため，多くの場合，分離が困難となる．加えて，C末端が活性化されたペプチドAはC末端が活性化されてN末端がカルバマート保護されたアミノ酸と比較して35～110倍もエピメ

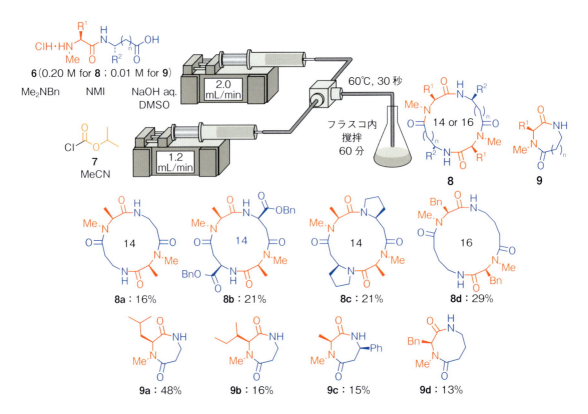

図3 C, N末端遊離ジペプチドを用いる連続的カップリング-環化による特殊環状ペプチドのマイクロフロー合成

C, N末端遊離ジペプチド6の連続的なカップリングと環化反応による特殊環状ペプチド8の合成と，6の環化による特殊環状ペプチド9の合成を達成している．本手法では，加水分解により生じるカルボン酸や未反応のまま残存する原料や中間体は目的の環化体8や9と大きく親水性が異なるため，目的物の精製操作が簡便である．

リ化を起こしやすい点も問題である[12]．

2019年に筆者らはマイクロフロー合成法を駆使することで水，有機溶媒の二相系の高速混合を実現し，これにより望むC, N末端遊離のアミノ酸3の混合炭酸無水物4に対する求核攻撃を，4の加水分解に優先して進行させる手法を報告した[13]．しかも，ペプチド結合形成時にエピマー生成リスクの高いフェニルグリシンやシステインを含むジペプチド**5e**や**5f**，ジペプチドと遊離アミノ酸もしくはジペプチドのカップリングによる**5h**，**5i**や**5j**の合成であってもエピマー生成の回避に成功した（**図2**）．一方で，この方法を駆使しても5〜10％程の加水分解の進行は抑えられず，目的物と加水分解体の分離に労力・時間を要した．特に遊離アミノ酸が嵩高いと収率が大幅に低下する点が課題として残った．

2 C, N末端遊離ペプチドを用いる特殊環状ペプチド合成法

1では，加水分解体と目的物の分離が容易ではなかったため，C, N末端遊離のジペプチドのカップリングと環化反応を一挙に行えば，目的物にカルボキシル基が残らないため，原料，中間体，加水分解体との分離が容易になるものと着想し，鎖状ジペプチド**6**から特殊環状ペプチド**8**の一挙合成法を開発した[14]．なお，α-アミノ酸のみからなるジペプチドは容易に環化してジケトピペラジンを形成するため，原料としては α- および β-アミノ酸からなるジペプチド**6**を用いた（**図3**）．開発した手法により，環の歪みから構築が困難とされる14〜16員環の特殊環状ペプチドを低収率ながら鎖状ペプチドから一挙合成することに成功した．また，本反応を低濃度条件下で実施することで，

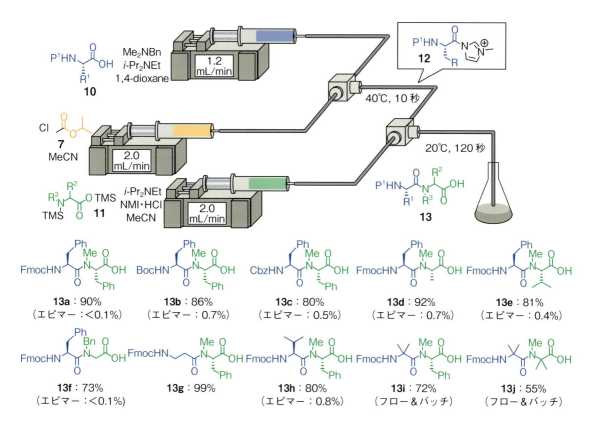

図4 C，N末端をシリル基で保護したアミノ酸を用いるC末端遊離特殊ジペプチドの合成
C，N末端遊離アミノ酸を一時的にシリル基で保護して**11**へ誘導することで有機溶媒に溶かし，これを**10**から誘導した高い求電子性をもつ**12**と反応させて，後処理時にC末端のシリル基を除去することで特殊ペプチド**13**を得ている．

鎖状ジペプチド**6**をそのまま環化して特殊環状ペプチド**9**を得ることも可能であった．期待通り，目的物の単離は容易であった．一方で，水を含む溶媒を用いると，望むカップリング反応や環化と競合して望まない加水分解が進行し，収率が低下することも明らかになり，遊離ジペプチドの溶媒としてDMSOを用いた．

3 シリル基を一時的な保護基として用いるペプチド鎖伸長法

1 2では遊離アミノ酸やペプチドをそのままペプチド結合形成に用いたが，前述の通り，このアプローチでは基質の有機溶媒に対する溶解性が問題となる．そこで別のアプローチとして1980年代から知られているシリル基を一時的な保護基として用いる手法に着目した（**図4**）．すなわち，シリル基で遊離アミノ酸のC，N末端を一時的に保護した**11**を調製して有機溶媒に溶解させて，これをアミノ酸**10**から誘導した高い求電子性をもつ**12**と縮合した後，後処理時にシリル基を除去してC末端遊離のジペプチド**13**を得る手法である．筆者らは，ペプチドリーム社が開発した手法を参考にして[15]，混合酸無水物の代わりに混合炭酸無水物を経由して高い求電子性をもつアシル*N*-メチルイミダゾリウムイオン**12**を生成させることで短時間で目的の特殊ペプチド**13**を得ることに成功した[16]．さまざまな嵩高い*N*-メチル化ジペプチドをエピマー生成を回避しつつ得ており，混合酸無水物と混合炭酸無水物の反応性の違いや，C末端遊離の*N*-メチル化ペプチド**13**が自身の酸性でC末端のエピメリ化を引き起こすことも明らかにした．また，開発した手法の自動化への展開も横河電機社の尽力により達成した[17]．興味深い数々の知見を得られたが，残念ながら，3残基以上の特殊ペ

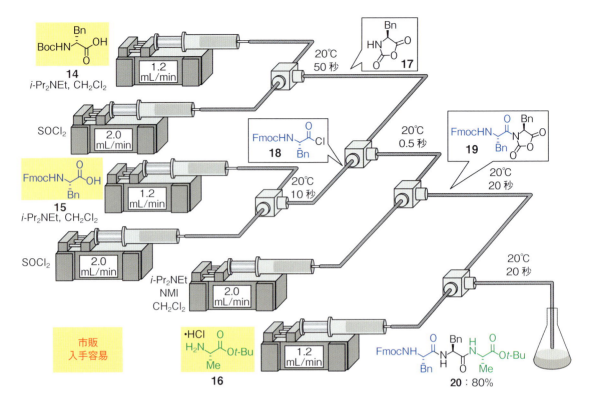

図5　入手容易なアミノ酸のワンフロー三成分連結による高速ペプチド鎖伸長法
NCA **17**の求核性と求電子性の双方を活用した世界初のペプチド合成法である．NCA **17**をLeuchs法によりBoc保護アミノ酸**14**からフロー系内で調製し，そのままペプチド鎖伸長に利用している．これにより，市販されており安価なアミノ酸**14**〜**16**から一挙にトリペプチド**20**が得られている．

プチドについては，競合するC末端のエピメリ化などの副反応が深刻であり，合成が困難であった．

4 ワンフロー三成分連結法を駆使するペプチド鎖高速伸長法の開発

　これまでの研究で得られた知見を結集し，筆者らはアミノ酸N-カルボン酸無水物**17**（NCA）を用いるペプチド鎖伸長法を考案した（**図5**）．NCAは100年以上前から有機合成で利用されており，ペプチド鎖伸長への利用は70年以上前から試みられてきた．これは，NCAが多くの有機溶媒に溶けるだけでなく，カルボニル基によって，C末端が活性化されているため，アミノ酸やペプチドのN末端と反応させることが可能であり，しかもその際に二酸化炭素しか排出しないためである．一方で，NCAの窒素原子上の水素は弱塩基性条件下でも容易に引き抜かれて，NCA同士の反応により自己重合を起こすため，メルク社のグループによるリボヌクレアーゼSの全合成などの特殊な例を除くと[18]，ポリペプチド以外のペプチド合成では実用性がないとみなされていた．これまでのNCAを用いたペプチド伸長のほぼすべてがNCAを求電子剤としてのみ用いていたが，筆者らは，マイクロフロー合成法を駆使することで，NCA **17**を求核剤としてまず用いてアミノ酸**15**と縮合し，その後，さらにもう1つのアミノ酸**16**を求核剤としてNCAに反応させることで，脱保護工程を挟まずに一挙にペプチド鎖を2残基ずつ伸長できることを見出した[19]．また，NCAをLeuchs法によりBoc保護アミノ酸**14**から直接フロー系内で調製し，トリペプチド**20**を得ることにも成功した．この手法により，市販されている安価なBoc保護アミノ酸**14**，Fmocアミノ酸**15**，アミノ酸t-ブチルエステル**16**から一挙にペプチドを合成でき，実用性を実証できたと考えている（**図5**）．

おわりに

　ペプチド合成の歴史のなかで世界初の化学的ペプチド結合形成は1881年に転位反応の開発者として有名なT. Curtiusにより報告された[20]．じつはこの手法では筆者らも愛用している混合酸無水物を利用し，C，N末端遊離アミノ酸を連結してジペプチドを得ている．さまざまな合成技術が発展することで，長い歴史をもつ古典的手法のリバイバルが起きる例は少なくないが，ペプチド合成においても，このような古くて新しい反応が再び価値をもち，飛躍的にペプチド製造の効率を高める一助となればと考えて日々研究に取り組んでいる．このようなアプローチは世界中でも日本でしか行われておらず，わが国がペプチド製造の分野で世界をリードするようになり，4.6兆円にものぼるとされている医薬品貿易赤字の削減につながることを願っている．

文献

1 ） Lu RM, et al：J Biomed Sci, 27：1, doi:10.1186/s12929-019-0592-z（2020）
2 ） Nakajima R & Aruga A：レギュラトリーサイエンス学会誌, 7：173-184 , doi:10.14982/rsmp.7.173（2017）
3 ） Rossino G, et al：Molecules, 28：7165, doi:10.3390/molecules28207165（2023）
4 ） Ferrazzano L, et al：Green Chem, 24：975-1020 , doi:10.1039/D1GC04387K（2022）
5 ） Lamers C：Future Drug Discov, 4：FDD75, doi:10.4155/fdd-2022-0005（2022）
6 ） Di L：AAPS J, 17：134-143, doi:10.1208/s12248-014-9687-3（2015）
7 ） Kekessie I, et al：J Org Chem, 89：4261-4282, doi:10.1021/acs.joc.3c01494（2024）
8 ） Fuse S, et al：Chem Asian J, 13：3818-3832, doi:10.1002/asia.201801488（2018）
9 ） Masui H & Fuse S：Org Process Res Dev, 26：1751-1765, doi:10.1021/acs.oprd.2c00074（2022）
10） 布施新一郎：「特集：中分子ペプチド医薬で新たな標的を狙う‼」（門之園哲哉／企画），実験医学 Vol 41 No 1, 39-44, doi:10.18958/7173-00001-0000346-00（2023）
11） 布施新一郎：「あなたのラボから薬を生み出す　アカデミア創薬の実践」（善光龍哉，辻川和丈／編），実験医学増刊 Vol42 No2, 157-163（2024）
12） Kovacs J, et al：J Org Chem, 45：1060-1065, doi:10.1021/jo01294a029（1980）
13） Fuse S, et al：Chem Eur J, 25：15091-15097, doi:10.1002/chem.201903531（2019）
14） Fuse S & Okabe R：Eur J Org Chem, 26：e202300700, doi:10.1002/ejoc.202300700（2023）
15） Kurasaki H, et al：Org Lett, 22：8039-8043, doi:10.1021/acs.orglett.0c02984（2020）
16） Chen TH, et al：Chem Eur J, 30：e202401402, doi:10.1002/chem.202401402（2024）
17） Otake Y, et al：React Chem Eng, 8：863-870, doi:10.1039/D2RE00453D（2023）
18） Denkewalter RG, et al：J Am Chem Soc, 91：502-503, doi:10.1021/ja01030a051（1969）
19） Sugisawa N, et al：Chem Sci, 14：6986-6991, doi:10.1039/d3sc01333b（2023）
20） Curtius T：J Prakt Chem, 24：239-240, doi:10.1002/prac.18810240120（1881）

＜著者プロフィール＞
布施新一郎：2000年東京工業大学工学部化学工学科卒業，'05年東京工業大学大学院理工学研究科応用化学専攻博士課程修了，'05年株式会社ケムジェネシス主任研究員，'06年ハーバード大学化学・化学生物学科博士研究員，'08年3月より東京工業大学大学院理工学研究科助教，'15年2月より東京工業大学資源化学研究所准教授，'16年4月より東京工業大学科学技術創成研究院化学生命科学研究所准教授，'19年11月より現職（名古屋大学大学院創薬科学研究科 教授）．

第1章　新規ペプチドの設計・合成・探索

Ⅱ．合成・展開

5. ペプチドを基盤とした標的タンパク質光不活化とその医薬展開

谷口敦彦，林　良雄

生命活動は多種多様なタンパク質がおのおのの役割を担うことで成立している．そのような夾雑系のなかで特定のタンパク質を光で制御することができれば，生命現象の解明や新薬の開発にかかわる研究分野において重要な技術となる．われわれは，光を用いた標的タンパク質の不活化法を開発している．これは，標的親和性ペプチドと光酸素化触媒の架橋体を用いて，標的タンパク質を選択的に光酸素化ひいては不活化する手法である．本稿では，筋肉増殖抑制因子であるマイオスタチンを標的とした研究を例として紹介する．

はじめに

　われわれの体の中で起こっている生命活動は，多種多様なタンパク質がおのおのの役割を担うことで成立している．このような種々タンパク質が夾雑した系で，特定のタンパク質の機能を自在に制御することができれば，それは生命現象の解明や新薬の開発にかかわる研究分野において，きわめて重要な技術となることは想像に難くない．

　その制御手段として，光は有用性が高い．なぜなら光の透過性を利用できれば，系外から光を照射するだけで，系内のタンパク質に変化を与えることができる

からである．また光照射を任意のタイミング・任意の部位に限定することで，望みの時間・望みの空間に限定してタンパク質の活性をコントロールすることができる．加えて，光の強度を調整することで，タンパク質活性に対する制御の強度もコントロールできるだろう．さらに光は波長も使い分けることができるため，個々のタンパク質の制御を異なる波長の光に割り当てることで，同一系内で複数のタンパク質を個別に制御することも原理的に可能である．以上の光の利点から，光反応を利用した治療戦略として，PDT[1]やPIT[2]がすでに臨床使用されている．

　一般的によく知られた光反応として，光増感酸素化

[略語]
IC$_{50}$：50 % inhibition concentration（50 %阻害濃度）
MS：mass spectrometry（質量分析法）
PDT：photodynamic therapy（光線力学的療法）

PIT：photoimmunotherapy（光免疫療法）
ROS：reactive oxygen species（活性酸素）
TGFβ：transforming growth factor-β（トランスフォーミング増殖因子-β）

Development of photo-inactivation of target protein based on peptides
Atsuhiko Taniguchi[1] /Yoshio Hayashi[1][2]：School of Pharmacy, Tokyo University of Pharmacy and Life Sciences[1] /School of Life Sciences, Tokyo University of Pharmacy and Life Sciences[2]（東京薬科大学薬学部[1] / 東京薬科大学生命科学部[2]）

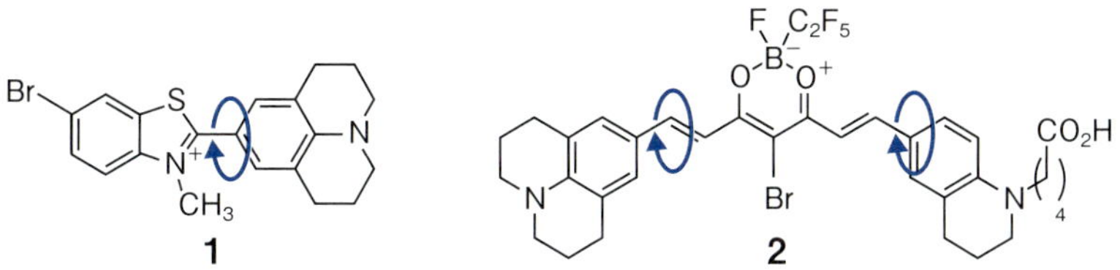

図1　オン／オフスイッチ型光酸素化触媒
光触媒**1**，**2**は，標的と相互作用していない状態では，光励起されたとしても分子内回転を介して緩和されるが，標的と相互作用した状態では，その回転が抑制されてROSを発生する．よって，標的選択的な光酸素化反応を起こす．

反応があげられる．この反応では，光によって励起された光増感剤が酸素分子を，一重項酸素をはじめとするROSに変換し，そのROSによってタンパク質が化学修飾される．この反応は，光で制御可能であることはもちろんのこと，以下の点から生体内での利用価値が高い反応と言える．すなわち，生理的条件下（水中，中性pH，37℃）でも反応がすみやかに起こる点，生体内に存在する酸素分子を利用できる点，光増感剤は触媒的に働くため必要量が少ない点，酸素原子の化学的挿入はタンパク質の高次構造ひいては活性に大きな影響を与える点があげられる．そのため，生体内でタンパク質の活性を光制御するうえで非常に有用であると考えられる．

本稿では，われわれが取り組んできた光増感酸素化修飾を利用した標的タンパク質の不活性化法の開発について，TGFβスーパーファミリーに属するタンパク質であるマイオスタチンを標的とした研究を例として紹介する[3)~5)]．

1 標的タンパク質の光不活性化法の開発

タンパク質を光制御する目的において光増感酸素化は有用な反応である一方，その反応選択性の低さは夾雑系で利用する際に大きな課題となる．つまり光増感剤は光照射下において，標的タンパク質の有無にかかわらず，多くのROSを産生する．さらに，発生したROSはきわめて高い反応性を有するために，種々タンパク質をランダムに化学修飾してしまう．したがって，標的タンパク質の存在を認識して光酸素化能を発揮する光増感剤が望ましい．そこで開発されたのがオン／

オフスイッチ型光酸素化触媒**1**，**2**である（**図1**）[6) 7)]．これらは本来，アルツハイマー病関連アミロイドβ1-42をはじめとするアミロイドタンパク質を標的として開発された分子である．これらの分子は，標的と相互作用していない状態では，光励起しても分子内回転運動を経て緩和するため，ROSを発生しない．一方，標的と相互作用した状態では，その相互作用によって分子内回転運動が抑制されるために，光励起エネルギーをROS産生に利用し，結果的に産生したROSによって標的の酸素化反応を起こす．すなわち，標的との相互作用を認識して光酸素化能を発揮するため，標的選択的な光酸素化反応を実現する．特に，光触媒**2**は組織透過性が高くかつ組織障害性が低いとされる近赤外光（光波長650～1,000 nm）[8)]で励起可能であるため，生体で利用しやすい．

われわれはこの光触媒**2**をアミロイド以外のタンパク質に対する光酸素化に応用した．標的は，生体内で骨格筋量を負に制御する働きを担っているタンパク質であるマイオスタチンとした[9)]．このマイオスタチンを阻害することは筋肉量の増大につながるため，筋ジストロフィーの他，がん等に合併するカヘキシア，加齢等に伴うサルコペニアなどの筋萎縮性疾患の治療戦略につながると期待されている[9)~13)]．よって，マイオスタチン選択的な光不活化法の開発をめざして研究を開始した．

1）マイオスタチン選択的な光酸素化および不活化[3)]

マイオスタチン光酸素化に向けて，当研究室で見出された23残基からなるマイオスタチン親和性ペプチド**3**を利用した（**図2A**）[14)]．ペプチド**3**の構造活性相関研究において12位アラニンは置換許容性が高かったため[15)]，12位にオン／オフスイッチ型光酸素化触媒**2**を

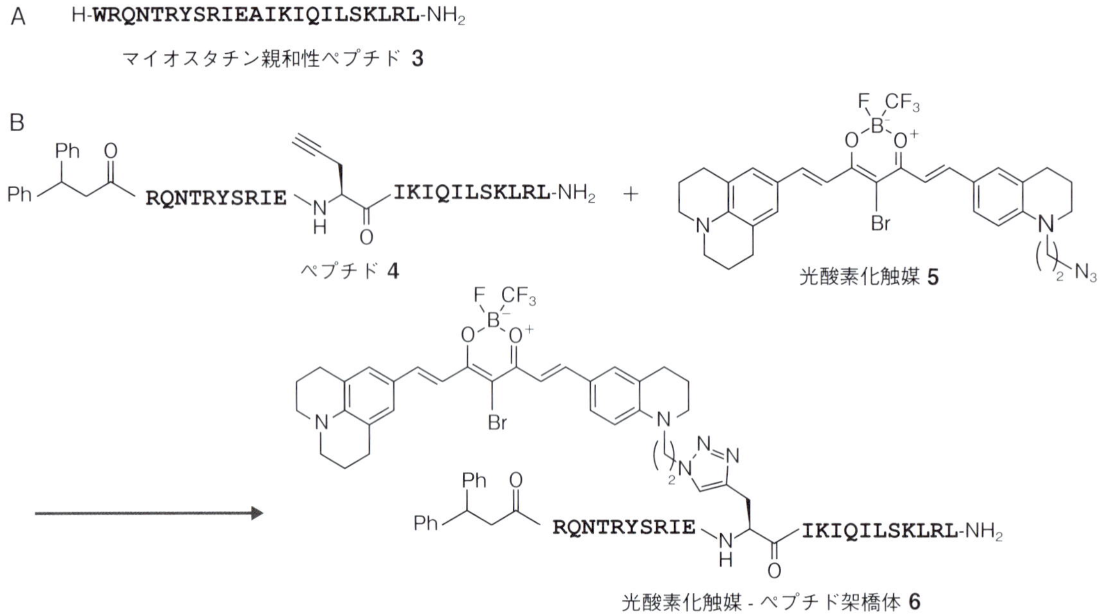

A H-**WRQNTRYSRIEAIKIQILSKLRL**-NH$_2$

マイオスタチン親和性ペプチド **3**

B

ペプチド **4** ＋ 光酸素化触媒 **5**

光酸素化触媒 - ペプチド架橋体 **6**

図2　マイオスタチン親和性ペプチドとオン／オフスイッチ型光酸素化触媒の架橋体
A）マイオスタチン親和性ペプチド3．B）光酸素化触媒 - ペプチド架橋体6は，アルキン含有ペプチド4とアジド含有光酸素化触媒5とのクリック反応によって獲得される．

架橋することにした．また，ペプチド**3**の1位トリプトファンの側鎖インドール構造は酸素化を受けやすいため，ペプチド**3**の構造活性相関研究によって置換可能とされていた．3,3-ジフェニルプロピオン酸構造に置き換えた[16]．よって，12位にプロパルギルグリシン，1位に3,3-ジフェニルプロピオン酸をもつペプチド**4**を合成した．一方，アジドを有するオン／オフスイッチ光酸素化触媒**5**も別途合成した．これらから銅触媒アジド–アルキンヒュースゲン環化付加反応を用いて[17)[18)]，架橋体**6**を獲得した（**図2B**）．

マイオスタチンに対する光酸素化能を評価するために，架橋体**6**をマイオスタチンに添加して近赤外光（波長730 nm）を照射した．そのタンパク質反応物をフラグメント化後にMS解析した結果，光酸素化されたマイオスタチンフラグメントが検出された．その酸素化は，架橋体**6**の濃度や光照射時間に依存して増大し，脱気前処理によって減少した．これらの結果から，マイオスタチンは架橋体**6**によって光酸素化したと言える．

次に，オフターゲットに対する光酸素化について，オフターゲットモデルペプチドとしてアミロイドβ

1-42，サブスタンスPを用いて評価した．ランダムに光酸素化を起こすメチレンブルーを用いた対照実験では，どのオフターゲットモデルも酸素化されたのに対して，架橋体**6**を用いた実験では酸素化をほとんど起こさなかった．これは，光酸素化触媒のオン／オフスイッチ機能によってオフターゲットの光酸素化が抑制されたためと考えられる．

マイオスタチンの酸素化部位として，トリプトファン残基，メチオニン残基，ヒスチジン残基が推定された[19]．これらの酸素化部位は，マイオスタチンの受容体結合部位に存在している[20]．よって，架橋体**6**を用いた光酸素化はマイオスタチンの活性に大きな影響を与えるだろうと期待された．HEK293細胞を用いたルシフェラーゼレポーターアッセイによってマイオスタチン活性を評価した結果，架橋体**6**を用いて光酸素化処理を行ったマイオスタチンは活性を劇的に失っていた．それに対して，架橋体**6**未添加の条件や非光照射下の条件では，そのような活性低下が認められなかった．よって，マイオスタチンは架橋体**6**を用いた光酸素化処理によって不活化されたことが示された．以上のように，マイオスタチン親和性ペプチドに光酸素化

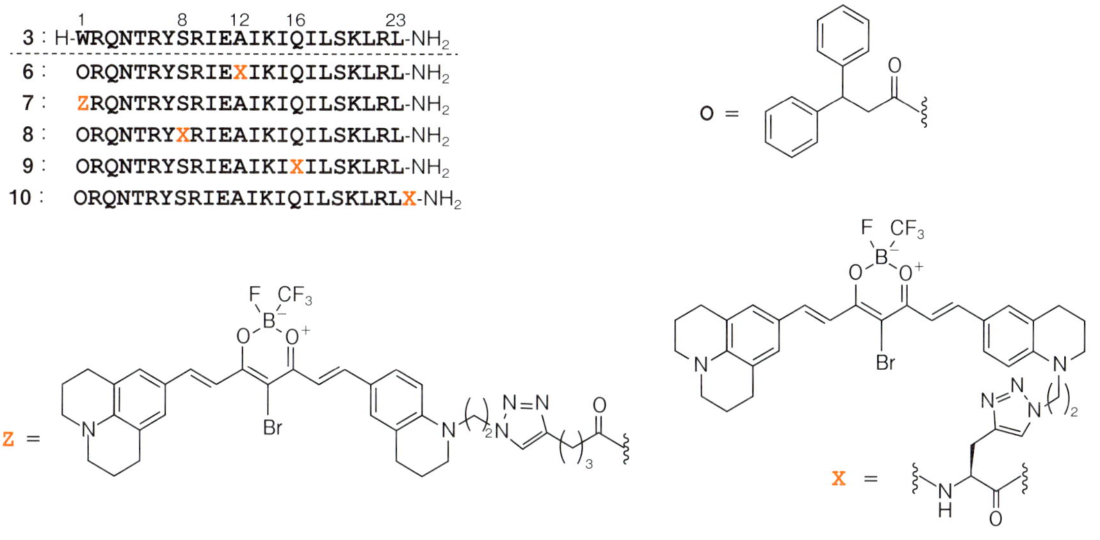

1　　8　　12　　16　　23

3：H-WRQNTRYSRIEAIKIQILSKLRL-NH₂
6：ORQNTRYSRIE**X**IKIQILSKLRL-NH₂
7：**Z**RQNTRYSRIEAIKIQILSKLRL-NH₂
8：ORQNTRY**X**RIEAIKIQILSKLRL-NH₂
9：ORQNTRYSRIEAIKI**X**ILSKLRL-NH₂
10：ORQNTRYSRIEAIKIQILSKLRL**X**-NH₂

図3　光酸素化触媒−マイオスタチン親和性 L−ペプチド架橋体

光酸素化触媒−ペプチド架橋体6〜10はそれぞれ，ペプチド3の1位（7），8位（8），12位（6），16位（9），C末端（10）に光酸素化触媒を担持している.

機能を付与することによって，マイオスタチンの光酸素化および不活化を可能とした．このような光をトリガーとしたマイオスタチン不活化法は，筋関連研究分野において有益な実験手法や新規な治療戦略を提供するだろう.

2）光酸素化触媒−ペプチド架橋体の構造最適化 [4]

光酸素化触媒−ペプチド架橋体6では，23残基マイオスタチン親和性ペプチドの12位に光酸素化触媒を導入した．ペプチドリガンドを基盤とした架橋体の合成では，アルキンの導入位置を適宜変更することによって，光触媒の導入位置を容易に変更することができる．そこで，ペプチド鎖上における光酸素化触媒の導入位置を検討した．ペプチド3のアラニンスキャンから[21]，12位に導入された架橋体6の他に，1位，8位，16位そしてC末端に導入した架橋体7〜10を合成した（**図3**）.

各種架橋体6〜10を使用してマイオスタチンの光酸素化能を比較した結果，マイオスタチンに対する光酸素化に大きな差はみられなかった．オフターゲットモデルの光酸素化についても比較したところ，アミロイドβ1-42に対する酸素化はどの架橋体でも抑えることができた．一方で，サブスタンスPに対しては，ペプチド鎖末端に光触媒を導入した架橋体7，10はある程度酸素化を起こしてしまったものの，ペプチド鎖内部に導入した架橋体6, 8, 9は酸素化をほぼ起こさなかった．これは，後者ではペプチド鎖が光触媒のオフターゲットに対する非特異的吸着を防いだためと考えられる.

各種架橋体6〜10を用いた光酸素化によるマイオスタチン不活化を比較した．どの架橋体も光酸素化によって，マイオスタチンの活性を低下させた．なかでも，16位に導入した架橋体9は最も強くマイオスタチン活性を抑制した．そのIC₅₀は2.1 nMであり，オリジナルのマイオスタチン親和性ペプチド3のIC₅₀（3.5μM）[16]と比較すると1,500倍以上の阻害効果を示した．これは，架橋体9が光酸素化によってマイオスタチンを不可逆的かつ触媒的に不活化するためと考えられる．このように従来の可逆的阻害剤に，光酸素化触媒を架橋して光酸素化能を付与することによって，より強力な阻害効果を得られることが示された.

また，各種架橋体6〜10は3μMにおいて光照射の有無にかかわらず細胞毒性を示さなかった．この濃度は，前述の架橋体9のIC₅₀（2.1 nM）の1,000倍以上であることから，本架橋体の安全濃度域の広さがうかがえる．これは，ペプチドリガンド部位によるマイオスタチン親和性と光酸素化触媒部位によるオン/オフス

1 4 8 13 16

11：H-**lrbkrwirbkiwriyw**-NH_2
12：H-**lrbkrjirbkiuriyu**-NH_2

13：**zlrbkrjirbkiuriyu**-NH_2
14：H-**lrbxrjirbkiuriyu**-NH_2
15：H-**lrbkrjixbkiuriyu**-NH_2
16：H-**lrbkrjirbkiuxiyu**-NH_2
17：H-**lrbkrjirbkiuriyux**-NH_2

b＝D-α-cyclohexylglycine
j＝3-(2-naphthyl)-D-alanine
u＝D-homophenylalanine

z ＝
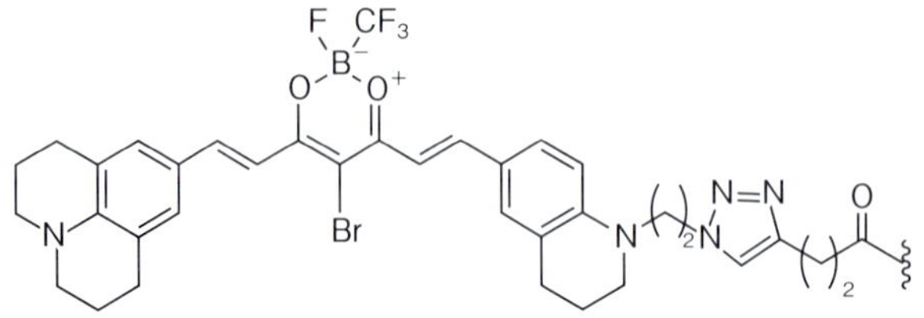

x ＝
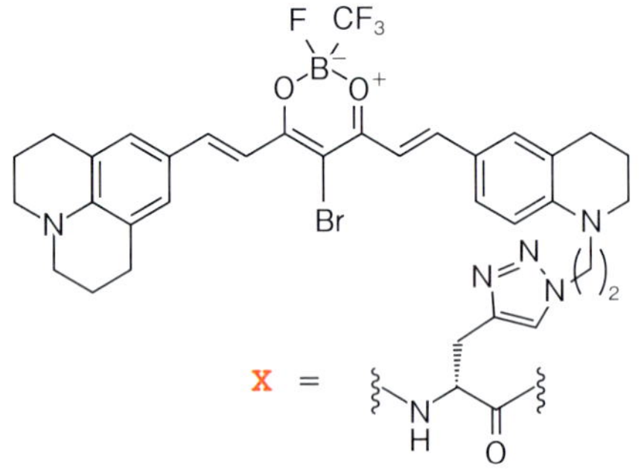

図4　光酸素化触媒-マイオスタチン親和性D-ペプチド架橋体
光酸素化触媒-ペプチド架橋体**13**～**17**はそれぞれ，ペプチド**12**のN末端（**13**），4位（**14**），8位（**15**），13位（**16**），C末端（**17**）に光酸素化触媒を担持している．

イッチ機能のコンビネーションによる高いマイオスタチン選択性に起因すると考えられる．以上のように，光酸素化触媒-ペプチド架橋体の構造最適化を経て，高マイオスタチン選択的な光酸素化を起こす架橋体を得た．このような高マイオスタチン選択的光酸素化によって，生体内のような夾雑系においても効率的にマイオスタチン活性を阻害することができると期待される．

3）生体適用性を指向して[5)]

光酸素化触媒-ペプチド架橋体**9**は優れたマイオスタチン選択的光酸素化能を示したが，生体適用を考慮した場合，リガンドペプチド部が天然型のL-アミノ酸から構成されているため，生体内でプロテアーゼによって加水分解されることが懸念される．本架橋体のマイオスタチンに対するターゲティングはこのペプチド部に依存しているため，その生体内安定性はマイオスタチン選択的光酸素化において不可欠である．

マイオスタチン親和性ペプチドに関する開発研究において，レトロインバーソペプチドの概念に基づいて[22)]，D-アミノ酸からなる16残基マイオスタチン結合ペプチド**11**も獲得している（**図4**）[23)]．このペプチドは非天然型のD-アミノ酸からなるためプロテアーゼに対して耐性を示す．そこで，ペプチド**11**をリガンド部位に採用した新たな光酸素化触媒-ペプチド架橋体の開発に着手した．

まず，D-ペプチド**11**は酸素化を起こしうるトリプトファン残基を6位，12位，16位に有しているため，ペプチド構造活性相関研究から[24)]，置換可能と予想された非天然D-アミノ酸である3-(2-ナフチル)-D-アラニンを6位に，またD-ホモフェニルアラニンを12位と16位に導入した**12**をデザイン・合成した．ペプチド**12**はマイオスタチン結合能を維持していたため，本ペプチド鎖を基盤としてN末端，4位，8位，13位，C末端に光酸素化触媒を導入した架橋体**13**～**17**を合成した（**図4**）．

架橋体**13**～**17**は，L-ペプチドをベースとした架橋体**9**と同様にマイオスタチンを光酸素化し，またオフターゲットモデルを酸素化しなかった．このようなマイオスタチン選択的な光酸素化能は，架橋体**13**～**17**が細胞実験で光毒性を示さなかったという結果からも示唆されている．

マイオスタチン不活化能を評価した結果，架橋体**13**～**17**はどれも光酸素化によってマイオスタチンを同程度に不活化した．特に，**13**のIC_{50}は0.89 nMであり，架橋体**9**（IC_{50} 2.1 nM）[4)]より高い阻害効果を示した．

最後に，キモトリプシンやトリプシンを用いてプロテアーゼに対する耐性を評価したところ，L–ペプチドからなる架橋体**9**は1時間で80％以上が分解されたのに対して，非天然であるD–アミノ酸からなる架橋体**13**は3時間後も分解が認められなかった．このように，高いマイオスタチン選択的光酸素化能と酵素分解耐性を兼ね揃えた架橋体**13**は，生体内でのマイオスタチン選択的光酸素化を実現する候補化合物と考えられる．引き続き，生体内マイオスタチン光不活化の有用性を評価していく．

おわりに

本稿では，ペプチドを基盤とした標的タンパク質光不活化法の開発研究について紹介した．一例として，マイオスタチンの光不活化を取り上げた．マイオスタチン親和性ペプチドとオン／オフスイッチ型光酸素化触媒を組合わせることによって，マイオスタチンを選択的に光酸素化および不活化することが示された．本手法では任意のリガンドを採用し，光酸素化触媒と架橋することで，任意のタンパク質を標的とすることができる．さらにはマイオスタチンのようなタンパク質のみならず，核酸や糖や脂質をはじめとするさまざまな生体分子も標的とすることができるだろう．今後，本手法の汎用性を示していきたい．

最後に，本研究を進めるにあたりご協力いただいた，東京薬科大学薬学部薬品化学教室の皆様に，この場をお借りして深謝したい．

文献

1) Dougherty TJ, et al：J Natl Cancer Inst, 90：889-905, doi:10.1093/jnci/90.12.889（1998）
2) Mitsunaga M, et al：Nat Med, 17：1685-1691, doi:10.1038/nm.2554（2011）
3) Okamoto H, et al：Chem Commun (Camb), 55：9108-9111, doi:10.1039/c9cc04368c（2019）
4) Okamoto H, et al：Org Biomol Chem, 19：199-207, doi:10.1039/d0ob02042g（2021）
5) Okamoto H, et al：RSC Med Chem, 14：386-392, doi:10.1039/d2md00425a（2023）
6) Taniguchi A, et al：Nat Chem, 8：974-982, doi:10.1038/nchem.2550（2016）
7) Ni J, et al：Chem, 4：807-820, doi:10.1016/j.chempr.2018.02.008（2018）
8) Kobayashi H, et al：Chem Rev, 110：2620-2640, doi:10.1021/cr900263j（2010）
9) McPherron AC, et al：Nature, 387：83-90, doi:10.1038/387083a0（1997）
10) Grobet L, et al：Nat Genet, 17：71-74, doi:10.1038/ng0997-71（1997）
11) Schuelke M, et al：N Engl J Med, 350：2682-2688, doi:10.1056/NEJMoa040933（2004）
12) Bogdanovich S, et al：Nature, 420：418-421, doi:10.1038/nature01154（2002）
13) Zhou X, et al：Cell, 142：531-543, doi:10.1016/j.cell.2010.07.011（2010）
14) Takayama K, et al：J Med Chem, 58：1544-1549, doi:10.1021/jm501170d（2015）
15) Takayama K, et al：ACS Med Chem Lett, 8：751-756, doi:10.1021/acsmedchemlett.7b00168（2017）
16) Takayama K, et al：ChemMedChem, 11：845-849, doi:10.1002/cmdc.201500533（2016）
17) Rostovtsev VV, et al：Angew Chem Int Ed Engl, 41：2596-2599, doi:10.1002/1521-3773(20020715)41:14<2596::AID-ANIE2596>3.0.CO;2-4（2002）
18) Tornøe CW, et al：J Org Chem, 67：3057-3064, doi:10.1021/jo011148j（2002）
19) Pattison DI, et al：Photochem Photobiol Sci, 11：38-53, doi:10.1039/c1pp05164d（2012）
20) Hinck AP：FEBS Lett, 586：1860-1870, doi:10.1016/j.febslet.2012.05.028（2012）
21) Asari T, et al：ACS Med Chem Lett, 8：113-117, doi:10.1021/acsmedchemlett.6b00420（2017）
22) Doti N, et al：Int J Mol Sci, 22：8677, doi:10.3390/ijms22168677（2021）
23) Takayama K, et al：ACS Med Chem Lett, 13：492-498, doi:10.1021/acsmedchemlett.1c00705（2022）
24) Takayama K, et al：ACS Med Chem Lett, 10：985-990, doi:10.1021/acsmedchemlett.9b00174（2019）

＜筆頭著者プロフィール＞

谷口敦彦：2009年，京都薬科大学大学院薬学研究科博士後期課程修了，博士（薬学）．同年，日本学術振興会特別研究員（PD）．'10年，医薬品医療機器総合機構審査専門員．'12年東京大学JST–ERATO金井触媒分子生命プロジェクト特任研究員．'16年，東京薬科大学薬学部講師．'20年，同准教授．現在に至る．メディシナルケミストリーおよびケミカルバイオロジー分野で生体分子を基盤とした研究に従事．

第1章 新規ペプチドの設計・合成・探索

Ⅱ. 合成・展開

6. タンパク質の機能を制御する 環状ペプチドの合成・探索

村田陽二

> さまざまな疾患に対する治療薬の開発が進められるなか，低分子医薬と高分子医薬の長所を兼ね備えた中分子医薬である環状ペプチドが注目されている．環状ペプチドの魅力の一つは，タンパク質間相互作用を阻害する活性をもちうることで，低分子医薬では標的とすることが困難とされる疾患関連タンパク質に対する薬剤開発が可能になる点にある．本稿では，創薬研究開発における環状ペプチドの合成および探索に関するいくつかの方法について概説する．また，がん治療薬として細胞間シグナルCD47-SIRPα系を阻害する環状ペプチドの開発におけるわれわれの研究成果について紹介する．

はじめに

　近年，ペプチド医薬のなかでも0.5〜2.0 kDaの中分子サイズの環状ペプチドが，低分子医薬や抗体などの高分子医薬に並ぶ創薬モダリティとして注目されている．環状ペプチドは，低分子医薬の特徴と言える低製造コスト，低免疫原性，および物性や活性の最適化を目的とした化学修飾の容易さといった利点を有している．また，抗体などの高分子医薬と類似して，環状化による立体構造の固定化と広い相互作用面を有することから，疾患にかかわるタンパク質に対して高い親和性と選択性を発揮する．これにより，これまで低分子医薬ではターゲットとされてこなかった"undruggable"な疾患に関連するタンパク質に対しても，特異的に結合し，タンパク質間相互作用（PPI）を阻害することでその機能を制御できる可能性が期待されている．また，非天然アミノ酸を多数有する環状ペプチドは，天然アミノ酸のみからなる環状ペプチドや直鎖状ペプチドに比べプロテアーゼに高い抵抗性を示し生体内での安定性が高く，高分子医薬では難しいとされる経口投与や細胞内への高い透過性も期待できる．これらのことから，低分子医薬と高分子医薬のいずれもの長所を併せもつ創薬モダリティとしてさまざまな疾患関連タンパク質に対する環状ペプチドの合成や探索がさかんに行われ，その臨床開発が進みつつある．

　本稿では，環状ペプチドライブラリーを構築し，網羅的に標的タンパク質の機能を制御しうる環状ペプチドを探索するいくつかの手法を概説するとともに，それを利用し，われわれが見出した2つの膜タンパク質であるSIRPαとCD47の相互作用を阻害する抗腫瘍剤としての環状ペプチドの開発について紹介する．

Synthesis and discovery of cyclic peptides for regulating protein functions
Yoji Murata：Division of Molecular and Cellular Signaling, Department of Biochemistry and Molecular Biology, Kobe University Graduate School of Medicine（神戸大学大学院医学研究科生化学・分子生物学講座生化学・シグナル統合学分野）

表　代表的な標的タンパク質に対する環状ペプチドの探索方法

	ファージディスプレイ法	mRNAディスプレイ法	1ビーズ1化合物ライブラリー法	分割インテインを用いた環状ライゲーション法
ペプチド合成	大腸菌による翻訳合成（主に天然アミノ酸）	無細胞翻訳系による合成（天然アミノ酸，非天然アミノ酸）	固相合成法による合成（天然アミノ酸，非天然アミノ酸）	大腸菌，酵母，哺乳動物細胞による翻訳合成（主に天然アミノ酸）
ペプチド環状化	リンカーによる化学架橋または，その他の手法	リンカーによる化学架橋または，その他の手法	リンカーによる化学架橋または，その他の手法	細胞内での分割インテインによる環状化
ライブラリーサイズ	$\sim 10^9$	$\sim 10^{12}$	$10^4 \sim 10^7$	$10^6 \sim 10^8$
スクリーニング方法	親和性選択	親和性選択	親和性選択	機能的選択（PPI阻害活性など）

1 環状ペプチドの合成と探索

特定のタンパク質に結合し，PPIを阻害する機能的な環状ペプチドを網羅的に探索するうえでは，高い多様性をもつ環状ペプチドライブラリーの構築とそのスクリーニングが必要となる．それを実現する方法として，ファージディスプレイ法[1] [2]，mRNAディスプレイ法[3] [4]，1ビーズ1化合物ライブラリー（OBOC）法[5]，分割インテインを用いた環状ライゲーション（SICLOPPS）法[6]が代表的なものとしてあげられる（**表**）．ただし，SICLOPPS法を除く他の方法では，標的タンパク質と親和性を示す環状ペプチドを取得できるが，PPI阻害活性の有無についてはさらなる絞り込みの実験が必要となる．

1）ファージディスプレイ法を用いて

個々のファージごとに異なる環状ペプチドを外殻表面に提示しているファージライブラリーを用い，標的タンパク質に結合する環状ペプチドを同定する方法となる．具体的には，ファージライブラリーから標的タンパク質に結合活性をもつファージの単離と濃縮（バイオパニング）を行い，その後，ファージゲノムのDNA解析により環状ペプチドのアミノ酸配列を決定する．さらに，PPI阻害活性をもつ環状ペプチドの取得には，スクリーニングにより得られた環状ペプチドを人工合成し，それを用い，標的タンパク質に適した実験系で絞り込みを行う必要がある．一方，多様な環状ペプチドを提示したファージライブラリーの構築は，ランダムなペプチドをコードする塩基配列をファージの外殻タンパク質の遺伝子に組み込んだファージ産生用プラスミドからなるプラスミドライブラリーを大腸

菌に形質転換することで行われる（大腸菌によりペプチドが翻訳合成される）．そのため，ファージライブラリーの多様性は形質転換効率に依存し，10^9程度となる．また，ファージ上に提示されたペプチドの環状化は，主にはリンカーを用いた化学架橋で行う[7] [8]．最近，リンカーを用いない環状化を行う方法が開発されている[2] [9]．

2）mRNAディスプレイ法を用いて

環状ペプチドとそのアミノ酸配列をコードするmRNAが物理的に紐付けられた多様な環状ペプチド-mRNA複合体からなるライブラリーから，標的タンパク質に結合活性をもつ複合体を単離・濃縮し，その塩基配列情報をもとに標的タンパク質に親和性をもつ環状ペプチドを取得する方法となる．ファージディスプレイ法と同様に，PPI阻害活性をもつ環状ペプチドの同定には，他の実験での解析が必要である．一方，このライブラリーは，多様な配列からなるmRNAライブラリー（個々のmRNAの3′末端に翻訳合成されるペプチドとの結合に必要なピューロマイシンが付加されている）を無細胞翻訳系で翻訳し，その後，主にリンカーを用い合成されたペプチドを環状化することで構築される[7] [8]．この方法では，ライブラリーの多様性は10^{12}以上となる．また，東京大学の菅教授らの研究グループが開発したRaPID（Random non-standard Peptide Integrated Discovery）法[4] [10]では，無細胞翻訳系で人工リボザイム（フレキシザイム）を用いることにより，D-アミノ酸，N-メチルアミノ酸，β-アミノ酸などの非天然アミノ酸を含むペプチド-mRNA複合体の翻訳合成を可能としている．さらに，非天然アミノ酸を利用し翻訳後にすみやかにリンカーなしで

ペプチドの環状化が誘導でき，天然および非天然アミノ酸からなる高多様性な環状ペプチド-mRNA複合体ライブラリーの迅速な構築と環状ペプチドの探索が可能である．

3）OBOC法を用いて

環状ペプチド樹脂ビーズライブラリー（個々の樹脂ビーズごとに異なる一種類の環状ペプチドが結合）から，標的タンパク質に結合するビーズを単離し，ビーズ上の環状ペプチドのアミノ酸配列を質量分析法などを用い決定することで，標的タンパク質に結合活性をもつ環状ペプチドを同定する方法となる．前述した2つの方法と同様に，PPI阻害活性については，他の実験での解析が必要となる．また，ライブラリーの作製は，スプリットアンドプール法が用いられる．この方法では，異なるアミノ酸が固定化された樹脂ビーズを複数のグループに分け，各グループに異なるアミノ酸を結合させる．その後，樹脂ビーズを再度混合・分割して異なるアミノ酸を結合させる，というプロセスをくり返し，ペプチドの環状化反応[7) 8)]を行うことで，多様な環状ペプチドが固相化されたビーズからなるライブラリーが作製される．さらに，固相合成法によりペプチドを人工的に合成することから，非天然アミノ酸を含む環状ペプチドライブラリーの構築も可能である．一方，ビーズを用いたスクリーニングであることから，一回の実験で探索できるライブラリーサイズは$10^4 \sim 10^7$程度となる．

4）SICLOPPS法を用いて

インテインとよばれる自己性切断活性をもつタンパク質を利用し，大腸菌，酵母，哺乳動物細胞などの細胞内で環状ペプチドを合成し，同時にPPI阻害活性の有無をレポーターアッセイなどで評価することで，PPI阻害活性をもつ環状ペプチドを迅速に取得する方法である．具体的には，ランダムなペプチド（通常5〜6アミノ酸程度）をコードするDNA配列をインテインのC末端領域とN末端領域の間に挿入した発現ベクターライブラリー（多様性は$10^6 \sim 10^8$程度となる）を構築する．その後，大腸菌，酵母，哺乳動物細胞に発現ベクターライブラリーを導入し，レポーターアッセイにより陽性となった細胞から発現ベクターを回収し，DNA配列を解析することでPPI阻害活性をもつ環状ペプチドのアミノ酸配列を決定する（ただし，PPI阻害活性の有無を評価できるレポーターアッセイ系を事前に細胞に組み込む必要がある）．このSICLOPPS法の最大のメリットは，標的タンパク質に対してPPI阻害など機能的に作用する環状ペプチドの探索が容易にできる点にある．

前述した探索法以外に，DNAエンコードライブラリー法（DEL法）[11)]，*in silico*で標的タンパク質に結合しPPIを阻害する環状ペプチドをデザインする方法[12) 〜 14)]などもある．

2 細胞間シグナルCD47-SIRPα系とその阻害による抗腫瘍効果

われわれは，これまで細胞間シグナルCD47-SIRPα系を標的とした薬剤開発研究を進めてきた．SIRPα（signal regulatory protein alpha）は，細胞外領域に3つの免疫グロブリン様構造をもつ1回膜貫通型タンパク質であり，単球，マクロファージ，樹状細胞，好中球などの骨髄系細胞や神経細胞に高い発現を示す[15)]（図1A）．一方，CD47は5回膜貫通型タンパク質であり，細胞外領域に1つの免疫グロブリン様構造をもち（図1A），ほぼすべての細胞に発現が認められる．SIRPαとCD47は互いのN末端の免疫グロブリン様領域（Ig-V領域）を介して結合し，双方向性に細胞間シグナル伝達を担う．われわれを含め，国内外の研究者によりCD47-SIRPαシグナル系の機能解析が精力的に行われており，その機能の一つとして，がん細胞に対するマクロファージの貪食活性を抑制的に制御し，がん細胞の増殖，生存を助けるシグナル系として作用することが明らかとなり（図1A）[15) 16)]，CD47-SIRPαシグナル系ががんの創薬ターゲットとして注目されている．実際，急性骨髄性白血病細胞などの多数のがん細胞においてCD47の高発現が認められ，その発現量が予後と逆相関することが見出された[17) 18)]．一方で，CD47とSIRPαの結合を阻害する抗CD47抗体や組換えタンパク質が，がん細胞を標的とするリツキシマブ（抗CD20抗体），ハーセプチン（抗ERBB2抗体）などの抗体によるマクロファージの抗体依存性細胞貪食（抗体によりオプソニン化された細胞をマクロファージが貪食する）を高め，これら抗体医薬の抗腫瘍効果を増強させることが示された（図1B）[19) 〜 21)]．加えて，わ

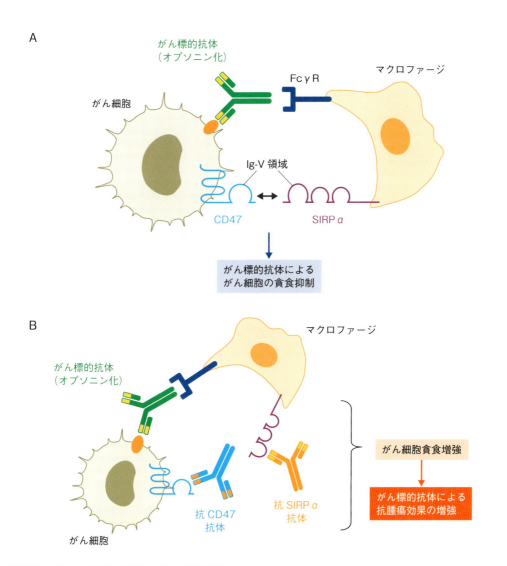

図1 細胞間シグナル CD47-SIRPα系とその機能
A）細胞間シグナル CD47-SIRPα系によるマクロファージのがん細胞に対する抗体依存性細胞貪食の抑制．B）CD47 と SIRPα の結合阻害によるマクロファージのがん細胞に対する抗体依存性細胞貪食の増強．

れわれは，CD47-SIRPα結合を阻害する抗SIRPα抗体が，リツキシマブによるヒトBリンパ腫Raji細胞に対するマクロファージの抗体依存性貪食を増強し，Raji細胞を用いたゼノグラフトマウスモデルにおいて，リツキシマブの抗腫瘍効果を高めることを明らかにした（**図1B**）[22)][23)]．すなわち，CD47とSIRPαの結合を阻害する薬剤が，抗腫瘍剤として利用できる可能性が示唆され，CD47-SIRPα結合を阻害する抗体や組換えタンパク質の臨床研究開発が進みつつある．

3 CD47-SIRPα結合を阻害する SIRPα結合環状ペプチドの探索と阻害機構

われわれの研究グループでは，CD47とSIRPαの結合を阻害する抗体とは異なる新たな創薬モダリティとして中分子環状ペプチドに着目し，前述したRaPID法を用いSIRPα結合環状ペプチドの創出を進めてきた．CD47とSIRPαの結合阻害を目的に，マウスSIRPαのIg-V領域（SIRPα-Ig-V）に特異的に結合する環状ペ

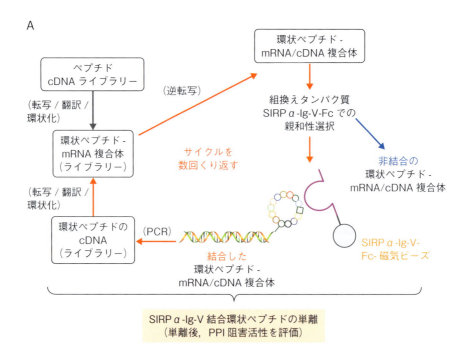

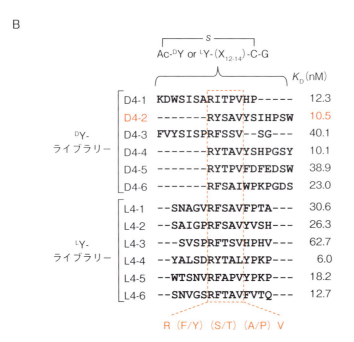

図2 マウスSIRPα結合環状ペプチドの探索
A) RaPID法によるマウスSIRPα-Ig-V領域に結合する環状ペプチドのスクリーニング．B) 2種のライブラリーから単離したマウスSIRPα-Ig-V領域に結合する環状ペプチド．^{D}Tyrライブラリー：クロロアセチル-D-Tyrを用い作製されたライブラリー．^{L}Tyrライブラリー：クロロアセチル-L-Tyrを用い作製されたライブラリー．

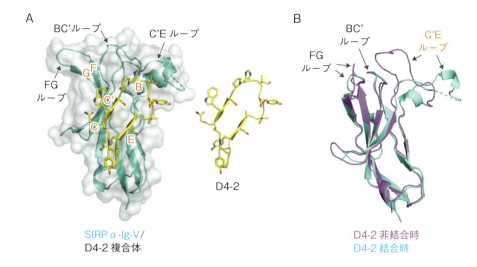

図3 マウスSIRPαとD4-2の複合体のX線結晶構造解析
A) マウスSIRPα-Ig-V領域とD4-2の複合体立体構造. B) D4-2結合時 (水色) と非結合時 (マゼンタ) におけるマウスSIRPα-Ig-V領域の立体構造比較.

プチドを2種類の異なる環状ペプチド-mRNA複合体ライブラリーからスクリーニング (親和性選択) し, 結合活性を有する12種類の環状ペプチド (K_D = 6.0〜62.7 nM) を単離した (図2)[24]. D4-3環状ペプチドを除くすべての環状ペプチドは, 細胞表面に発現するSIRPαと組換えCD47タンパク質 (ヒトIgGのFc領域とCD47のIg-Vドメインを融合した組換えタンパク質) の結合を阻害する活性を示した. そのなかの1つであるD4-2 (K_D = 10.5 nM) は, SIRPαとCD47の結合に対して50%結合阻害濃度 (IC_{50}) 180 nMを示した. また, マウスSIRPαと高いアミノ酸配列の相同性を有するファミリー分子であるマウスSIRPβ (Ig-V領域の相同性：78％) に対しては, D4-2はほとんど結合しなかった. これにより, RaPID法を用いることで, CD47-SIRPα結合を阻害する高親和性かつ高特異性を有する環状ペプチドの取得が可能であることが示された.

さらに, D4-2とマウスSIRPα-Ig-V領域との複合体X線結晶構造解析から, D4-2とSIRPαとの結合様式, D4-2によるSIRPαとCD47の結合の阻害機構が明らかとなった[24]. D4-2は, SIRPαと広い相互作用面 (976.5 Å^2) をもち, SIRPαの2つのβストランド (C'とEストランド) と分子間で反平行βシートを形成し (図3A), 22の水素結合, 4つの塩橋, 2つの疎水性相互作用によって結合していた. 興味深いことに,

単離された12種類の環状ペプチドには, Arg (Phe/Tyr) (Ser/Thr) (Ala/Pro) Valという共通のアミノ酸モチーフが認められ (図2B), このモチーフのArgが4つの水素結合と4つの塩橋を介してSIRPαと結合していた. さらに, ヒトSIRPαとヒトCD47の複合体の立体構造情報 (PDB：2JJT) から, マウスSIRPαのBCループ, C'Eループ, およびFGループがCD47との主要な結合面を形成すると考えられている. D4-2が結合したマウスSIRPα-Ig-V領域と非結合時のものと比較すると, 特にC'Eループの立体構造が両者間で大きく異なっていた (図3B). また, 生化学的な in vitro での解析から, D4-2がSIRPαのCD47に対する結合親和性と最大結合容量を著しく低下させることが確認された. すなわち, D4-2はSIRPαとCD47の結合面に直接相互作用して両者の結合を拮抗的に阻害するのではなく, C'Eループの立体構造を変化させ, CD47との結合面の構造を崩すことで, いわゆるアロステリックに両者の結合を阻害していると考えられた.

4 CD47-SIRPα結合を阻害するSIRPα結合環状ペプチドの抗腫瘍剤としての可能性

前述のように, CD47とSIRPαの結合阻害は, がん

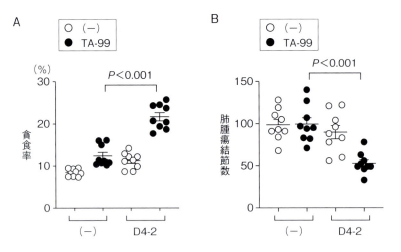

図4　SIRPα結合環状ペプチドの抗腫瘍剤としての可能性
A）D4-2によるTA-99（抗gp75抗体）依存性のマウスメラノーマ細胞に対するマクロファージの貪食活性の増強．
B）マウスメラノーマ肺転移モデルでのD4-2によるTA-99依存性の抗腫瘍効果の増強．

細胞に対するマクロファージの抗体依存性細胞貪食活性を高め，抗CD20抗体などのがん細胞を標的とする抗体による抗腫瘍効果を増強する．そこで，D4-2を用いてCD47-SIRPα結合を阻害する環状ペプチドのがん治療における薬剤モダリティとしての可能性を検証した．D4-2は，マウス骨髄由来マクロファージを用いた実験において，マウスメラノーマB16BL6細胞に対するTA-99（抗gp75抗体）およびヒトRaji細胞に対する抗CD20抗体を介した抗体依存性細胞貪食を増強する効果を示した（図4A）．さらに，B16BL6細胞を用いたマウスメラノーマ肺転移モデルにおいては，D4-2がTA-99による肺腫瘍結節の形成抑制効果を増強することが明らかとなり（図4B），Raji細胞のゼノグラフトマウスモデルにおいても，抗CD20抗体による腫瘍形成抑制効果を高めることが確認された[24]．これらの結果は，SIRPα結合環状ペプチドが，新たながん治療の薬剤モダリティとして利用できる可能性を示唆している．現在，われわれは臨床応用に向けたヒトSIRPαを標的とする環状ペプチドの開発を進めている．

おわりに

概説した代表的な環状ペプチドの探索手法などを通じて，近年，創薬シーズとして多くの環状ペプチドが創出されつつある．一方で，臨床試験中，あるいは承認された環状ペプチドの数は，低分子医薬や高分子医薬と比較して依然として限られている．環状ペプチドのさらなる活用のためには，生体内安定性や細胞膜透過性の改善，急速な腎クリアランスからの回避，経口バイオアベイラビリティーの向上が求められている．今後，期待されている特性を最大限に活かした実用的な環状ペプチド医薬品の開発に向け，環状ペプチドの合成（ライブラリー作製を含め）および探索技術のさらなる発展に加え，これらの課題を克服するための関連研究の進展が期待される．

文献

1）Heinis C & Winter G：Curr Opin Chem Biol, 26：89-98, doi:10.1016/j.cbpa.2015.02.008（2015）
2）Owens AE, et al：ACS Cent Sci, 6：368-381, doi:10.1021/acscentsci.9b00927（2020）
3）Huang Y, et al：Chem Rev, 119：10360-10391, doi:10.1021/acs.chemrev.8b00430（2019）
4）Peacock H & Suga H：Trends Pharmacol Sci, 42：385-397, doi:10.1016/j.tips.2021.02.004（2021）
5）Qian Z, et al：Methods Mol Biol, 1248：39-53, doi:10.1007/978-1-4939-2020-4_3（2015）
6）Tavassoli A：Curr Opin Chem Biol, 38：30-35, doi:10.1016/j.cbpa.2017.02.016（2017）
7）Shinbara K, et al：Front Chem, 8：447, doi:10.3389/fchem.2020.00447（2020）
8）Bechtler C & Lamers C：RSC Med Chem, 12：1325-1351, doi:10.1039/d1md00083g（2021）
9）Ekanayake AI, et al：J Am Chem Soc, 143：5497-5507, doi:10.1021/jacs.1c01186（2021）

10) Yamagishi Y, et al：Chem Biol, 18：1562-1570, doi:10.1016/j.chembiol.2011.09.013（2011）

11) Neri D & Lerner RA：Annu Rev Biochem, 87：479-502, doi:10.1146/annurev-biochem-062917-012550（2018）

12) Kosugi T & Ohue M：Int J Mol Sci, 24：13257, doi:10.3390/ijms241713257（2023）

13) Li X, et al：J Med Chem, 65：11913-11926, doi:10.1021/acs.jmedchem.2c01077（2022）

14) Santini BL & Zacharias M：Front Chem, 8：573259, doi:10.3389/fchem.2020.573259（2020）

15) Murata Y, et al：Cancer Sci, 109：2349-2357, doi:10.1111/cas.13663（2018）

16) Logtenberg MEW, et al：Immunity, 52：742-752, doi:10.1016/j.immuni.2020.04.011（2020）

17) Jaiswal S, et al：Cell, 138：271-285, doi:10.1016/j.cell.2009.05.046（2009）

18) Zhang W, et al：Front Immunol, 11：18, doi:10.3389/fimmu.2020.00018（2020）

19) Chao MP, et al：Cell, 142：699-713, doi:10.1016/j.cell.2010.07.044（2010）

20) Weiskopf K, et al：Science, 341：88-91, doi:10.1126/science.1238856（2013）

21) Matlung HL, et al：Immunol Rev, 276：145-164, doi:10.1111/imr.12527（2017）

22) Yanagita T, et al：JCI Insight, 2：e89140, doi:10.1172/jci.insight.89140（2017）

23) Murata Y, et al：Cancer Sci, 109：1300-1308, doi:10.1111/cas.13548（2018）

24) Hazama D, et al：Cell Chem Biol, 27：1181-1191.e7, doi:10.1016/j.chembiol.2020.06.008（2020）

＜著者プロフィール＞

村田陽二：2000年，大阪大学大学院医学系研究科博士課程修了．ポスドク後，'05年から群馬大学生体調節研究所助手・助教，'10年から神戸大学大学院医学研究科助教，'12年から同准教授（現職）．タンパク質チロシンリン酸化シグナル系の生理的役割と病態との関連に関心をもち，特に細胞間シグナル CD47-SIRP α 系に着目し解析を行うとともに，その研究成果を薬剤開発へとつなげる研究を行っている．

第1章　新規ペプチドの設計・合成・探索

Ⅱ. 合成・展開

7. 均一糖鎖構造をもつ糖タンパク質の精密合成と機能解析

平尾宏太郎，真木勇太，梶原康宏

タンパク質への糖鎖付加は重要な翻訳後修飾であり，タンパク質の安定性や生理活性の制御を担う．しかし，生体試料や遺伝子技術により得られる糖タンパク質は糖鎖構造が不均一な混合物であり，糖鎖の機能を分子レベルで解析することは困難である．これらの背景から，われわれは，化学合成を基盤とすることで，均一な糖鎖構造をもつ糖タンパク質を精密に合成し，糖タンパク質の詳細な機能解析を進めてきた．本稿では，糖タンパク質エリスロポエチンおよびインターロイキン-6の化学合成とその生理活性評価を紹介する．

はじめに

　タンパク質の糖鎖付加はタンパク質の機能調節を担う翻訳後修飾の1つであり，およそ50％以上のタンパク質が糖鎖修飾を受ける[1]．そのため，多くのタンパク質は糖タンパク質として存在し，多様な生命現象にかかわる．翻訳後修飾糖鎖は構造多様性に富み，糖鎖付加部位の違いによりアスパラギン側鎖に付加されるN-結合型糖鎖とセリン／トレオニン側鎖に付加されるO-結合型糖鎖に大別される．そのなかでもN-結合型

糖鎖は生体内の糖タンパク質に広くみられる糖鎖構造である．

　近年，N-結合型糖鎖はタンパク質の機能調節や血中安定性の向上など多様な機能が報告されており，糖タンパク質の製剤への応用が検討されてきた．例えば，腎性貧血症治療薬であるエリスロポエチン（EPO）は複数のN-結合型糖鎖を有し，酸性糖鎖であるシアル酸を有する分枝鎖の本数の増加に伴い赤血球造血活性が増加する．また，免疫応答の調節を担うインターフェロン-βは糖鎖の付加により，血中寿命の増加や抗ウ

［略語］
CNX：Calnexin（カルネキシン）
CRT：Calreticulin（カルレティキュリン）
EPO：Erythropoietin（エリスロポエチン）
IgG：Immunoglobulin G（免疫グロブリンG）
IL：Interleukin（インターロイキン）

NCL：native chemical ligation（ネイティブケミカルライゲーション）
TCL：thioacid capture ligation（チオアシッドキャプチャーライゲーション）

Precise synthesis of homogeneous glycoproteins : Advancing functional analysis
Kohtaro Hirao/Yuta Maki/Yasuhiro Kajihara : Department of Chemistry, Graduate School of Science, Osaka University/Forefront Research Center, Graduate School of Science, Osaka University（大阪大学大学院理学研究科化学専攻／大阪大学大学院理学研究科附属フォアフロント研究センター）

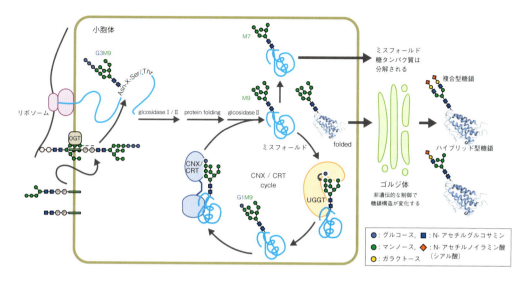

図1　糖タンパク質の生合成経路
糖タンパク質の生合成は小胞体で行われる．リボソームにより生合成されたペプチド上のN結合型糖鎖付加部位にハイマンノース型糖鎖（G3M9）が付加される．その後，糖鎖末端のグルコースが除去され，CNX/CRTが糖タンパク質の立体構造を認識し正しい構造への折り畳みを制御する．立体構造が正しく折り畳まれた糖タンパク質はゴルジ体へ輸送され，さらなる酵素反応により，糖鎖構造が多様化する（文献16をもとに作成）．

イルス活性の向上が知られている．バイオ医薬品で広く利用されるIgG型抗体においてもN-結合型糖鎖をもち，抗体の安定性の増加や抗原性の低下などに寄与する．現在，製剤として利用される糖タンパク質は，哺乳類細胞の発現系を用いて調製される[2]．そのため，糖タンパク質の高い製造コストや，安定的で効率的な供給は課題となっている．また，発現系を用いた生物学的なアプローチでは，糖タンパク質の生合成後に行われる非遺伝的な糖鎖構造の変換により糖鎖構造の制御が困難であり，糖鎖構造が不均一な混合物として糖タンパク質が得られる．そのため，バイオシミラー※（バイオ後続品）に基づいた糖タンパク質の製造においても注意が払われている．

このようななか，われわれの研究室を含め世界中で化学合成を基盤として均一な糖鎖構造を有する糖タンパク質の合成が展開されてきた．有機合成を基盤とした化学的なアプローチは，天然構造の糖タンパク質だけでなく，アミノ酸や糖鎖構造を自在に組換えた非天然構造の糖タンパク質の供給を可能にする．そのため，糖タンパク質上の糖鎖機能について，その分子構造に基づいた詳細な解析を可能とする．さらに，糖鎖付加によるタンパク質の機能調節や機能付与は，新たな糖タンパク質デザインへの展開が期待できる．本稿では，糖タンパク質の化学合成について一般的な方法論と，われわれの研究成果を紹介する．

1 N-結合型糖鎖の生合成

糖タンパク質の生合成経路を示す（**図1**）．小胞体内でタンパク質が生合成される際に，糖転移酵素がタンパク質上の糖鎖付加部位に対して糖鎖を付加することで糖タンパク質が生合成される．N-結合型糖鎖では，コンセンサス配列（Asn-X-Ser/Thr，X ≠ Pro，Asn = アスパラギン，Ser = セリン，Thr = トレオニン，Pro = プロリン）に位置するアスパラギン側鎖に対し，ハイマンノース型糖鎖（G3M9）が付加される．生合成された糖タンパク質は，正しい立体構造を形成した後，N-結合型糖鎖の末端グルコースが順次除去される．その後，糖タンパク質はレクチン様分子シャペ

> ※ **バイオシミラー**
> 先行バイオ医薬品と同等または同質の品質と安全性，有効性が確認された後発バイオ医薬品．生物由来のため，製造過程の違いにより先行薬と同一性を示すことが困難である．

ロンであるカルネキシン（CNX）あるいはカルレティキュリン（CRT）による品質管理を受ける．すなわち，立体構造が正しく折り畳まれているものはゴルジ体へ輸送される一方で，ミスフォールドした糖タンパク質は，グルコース転移酵素（UGGT：UDP-glucose glycoprotein transferase）によってN-結合型糖鎖の末端にグルコースが付加され，CNX/CRTによって糖タンパク質は正しい立体構造に折り畳まれる．この過程で正しい立体構造を形成できなかった糖タンパク質はプロテアソーム系によって分解される．正しく立体構造が折り畳まれた糖タンパク質は，ゴルジ体でさまざまな酵素が順次反応し，糖鎖構造が変化し多様化する．その結果として，N-結合型糖鎖はハイマンノース型に加え，シアル酸を糖鎖末端に有する複合型や，それらの複合的な構造を有するハイブリッド型糖鎖へと糖鎖構造が変化する．この際，同時にセリン，トレオニン側鎖に対するO-結合型糖鎖の付加も行われる．

② 糖タンパク質の合成戦略

糖タンパク質の化学合成はこれまでに数多くのグループによって報告されてきた．1998年にBockらは糖鎖の還元末端が側鎖に付加したアスパラギン残基をペプチド固相合成に用いて，他のフラグメントとの連結により糖タンパク質を合成した[4]．1990年にはLansburyらはペプチドの糖鎖導入部位のカルボキシル基を選択的に遊離させた後，グリコシルアミンと縮合することで，液相および固相条件で応用可能な糖タンパク質の合成を報告した[5]．また，1998年に山本らはオキサゾリン骨格を有する糖鎖を酵素反応によってペプチド上のN-アセチルグルコサミンへ結合させる糖タンパク質合成法を報告した[6]．その後も，正田，Wang，Fairbanks，Davisらのグループによってさまざまな糖タンパク質の合成が報告されている．

梶原らは糖鎖アスパラギンを鶏卵から量的供給し，ペプチド固相合成へ応用することで，数多くの糖タンパク質の合成を達成してきた．鶏卵から抽出したシアリル糖ペプチドを酵素消化し，化学反応によって保護基を導入することで極性を変化させ，容易にシアリル糖鎖アスパラギンをグラムスケールで供給する方法を確立した．また，彼らは，酵素を利用し，単離した糖鎖アスパラギンの糖鎖構造を24種類の異なる構造へ誘導することに成功した[7]．これにより糖鎖アスパラギンの供給法を確立するとともに，糖タンパク質の化学合成および機能評価が検討できるようになった．

③ エリスロポエチンの精密合成

エリスロポエチン（EPO）は，腎臓で生産される糖タンパク質ホルモンであり，赤血球産生を制御する．EPOは，165残基（または166残基）のアミノ酸からなり，腎臓で産生されて血中へと分泌される．また，EPOは主に赤血球前駆細胞上のEPO受容体に結合し，JAK-2（Janus kinase 2）による受容体のリン酸化後，STAT 5（signal transducers and activator of transcription- 5）経路によりシグナル伝達が起こることで赤血球産生が促進される．

EPOは主にチャイニーズハムスター卵巣細胞などの哺乳類細胞を用いて発現し，貧血治療薬として用いられている．天然構造のEPOは，24，38，83番目のアスパラギン残基（N24，N38，N83）にN結合型糖鎖が付加され，糖タンパク質の安定性の向上や，肝臓や腎臓での分解の回避による血中寿命の増加などさまざまな機能が発現することが知られている．また，それらN-結合型糖鎖の構造は，糖鎖末端にシアル酸を有する複合型構造である．先述したように，発現系により得られる糖タンパク質の糖鎖構造は不均一である．また，発現した糖タンパク質から糖鎖構造が単一の純粋な糖タンパク質を単離することは困難である．そのため，発現系による糖タンパク質合成では，糖タンパク質上の糖鎖機能について分子レベルで評価することは難しい．これらの背景から梶原らのグループは，単一構造の糖鎖をもつEPOの化学合成を検討し，糖鎖結合部位を可変したさまざまな高純度EPOを得ることに成功した（図2）．そして合成したEPOを用いて，タンパク質上の糖鎖の有無や付加部位がEPOの生理活性や物性に与える影響を評価した．具体的には，単離した糖鎖誘導体を用いたシアリル糖ペプチド合成を基盤として，糖ペプチドのセグメントのライゲーションによってEPOの全体構造を構築することとした．

梶原らは166個のアミノ酸からなるEPOポリペプチドを6つのセグメントに分割し，各セグメントを順次

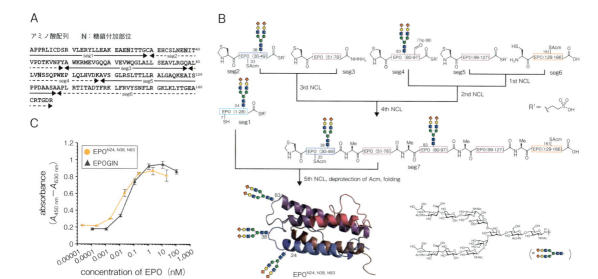

図2 EPOの化学合成と機能評価
A) EPOのアミノ酸配列．EPOのアミノ酸配列で，N24，N38，N83にN結合型糖鎖付加部位をもつ．B) EPOの合成．N-結合型糖鎖を有するEPOの全長構造は，ペプチド固相合成により調製した6つのセグメントを，NCLにより順次連結することで構築した．C) 合成EPOの機能評価．合成したEPOと市販のEPO（EPOGIN）の細胞増殖活性評価の結果，合成したEPOは市販のEPOと同等の生理活性を示すことが確かめられた．通常，EPOの糖鎖構造が三-四分枝構造であることが活性に重要であることが知られているが，合成に用いた二分枝構造の糖鎖でも高純度であれば十分な活性を有することをはじめて明らかにした（Cのグラフは文献12より引用）．

連結することでEPOを合成した（**図2A，B**）[8]．ペプチドセグメントの合成では，ペプチドライゲーションに用いるペプチドチオエステルを短工程で調製可能なBoc固相合成法を用いた．この際，独自に安全性の高い条件にBoc法を改良した[9]．そして，得られたペプチドセグメントをネイティブケミカルライゲーション（NCL）反応[10]により順次連結することで全長糖ポリペプチドを得ることとした（**図2B**）．すなわち，セグメント5と6をNCLにより連結した後，N末端のチアゾリジンをシステイン（Cys）へと変換した．さらに，セグメント4との2nd NCLおよびN末端チアゾリジンのシステインへの変換を行った．これらのプロセスを，セグメント1～3に対してくり返すことで，すべてのセグメントを連結し，EPOの全長構造を構築した．続いて，合成したEPOのフォールディングを検討した．EPOは2組のジスルフィド結合（Cys7-Cys161，Cys29-Cys33）を有する．これらの結合形成のために，まず8Mグアニジンを含んだ緩衝液に合成したポリペプチド鎖を溶解し，ペプチド鎖を変性させた．その後，酸化還元試薬のシステイン-シスチンを含む3Mグア

ニジン溶液を用いて透析することでジスルフィド結合を形成させた．さらに段階的に外液中のグアニジン濃度を下げることで，EPOの正しい立体構造を構築した．フォールディングした構造は，ペプチド消化や高速液体クロマトグラフィー，質量分析などを用いて解析した．また，3カ所の糖鎖付加部位に対して位置選択的に糖鎖が欠損したEPOをあわせて合成し，これらのEPOのフォールディングを検討したところ，特にN38部位の糖鎖欠損EPOでの収率が低下したことから，N38部位の糖鎖が効率的なフォールディングに重要であることが示唆された．次に，合成したEPO N24，N38，N83と市販のEPO（EPOGIN）を用いて in vitro での細胞増殖活性（**図2C**）を調べたところ，これまでの報告と同じように，糖鎖分枝の少ないEPO N24，N38，N83の方が市販品よりも高い活性を示した．これは，糖鎖の立体障害や，糖鎖末端のシアル酸の負電荷によるレセプターとの反発によるためと考えられる[11]．また，合成したEPOを用いて in vivo での赤血球造血誘導活性を調べたところ，3本の二分枝糖鎖をもつEPO N24，N38，N83の活性が最も高く，糖鎖の

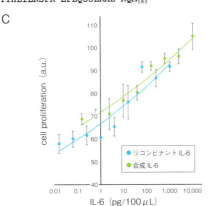
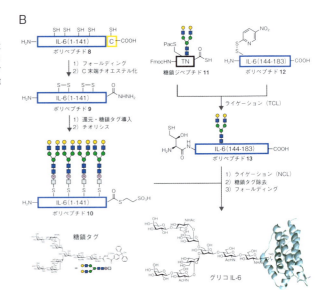

図3 グリコIL-6の合成と機能評価
A) IL-6のアミノ酸配列．IL-6のアミノ酸配列で，N44とN143にN-結合型糖鎖付加部位をもつ．本合成ではN143に糖鎖を導入した．B) グリコIL-6の合成．N-結合型糖鎖を有するIL-6の全長構造は，大腸菌発現により調製した2つのポリペプチドと化学合成した糖鎖ジペプチドを順次連結し合成した．C) 合成グリコIL-6の機能評価．合成したIL-6と市販のIL-6の細胞増殖活性評価の結果，合成したIL-6は市販のIL-6と同等の生理活性を示すことが確かめられた．N143に糖鎖を有するIL-6の単離や生理機能は報告がないため，本研究により生理活性を有する新たなIL-6の発見に至った（Cのグラフは文献14をもとに作成）．

本数や付加位置によってEPOの赤血球造血活性が変化することが観測された[12]．天然のEPOは四分枝糖鎖の割合が高く，生理活性発現には三-四分枝の糖鎖が必須であると考えられていた．しかし，われわれの研究により二分枝糖鎖でも高純度であれば市販品と同程度の活性を示すことをはじめて明らかにした．以上のように，糖鎖構造まで均一な糖タンパク質を精密に化学合成することで，糖鎖付加の寄与を分子レベルで明らかとすることができた[12]．

4 グリコインターロイキン-6の精密合成

インターロイキン-6（IL-6）は183残基からなるタンパク質で，T細胞やB細胞，単球，マクロファージなどさまざまな細胞により分泌され，免疫反応や炎症制御，細胞増殖など幅広い生理機能にかかわる．IL-6が細胞膜上の受容体に結合し，JAKキナーゼによる受容体のリン酸化が起こり，STAT3経路によりシグナル伝達が起こる．IL-6はコンセンサス配列に位置するアスパラギンが2カ所（N44，N143）存在し，天然や発現系ではN44に糖鎖が付加した糖タンパク質がみられる．ILなどの糖タンパク質は，生体内では血清中の存在量が0～0.5 pg/mLとごく微量であるため，糖タンパク質を単離し，糖鎖修飾位置や糖鎖構造を機能解析することは困難をきわめる[13]．一方で，糖鎖修飾位置やその構造の違いによって，強力な生理活性を有する可能性があり，これらの糖タンパク質の機能を精密に調べることは，糖鎖機能の学術的な理解のみならず新たなタンパク質デザインへつながると考えている．

合成標的としてはN143残基のコンセンサス配列に糖鎖をもつIL-6が着目された．PDB（protein data bank）のX線結晶構造解析では，糖鎖を有さないIL-6のN143はα-ヘリックス中に存在し，その側鎖がタンパク質構造の内側に配向する．そのため，N143への糖鎖付加は，IL-6の立体構造の変化を起こすと考えた．そこで，糖鎖付加によるN143側鎖の配向性や生理機能への影響を明らかにするため，N143に糖鎖を導入し

たグリコIL-6を合成し，その生理機能が評価された[14]．

その化学合成では，まずグリコIL-6をポリペプチドおよび糖鎖ジペプチドのフラグメントに分割し，化学合成と大腸菌発現系を組合わせることで，迅速なグリコIL-6の合成をめざした（**図3**）．はじめにN末端ポリペプチド**8**をC末端にシステインを有する142残基のポリペプチドとして大腸菌発現により調製した後，そのC末端のシステイン選択的なチオエステル化を検討した（**図3B**）．ポリペプチド**8**は4つのシステイン（Cys43，Cys49，Cys72，Cys82）とC末端のシステインを有する．この合成では，天然構造のジスルフィド結合（Cys43-Cys49，Cys72-Cys82）を参考に，ポリペプチド**8**のフォールディング後，C末端システイン選択的なチオエステル化を経てポリペプチド**9**を得た[15]．続いて，ポリペプチド**9**に対しジスルフィド結合の還元後，親水性の糖鎖タグを導入してポリペプチド**10**へ誘導した．本合成で用いた糖鎖タグは，システイン側鎖に選択的に導入可能であり，多数のヒドロキシル基を有する中性かつ高親水性に加え，その分枝構造による立体障害が凝集体の形成や反応性の維持に寄与する．また，別途化学合成した糖鎖ジペプチド**11**と大腸菌発現で得たポリペプチド**12**をthioacid capture ligation（TCL）反応で連結し，糖鎖ポリペプチド**13**へ誘導した．その後，ポリペプチド**10**とのNCLにより，グリコIL-6の全長の構築を達成した．そして，グリコIL-6の保護基の除去およびフォールディング後に生理活性が評価された．また，合成したグリコIL-6と糖鎖をもたないIL-6（リコンビナントIL-6）を用いて，ヒト骨髄赤白血病細胞の細胞増殖活性を比較した（**図3C**）．その結果，合成したグリコIL-6は市販のIL-6と同程度の細胞増殖活性を示すことが確認された．これまでにN143に糖鎖が付加したIL-6は生体内からの単離報告がなく，本研究を通して，生理活性を有する潜在的なIL-6の発見に至った．また，MD（分子動力学）シミュレーション解析により，N143の糖鎖付加により，その周辺のタンパク質の構造変化，ならびにタンパク質構造外側への糖鎖の提示が示唆された．一般的なX線結晶構造解析では，糖鎖が結晶化を阻害するため，糖鎖を削除したサンプルが用いられる．また，糖タンパク質が結晶化したとしてもその表面の糖鎖は多様な配置をとるため，X線結晶解析では糖鎖の三次構造を決定することができない例が多い．今後，さらに化学合成を活用し，均一な構造の糖鎖をもつ糖タンパク質を調製し，生理活性のみならず，AlphaFold3やMD計算を組合わせ立体構造を解析することで，糖鎖機能を理解することが可能になると期待される．

おわりに

本稿で紹介した糖タンパク質以外にも，数多く糖タンパク質が合成され，その機能が調べられてきた．翻訳後修飾糖鎖は，その機能が明らかになりつつある．合成化学的にこれら分子を精密に調製することで，糖鎖の機能解明のみならず，天然の生理活性タンパク質の量的供給さらには，精密に構造調節した非天然型の糖タンパク質の合成も可能になると考えられる．そして，これら知見は，糖鎖を用いた新たな創薬デザインへ展開できると考えられる．

文献

1) Dwek RA：Chem Rev, 96：683-720, doi:10.1021/cr940283b（1996）
2) Ledford H：Nature, 449：274-276, doi:10.1038/449274a（2007）
3) Park SS, et al：J Pharm Sci, 98：168-169（2009）
4) Meinjohanns E, et al：J Chem Soc Perkin Trans 1, 3：549-560, doi:10.1039/A705528E（1998）
5) Anisfeld ST & Lansbury PT Jr：J Org Chem, 55：5560-5562, doi:10.1021/jo00308a009（1990）
6) Yamamoto K, et al：Carbohydr Res, 305：415-422, doi:10.1016/s0008-6215(97)10018-0（1997）
7) Kajihara Y, et al：Chemistry, 10：971-985, doi:10.1002/chem.200305115（2004）
8) Murakami M, et al：Angew Chem Int Ed Engl, 51：3567-3572, doi:10.1002/anie.201109034（2012）
9) Izumi M, et al：J Pept Soc, 20：98-101（2014）
10) Dawson PE, et al：Science, 266：776-779, doi:10.1126/science.7973629（1994）
11) Higuchi M, et al：J Biol Chem, 267：7703-7709, doi:10.1016/S0021-9258(18)42572-0
12) Murakami M, et al：Sci Adv, 2：e1500678, doi:10.1126/sciadv.1500678（2016）
13) Anderson NL & Anderson NG：Mol Cell Proteomics, 1：845-867, doi:10.1074/mcp.r200007-mcp200（2002）
14) Liu Y, et al：Angew Chem Int Ed Engl：e202411213, doi:10.1002/anie.202411213（2024）
15) Kajihara Y, et al：J Pept Sci, 20：958-963, doi:10.1002/psc.2709（2014）
16) 梶原康宏，坂本泉：ファルマシア，51：114-119（2015）

<著者プロフィール>

平尾宏太郎：2020年4月，日本学術振興会特別研究員（DC1）．'23年3月，大阪大学大学院理学研究科 博士後期課程修了〔博士（理学）〕．'23年5月，ETH Zurich Postdoctoral Associate．'24年5月，大阪大学大学院理学研究科 助教．

真木勇太：2014年4月，日本学術振興会特別研究員（DC1）．'17年3月，大阪大学大学院理学研究科 博士後期課程修了〔博士（理学）〕．'17年4月，大阪大学大学院理学研究科 助教．

梶原康宏：1993年3月，東京工業大学大学院総合理工学研究科 後期課程修了〔博士（理学）〕．'93年4月，JT株式会社生命科学研究所 博士研究員．'95年6月，横浜市立大学理学部 助手．2001年4月，同大学院国際総合科学研究科 助教授．'07年4月，同大学大学院 教授．'09年4月，大阪大学大学院理学研究科 教授．

| 第1章 | 新規ペプチドの設計・合成・探索 |

Ⅱ. 合成・展開

8. 副反応を出発点とする ペプチド側鎖修飾反応

大高　章

> ペプチド，タンパク質側鎖の修飾は，ペプチド・タンパク性医薬品の開発において重要な基盤技術の1つである．修飾対象となる側鎖官能基はすべて求核性であるため，ラジカル反応はさておき，修飾試薬は必然的に求電子性試薬となる．さて，ペプチド合成時における副反応物にS−保護システインのスルフィド部分がスルホキシドに酸化されたS−保護システインスルホキシドがある．これは，酸化により電子が奪われているため，求電子性の性質を帯び，潜在的に多くのアミノ酸側鎖と反応する可能性があるが，詳細な検討はされてこなかった．本稿では，このスルホキシド体を利用したトリプトファン，チロシンの選択的な修飾反応ならびにS−保護システインへの反応を利用したジスルフィド形成反応について概説する．

はじめに

　ペプチド・タンパク質構成アミノ酸の側鎖修飾は，親ペプチドに新たな機能を付与するのみならず，物性改善も期待できることから，ペプチド創薬において重要な技術の1つである[1]~[6]．システイン（Cys）のチオール基やリジン（Lys）のアミノ基に対する修飾が代表的なものであり，最近はトリプトファン（Trp）やチロシン（Tyr）のような電子豊富な芳香環に対する修飾についてもさかんに研究されるようになってきた[7]~[10]．反応様式もイオン的反応から，最近では金属触媒を利用する反応，ラジカル反応へと拡大を続けている．また，側鎖を共有結合で連結する，いわゆるステープリングも側鎖修飾の一形式と見なすことができる．ステープリングはペプチドの活性コンフォメーション，特にα−ヘリックス構造形成を促進し，活性のみならずペプチドの膜透過性向上に寄与することが知られている[11][12]．さて，Cys含有ペプチドの合成に不可欠な誘導体S−保護システインが，ペプチド鎖伸長途上酸化を受け，対応するS−保護システインスルホキシドに変換されること，またこのスルホキシド体は求電子性側鎖としての性質を示すことが，約40年前に明らかにされていた．しかし，副反応物であるスルホキシド誘導体のペプチド・タンパク質化学への応用は，単純系であるペプチド中の1つのジスルフィド結合形成への応用に限定されていた[13]~[15]．今回，われわれは，S−保護基としてp−methoxybenzyl（MBzl）あるいはacetamidomethyl（Acm）基を利用することで，TrpおよびTyr側鎖の修飾を達成した．さらに，これら芳香族アミノ酸修飾反応の開発を通じて，スルホキシド体の連続ジスルフィド結合形成反応へ展開し，脂肪鎖修飾インスリンの合成に成功した．

Peptide modification inspired by side reactions
Akira Otaka：Insutitute of Biomedical Sciences and Graduate School of Pharmaceutical Sciences, Tokushima University（徳島大学大学院医歯薬学研究部）

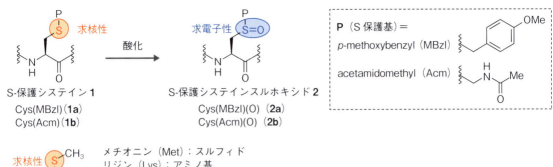
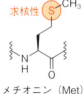

図1 求電子性側鎖官能基として機能する酸化副反応物としてのS-保護システインスルホキシド

1 求電子性側鎖として機能するS-保護システインスルホキシド

アミノ酸側鎖官能基はチオール基やアミノ基に代表されるように求核性であり、求電子性を示す側鎖官能基は天然には存在しない。一方、非天然体ではあるもののS-保護システインスルホキシド残基2は求電子性である。これは、親化合物S-保護システイン1のスルフィド部分はメチオニン（Met）側鎖と同様に求核性を示すが、酸化され（電子が奪われ）てスルホキシド体となることで、電子受容性（求電子性）に変化するためである。そこで、まずわれわれは、求電子性スルホキシドとTrpやTyr側鎖の電子豊富な求核性芳香環との間での側鎖架橋（ステープリング）、すなわちこれら芳香環炭素原子とCys硫黄原子間での共有結合形成を検討した（図1）。

2 S-MBzl保護システインスルホキシド〔Cys(MBzl)(O)（2a）〕を利用したTrp選択的修飾反応の開発

まず最初に、S-保護基MBzlを有するスルホキシド体〔Cys(MBzl)(O)（2a）〕およびTrp含有ペプチド3を基質としてCys-Trp側鎖間でのステープリングを試みた。本反応は、インドール環上の水素原子とCys硫黄原子間での芳香族求電子置換（aromatic electrophilic substitution：S_EAr）反応である。S_EAr反応は活性求電子性種としてカチオン中間体を必要とするため、スルホキシドのヒドロキシスルホニウムカチオンへの活性化を意図し、強い酸性溶液〔トリフルオロメタンスルホン酸（TFMSA）inトリフルオロ酢酸（TFA）〕中で、ペプチド3を処理した（図2）。予想通り、Cys-Trp間に架橋が導入された目的ペプチド4が得られたが、Cys(MBzl)(O)から生じるMBzlカチオンが付加した多数の副生成物（4＋MBzl）が観察された。配列中のアルギニン（Arg）グアニジド基をアルキル化部位と推定し、類似構造のグアニジン塩酸塩（Gn・HCl）をMBzlカチオンスカベンジャーとして添加した。Gn・HCl添加条件では副生物は劇的に減少し、目的ペプチド4が主生成物となった。さらに加えたGn・HClは、スカベンジャー以外の重要な機能、すなわち、対イオンであるクロライドアニオンが酸活性化Cys(MBzl)(O) 5のS-クロロシステイン6への変換に関与すること、さらに中間体はTrpと選択的に反応することが明らかになった[16]。見出した条件を利用し、α-ヘリックス性ペプチドの分子内Cys-Trp間のステープリングに応用し、その有用性を確認した。

続いて、Cys(MBzl)(O)構造を有する脂肪酸誘導体を用いたTrp残基選択的な脂肪酸修飾を検討した。ペプチドの脂肪酸修飾は、脂肪鎖部分と血清アルブミンとの結合を介しペプチドの腎排泄抑制、プロテアーゼ分解抑制に寄与するため、ペプチドの医薬品展開を指向

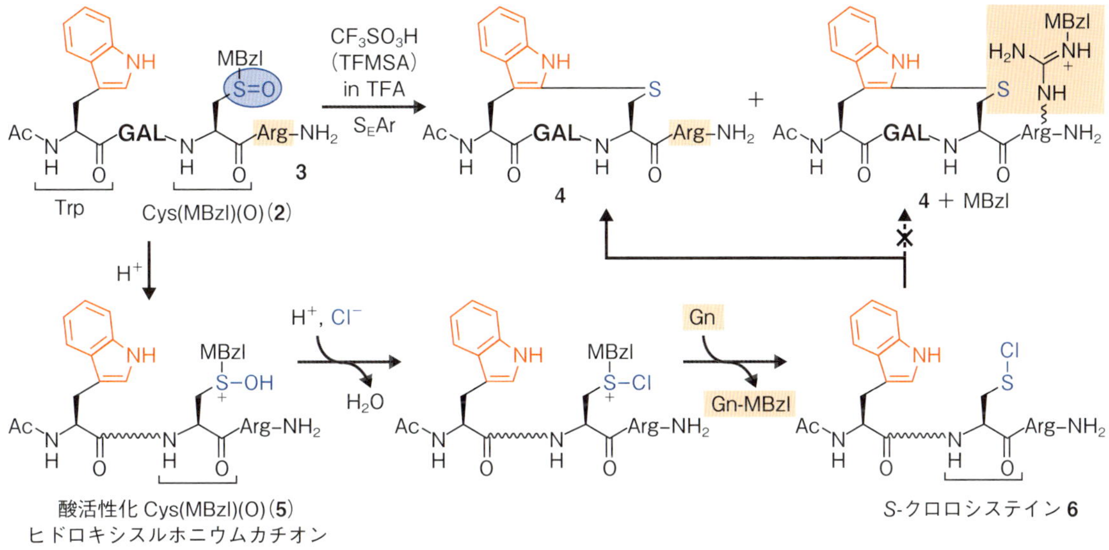

図2　Cys(MBzl)(O) を利用した Trp 選択的修飾の反応機構

した修飾として注目されている[17) 18]．類似の変換反応が後述の**図3B**にあるので，詳細は省略するが糖尿病治療薬として注目を集めているグルカゴン様ペプチド1〔GLP-1（7-37）（**7**）〕の Trp 残基への脂肪酸導入を行い，得られた脂肪酸修飾体が市販 GLP-1 誘導体と同等の薬理活性を示すことを確認した[19]．本反応は分子間反応であり，一般には過剰量の修飾試薬を必要とするが，Cys(MBzl)(O) を利用した本修飾は小過剰（1.2 当量）の試薬で反応が完結した．これは Cys(MBzl)(O) から生じる S-クロロシステイン **6** が Trp インドール環と効率的かつ選択的に反応することに起因する．なお，Met 側鎖スルフィド硫黄原子も Trp 以上に高い反応性を示すが（$k_{Met} > k_{Trp}$），Trp と S-クロロシステインから生じる中間体が不安定で，Trp と反応あるいは出発物質に戻るため，Trp の高選択性が担保されている．

3 S-Acm 保護システインスルホキシド〔Cys(Acm)(O)（**2b**）〕を利用した Tyr および Trp 選択的修飾反応の開発

前述の Cys(MBzl)(O) を利用した反応では Gn・HCl のようなアミン塩酸塩の添加が不可欠で，これに伴い中間体として生成する S-クロロシステインは Trp とのみ

反応する．興味深いことに同じく電子豊富な芳香環である Tyr のフェノール環との反応は全く観察されない．そこで，Tyr 側鎖の Cys による修飾を検討するにあたり，まず S-保護基を MBzl 基から Acm 基に変更することとした．変更の理由は，S-MBzl 基を含めアミノ酸側鎖保護基は，一般に酸強度の上昇に伴い切断されやすくなるが，Acm 基はこの一般則に従わず，むしろ酸強度が高い条件の方が切断されにくいことにある．最終的にクロライドアニオン非存在下，酸性度が高い条件で反応を行うと Cys と Tyr 側鎖間での分子間架橋反応が定量的に進行することが明らかになった．これはスルホキシド部分のみならず Acm 基アミドにもプロトン化が起こるような条件では，**図3A**に示したようなジカチオン種 **8** が生成し Acm 基の脱離が抑制され，これが Tyr と反応しやすいためと推測した．

ここまでをまとめるとシステインスルホキシドからクロライドアニオン存在下酸性条件で生成する S-クロロシステイン **6** は Trp 選択的に反応する．一方，S-保護基の脱離が起こらない条件で生成するヒドロキシスルホニウムジカチオン中間体 **8** は Tyr と反応性を有すると結論づけた．そこで，Cys(Acm)(O) 体 **2b** から中間体 **6** と **8** をつくり分けることで，Trp および Tyr 選択的な修飾が可能と考え，Cys(Acm)(O) および Trp，Tyr含有ペプチド **9** の選択的分子内 Cys-Trp および

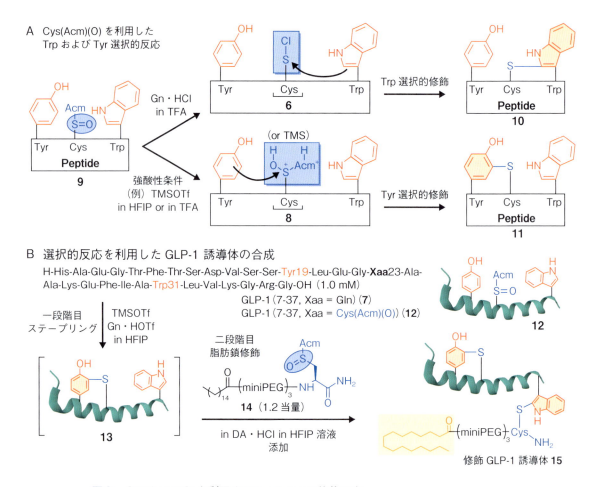

図3 Cys(Acm)(O)を利用するTrpとTyrの修飾反応
A）TrpおよびTyr選択的修飾反応．B）選択的反応を利用したGLP-1誘導体の合成．

Cys-Tyr架橋形成の可能性を検証した（**図3A**）．

詳細は省略するが，ペプチド**9**をGn・HCl存在下，TFA中で処理するとCys-Trp架橋体**10**が完全な選択性で得られた．一方，溶媒としてヘキサフルオロイソプロパノール（HFIP）あるいはTFAを使用し，強ルイス酸性のトリメチルシリルトリフルロメタンスホネート（TMSOTf）とAcmカチオン捕捉剤となるグアニジントリフルオロメタンスルホン酸塩（Gn・HOTf）を添加した系で処理するとCys-Tyr架橋体**11**が90％以上の選択性で得られた[20]．

この結果を受けて，GLP-1ペプチド**7**の高活性化と腎排泄抑制を意図した修飾を施した．**7**は活性コンフォメーションとしてα-ヘリックス構造を取り，受容体に結合することが知られている．さて，GLP-1（**7**）は19位にTyr，31位にTrp残基を有するので，この2つ

の残基に対し，前述のTyr，Trp選択的修飾を利用し，Tyrに対してはヘリックス性向上のためステープリングを，Trpには脂肪酸修飾を施した（**図3B**）．

ステープリング架橋は i 番目と i + 4 番目の残基間への導入がヘリックス性向上に有効とされている．そこで19位Tyrに対して4番目の23位GlnをCys(Acm)(O)に置換したペプチド**12**に修飾を行った．まずCys(Acm)(O)残基がジカチオン中間体**8**に変換される条件に付し，Tyr-Cys残基間にステープリング架橋を導入した．続いて，架橋ペプチド**13**を単離精製することなく，反応液にCys(Acm)(O)含有脂肪酸誘導体**14**とクロライドアニオン源であるジイソプロピルアミン塩酸塩混合物のHFIP溶液を加え，31位Trp選択的脂肪酸修飾を行い，目的の修飾ペプチド**15**のone-pot連続修飾に成功した．一段階目の条件ではCys(Acm)(O)のヒドロキシス

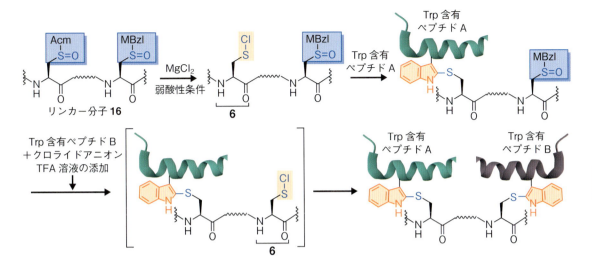

図4 Cys(Acm)(O)とCys(MBzl)(O)の活性化条件の差異に着目したペプチドヘテロ二量化戦略

ルホニウムジカチオン中間体**8**への変換，二段階目では脂肪酸誘導体**14**のスルホキシドの*S*-クロロシステイン**6**への変換が，TyrおよびTrp選択的修飾に関与している．さらに，修飾ペプチド**15**が持続的に高いインスリン分泌促進作用ををを介した血糖降下作用を示すことを確認した[20]．

修飾に成功した[21]．一方，本条件下，Cys(MBzl)(O)は安定に存在し，**6**への変換にはTFA条件が必要となる．これらスルホキシド体のTrp反応種**6**への変換条件の差異に着目し，Cys(Acm)(O)とCys(MBzl)(O)残基をもつリンカー分子**16**によるTrp含有ペプチドAおよびBのone-potヘテロ二量化を行った（**図4**）．

4 タンパク質Trp残基修飾をめざした反応条件探索と応用

　Cys(MBzl)(O)およびCys(Acm)(O)を利用するTrp修飾ではTFAなどの酸性溶媒を用いる必要があった．さて，TFAは優れた溶解力をもつ反面，タンパク質への使用には，変性の懸念が伴う．そこで，より温和な条件を探索した．まず，Acm基とMBzl基を比較すると，酸活性化スルホキシドからの*S*-クロロシステイン中間体**6**生成に伴うS-保護基の脱離は，Acm基がより弱い酸条件で進行すると予想し，Cys(Acm)(O)によるTrp修飾を再検討した．その結果，酢酸（AcOH）溶媒中，添加剤としてMgCl$_2$（30 mM），TFA（0.1％）を用いることで，Cys(Acm)(O)は*S*-クロロ体**6**に変換され，Trpと反応することが明らかとなった．さらに基質の溶解性を考慮し，イオン液体を添加あるいは主溶媒とするシステムでも反応が進行した．この弱酸性反応条件を利用し，抗体タンパク質を含むペプチド性基質の

5 連続ジスルフィド結合形成を利用したインスリンの合成

　さて，前述した*S*-クロロ体**6**がMetのようなスルフィドと反応しやすい点，S-保護システイン**1**もスルフィドであり，同様に**6**と反応し，この場合には生じたサルフェニルスルホニウムカチオン**17**からS-保護基（R^1）がカチオンとして脱離することで，ジスルフィド体**18**を与える点（**図5A**），さらに先のCys(Acm)(O)とCys(MBzl)(O)の*S*-クロロ体**6**への変換条件の違いに着目し，one-pot/連続ジスルフィド結合形成および前述の脂肪酸修飾を利用し脂肪酸修飾インスリンの合成に挑戦した（**図5B**）．

　スルホキシドを含むA鎖**19**とB鎖**20**をMgCl$_2$存在下弱酸性条件で処理するとCys(Acm)(O)/Cys(Ac)間での選択的なジスルフィド形成反応が進行し，ペプチド**21**が得られた．続いて，反応液の酸性度を上昇させるとCys(MBzl)(O)/Cys(MBzl)間にジスルフィドが形成さ

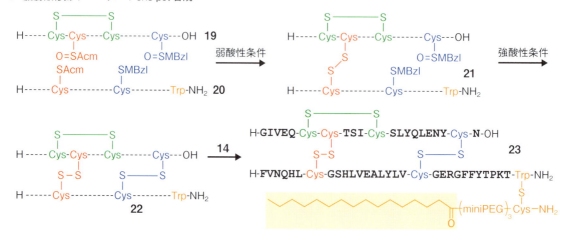

図5 Cys(Acm)(O)とCys(MBzl)(O)の活性化条件の差異に着目したジスルフィド形成戦略（A）と脂肪酸修飾インスリン合成への展開（B）

れ，無修飾のTrp含有インスリン誘導体**22**が生成した．この反応液にCys(Acm)(O)構造をもつ脂肪酸誘導体**14**を添加することでTrp選択的脂肪酸修飾が進行し，治療的価値の大きな脂肪鎖修飾インスリン誘導体**23**の合成に成功した[22]．

おわりに

本稿ではS-保護システインスルホキシドを酸性条件下，適当な活性化求電子性剤に変換することで達成されたTrp，Tyr側鎖の修飾反応，ならびに修飾反応開発から得られた知見に基づく修飾インスリンの合成を紹介した．中分子ペプチドに限らず，タンパク性医薬品も含め側鎖の修飾は，医薬品としてのパフォーマンスを上昇させるうえで，不可欠な技術である．さて，多くのペプチド・タンパク質には同じ修飾標的アミノ酸残基が複数含まれる．そこで，これらアミノ酸残基のなかから位置選択的に特定残基を狙った修飾反応が必要とされており，近年活発な研究領域となりつつある．このためには，おそらく配列選択性を基盤とする反応開発が不可欠になるものと予想している[23)～25)]．また，修飾反応の汎用性を考慮した場合，修飾試薬とペプチド・タンパク質両者を溶解する反応溶媒中での，μMオーダーの濃度領域で秒，分単位の反応が強く望まれており，今後さらなる革新的な反応の登場に期待したい．

謝辞
本稿で記載した修飾反応開発は，弊研究室の小林大志朗博士，大川内健人博士，安崎快登修士，林 隼矢修士が，インスリン合成は日高功太学士が主体となって行ったものである．ここに学生諸君に深謝したい．また，脂肪酸修飾GLP-1誘導体の生理活性をご評価いただいた京都大学大学院医学研究科稲垣暢也教授（現 公益財団法人田附興風会医学研究所北野病院 理事長），原田範雄准教授（現 福井大学大学院医学系研究科 教授）に感謝いたします．

文献

1) Vinogradova EV, et al：Nature, 526：687-691, doi:10.1038/nature15739（2015）
2) Koniev O & Wagner A：Chem Soc Rev, 44：5495-5551, doi:10.1039/c5cs00048c（2015）
3) deGruyter JN, et al：Biochemistry, 56：3863-3873, doi:10.1021/acs.biochem.7b00536（2017）
4) Ohata J, et al：Angew Chem Int Ed Engl, 58：6176-6199, doi:10.1002/anie.201807536（2019）
5) Mackay AS, et al：J Am Chem Soc, 144：23-41, doi:10.1021/jacs.1c11185（2022）
6) Sornay C, et al：R Soc Open Sci, 9：211563, doi:10.1098/rsos.211563（2022）
7) Seki Y, et al：J Am Chem Soc, 138：10798-10801, doi:10.1021/jacs.6b06692（2016）
8) Tower SJ, et al：J Am Chem Soc, 142：9112-9118, doi:10.1021/jacs.0c03039（2020）
9) Sato S, et al：Chembiochem, 18：475-478, doi:10.1002/cbic.201600649（2017）
10) Li BX, et al：Nat Chem, 13：902-908, doi:10.1038/s41557-021-00733-y（2021）
11) Lau YH, et al：Chem Soc Rev, 44：91-102, doi:10.1039/c4cs00246f（2015）
12) Reguera L & Rivera DG：Chem Rev, 119：9836-9860, doi:10.1021/acs.chemrev.8b00744（2019）
13) Funakoshi S, et al：Chem Pharm Bull, 27：2151-2156, doi:10.1248/cpb.27.2151（1979）
14) Yajima H, et al：Chem Pharm Bull, 28：1942-1945, doi:10.1248/cpb.28.1942（1980）
15) Fujii N, et al：J Chem Soc Chem Commun, 1676-1678, doi:10.1039/C39870001676（1987）
16) Kobayashi D, et al：Chem Eur J, 27：14092-14099, doi:10.1002/chem.202102420（2021）
17) Zhang L & Bulaj G：Curr Med Chem, 19：1602-1618, doi:10.2174/092986712799945003（2012）
18) Menacho-Melgar R, et al：J Control Release, 295：1-12, doi:10.1016/j.jconrel.2018.12.032（2019）
19) Kobayashi D, et al：ACS Med Chem Lett, 13：1125-1130, doi:10.1021/acsmedchemlett.2c00161（2022）
20) Ohkawachi K, et al：Chem Eur J, 29：e202300799, doi:10.1002/chem.202300799（2023）
21) Kobayashi D, et al：ChemistryEurope, 2：e202400014, doi:10.1002/ceur.202400014（2024）
22) Hidaka K, et al：Chem Eur J, 30：e202401003, doi:10.1002/chem.202401003（2024）
23) Adusumalli SR, et al：J Am Chem Soc, 140：15114-15123, doi:10.1021/jacs.8b10490（2018）
24) Matos MJ, et al：J Am Chem Soc, 140：4004-4017, doi:10.1021/jacs.7b12874（2018）
25) Sun Z, et al：Chem, 10：767-799, doi:10.1016/j.chempr.2023.10.020（2024）

＜著者プロフィール＞

大高　章：京都大学大学院薬学研究科博士後期課程修了，京都大学助手，助教授を経て，2005年より徳島大学大学院（現 医歯薬学研究部教授）．ペプチド，タンパク質に関する化学的な側面からの研究を行っている．ペプチド，タンパク質に対しては生体内で多種多様な反応が起こっているが，試験管内で再現可能な反応は少数である．多面的な視点からの研究を通じて，これら多くの反応の人工的な再現をめざしている．

第1章 新規ペプチドの設計・合成・探索

Ⅱ．合成・展開

9. ペプチド系複雑天然物の全合成とその応用展開

伊藤寛晃，井上将行

ペプチド系複雑天然物は，非タンパク質構成アミノ酸単位を構造内に豊富に含み，これらに起因する特異な機能を示す．一方，通常のペプチドとは異なり，一般的な合成的方法論は存在しない．そのため，当該化合物を対象とした研究展開ならびに分子の活用を目的とした供給には，それぞれの分子構造の特性に応じた新規合成方法論の確立が必須となる．本稿では，β，β−ジアルキルα，β−不飽和アミノ酸を配列内に多数含有するペプチド系複雑天然物，ヤクアミドBを題材に，迅速な分子構築や構造改変を可能とする固相全合成法の開発と，分子供給があってはじめて可能になるヤクアミドBの構造活性相関と標的同定に関する研究を紹介し，天然物全合成によって実現できる応用展開について示す．

はじめに

ペプチドはアミノ酸というくり返し単位で構成されるにもかかわらず，部分構造の違いによって大きく異なる性質を示し，生体適合性にも優れた重要分子群である．タンパク質の構成単位としてのアミノ酸は，基本的にL体のアミノ酸20種類に限定されるが，生物の二次代謝産物である天然有機化合物（天然物）には，これらのアミノ酸に留まらず，D体の立体化学や，多様な構造をもつアミノ酸が数多くみられる．このような非タンパク質構成アミノ酸を多数含有するペプチド系複雑天然物は，特徴的な配座特性や三次元構造，多点相互作用に起因する強力な生物活性，優れた代謝安定性など，生物学的に重要な価値をもつ．これらペプチド系複雑天然物の構造と機能を解き明かすことは，医学，薬学，生物学をはじめとする生命科学分野など，分子およびその生物活性を対象とする，または利用する幅広い関連科学分野の発展にとって，きわめて重要である．

しかし，非タンパク質構成アミノ酸を多数含有する

[略語]
Boc：*tert*-butoxycarbonyl（*tert*-ブトキシカルボニル）
Fmoc：9-fluorenylmethoxycarbonyl（9-フルオレニルメトキシカルボニル）

GI$_{50}$：50％ growth inhibitory concentration（50％増殖阻害濃度）
Ph：phenyl（フェニル）
Tf：trifluoromethanesulfonyl（トリフルオロメタンスルホニル）

Total synthesis of complex peptidic natural products and their applications
Hiroaki Itoh/Masayuki Inoue：Graduate School of Pharmaceutical Sciences, The University of Tokyo（東京大学大学院薬学系研究科）

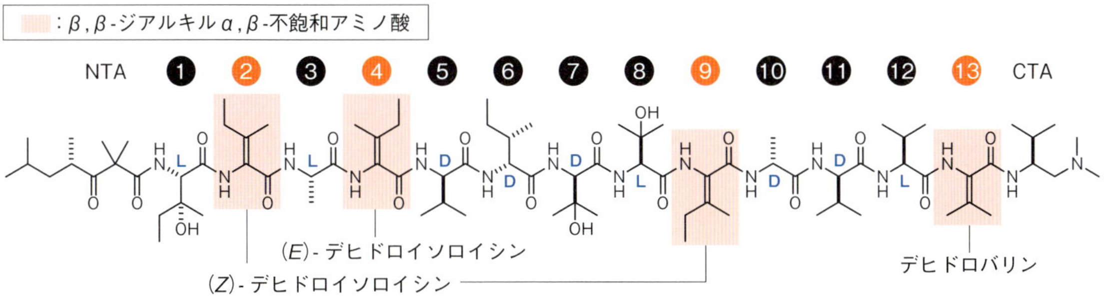

図1　ヤクアミドBの化学構造式
天然物ヤクアミドBを構成する13個のアミノ酸のうち，11個は非タンパク質構成アミノ酸であり，そのうち4個は
β，β-ジアルキルα，β-不飽和アミノ酸である．白抜き文字は残基番号．

ペプチド系複雑天然物は，天然由来の試料から十分な量の化合物を供給することがしばしば困難である．さらに，タンパク質構成アミノ酸からなる通常のペプチドとは異なり，一般的な合成的方法論は存在しない．したがって，当該分子を対象とした研究展開のためには，入手容易な化合物から化学反応によって分子を構築する全合成のための方法論を確立することが必要不可欠である．

本稿では，上記のようなペプチド系複雑天然物の1つであるヤクアミドB（以下**1**と表記，**図1**）を題材に，本天然物の特徴的な構成単位であるβ，β-ジアルキルα，β-不飽和アミノ酸の合成的構築ならびに**1**の全合成に関する研究，さらには全合成を起点として展開する科学について紹介する．

1　ヤクアミドB

1は，屋久新曽根産の希少な深海海綿*Ceratopsion* sp.からごく微量（湿重量340 gの海綿から0.3 mg）のみ得られる，分子量1,600超のペプチド系複雑天然物である[1) 2)]．本分子は，顕著ながん細胞増殖阻害活性を示す（JFCR39ヒトがん細胞パネルに対する平均50%増殖阻害濃度：mean GI_{50} = 26 nM）ことから，新規の抗がんシード化合物としての展開が期待される．

1は，多数の非タンパク質構成アミノ酸からなるきわめて複雑かつ特異な構造を有する．具体的には，**1**を構成する13個のアミノ酸残基のうち，11個は非タンパク質構成アミノ酸であり，さらにN末端およびC末端にそれぞれ非アミノ酸構成単位（N末端アシル基，C末端アミン）が結合する．非タンパク質構成アミノ酸としては，C_a位の立体化学がD体のアミノ酸（第5残基および第11残基D-バリン，第10残基D-アラニン），D-イソロイシンのエピマーである第6残基D-*allo*-イソロイシン，側鎖C_β位にヒドロキシ基をもつ第1残基L-ヒドロキシイソロイシンや第7残基および第8残基D/L-ヒドロキシバリンが含まれ，多様性に富む．ヤクアミドBを最も特徴付けるアミノ酸残基は，二重結合およびカルボニルβ位に2つのアルキル基をもつβ，β-ジアルキルα，β-不飽和アミノ酸である[3) 4)]．**1**に含まれる4個のβ，β-ジアルキルα，β-不飽和アミノ酸残基のうち，1個は第13残基デヒドロバリン，2個は第2残基および第9残基（*Z*）-デヒドロイソロイシン，残りの1個は第4残基（*E*）-デヒドロイソロイシンである．これらのα，β-不飽和アミノ酸はペプチド系天然物にまれに含まれる構造単位であるが，同一分子内に（*E*）体および（*Z*）体のデヒドロイソロイシンをいずれも含有する天然物はヤクアミドのみであり，この点からも**1**の構造希少性が見て取れる．

上記のような特異な構造的特徴と顕著な生物活性を鑑み，**1**の構造や機能の連関を解き明かす研究が望まれていた．しかし，きわめて希少な試料由来の化合物であり，自然界からの再供給は事実上不可能であったことが，**1**に関する研究展開における最大の障壁となっていた．この状況を打開するために，**1**の効率的な化学合成法の開発が急務であった．

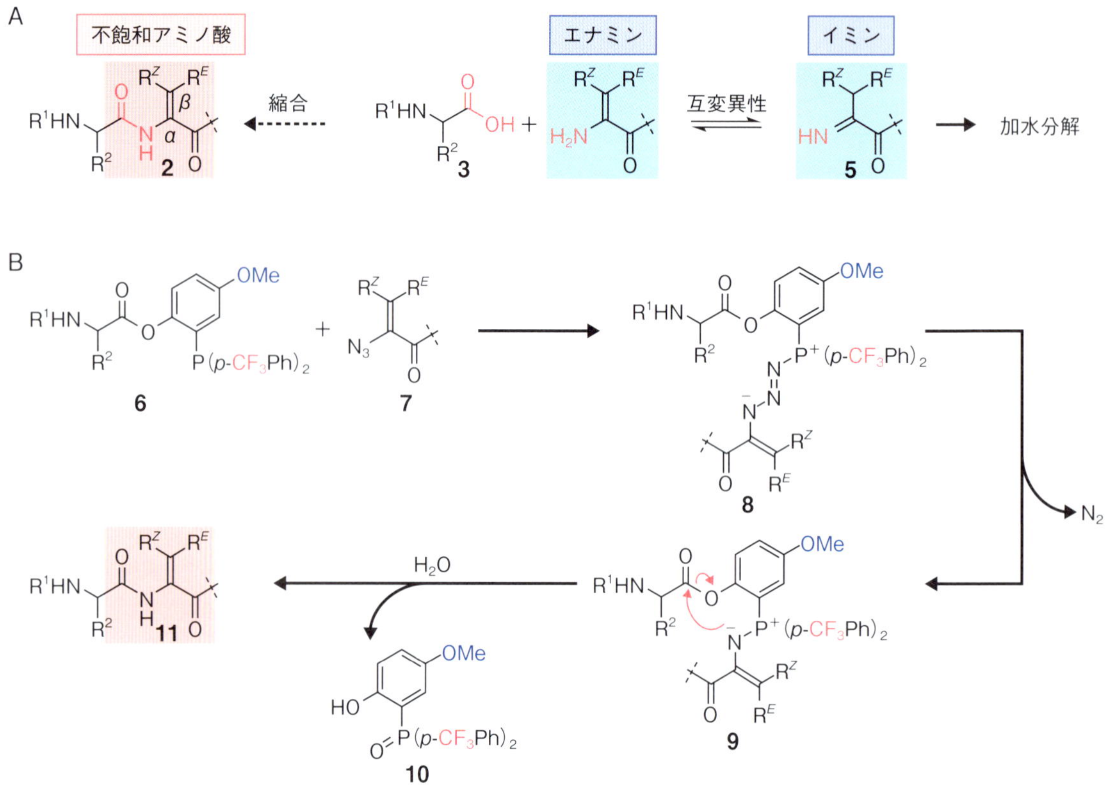

図2 β，β-ジアルキルα，β-不飽和アミノ酸部位の構築

A）α，β-不飽和アミノ酸は，エナミンとカルボン酸を構成単位とする．エナミンはイミンの互変異性体であり，容易に加水分解を受けるため，アミド結合のように脱水縮合で構築することは通常困難である．B）無痕跡型Staudingerライゲーションの反応機構．水を含有する溶媒のみという温和な条件で反応が進行する．

2 β，β-ジアルキルα，β-不飽和アミノ酸を含むペプチドの合成法

現在，一般的な20種類のタンパク質構成アミノ酸からなるペプチドは，固相合成法の簡便な操作によって構築できる．固相合成では，溶媒に不溶な樹脂を担体としてペプチドC末端のカルボン酸に結合させ，N末端のアミンに対してN_a-保護アミノ酸を縮合することでアミノ酸を導入する．N末端の保護基の除去と縮合をくり返してペプチド鎖を伸長し，最後に担体から切り出して目的のペプチドを得ることができる．反応に用いる過剰のアミノ酸や試薬は，濾過により担体に結合したペプチドとすみやかに分離するため，反応後に必要な精製操作が迅速化される．特に，C_a-アミノ基をFmoc基で保護したアミノ酸を用いるFmoc固相合成法は，比較的温和な条件により，保護基の除去や担

体からのペプチドの切り出しができ，自動化にも適しているために現在のペプチド化学合成の主流となっている[5][6]．

しかし，**1**をはじめとするα，β-不飽和アミノ酸を含むペプチドは，この従来法だけでは合成することができない．α，β-不飽和アミノ酸構造**2**は，カルボン酸**3**とエナミン**4**が縮合した構造に対応する．**4**はイミン**5**と互変異性体の関係にある．反応性が高い**5**は，通常容易に加水分解されるため，従来法で縮合することは困難である（**図2A**）．なお，α，β-不飽和アミノ酸の構築については，これまでにさまざまな方法が開発されているが，Fmoc固相合成に直接適用できるものは存在しなかった[7][8]．したがって，きわめて挑戦的なFmoc固相合成法に適合するα，β-不飽和アミノ酸構造の構築法をいかに確立するかが最も重要な問いであり，解決できるか否かが**1**の効率的な固相全合成実

現の成否を握っていた.

このような状況下，われわれは無痕跡型Staudingerライゲーションを用いてβ,β-ジアルキルα,β-不飽和アミノ酸部位を構築することを着想した．無痕跡型Staudingerライゲーションは，Bertozziら，およびRainesらの研究グループが2000年にそれぞれ独立に報告した反応である[9)～12)]．この反応では，アジド（N_3）基に対してホスフィン（PR_3）を付加させ，還元的にアミンへと変換するStaudinger反応と分子内アシル基転移を組合わせてアミド結合を形成する．われわれは，アジド基が二重結合に連結したアルケニルアジドを用いることで，目的のβ,β-ジアルキルα,β-不飽和アミノ酸部位の構築に応用できると予想した．基質と反応条件の最適化の結果，トリフルオロメチル（CF_3）基およびメトキシ（OMe）基を有するホスフィン6を用い，水を含む溶媒中アルケニルアジド7と混合することで，β,β-ジアルキルα,β-不飽和アミノ酸部位をもつペプチド11をE/Z選択的に合成できることをはじめて見出した（**図2B**）.

この反応では，まず7のアジド基に対してホスフィン6が付加してホスファジド8を形成する．8は，窒素の脱離をともなってイミノホスホラン9へと変換される．9のエステルに対して分子内で窒素原子が攻撃することで，アミドホスホニウム塩が生成し，これを加水分解すると，ホスフィンオキシド10の副生とともに目的とする結合が形成して11が得られる．基質以外に反応の進行に必要となるのは，加水分解で必須となる水を含む溶媒のみであり，温和な条件かつ中性の溶媒において目的物を合成できる．したがって，塩基性条件で除去されるFmoc基と共存させることも可能になった．

3 ヤクアミドBの固相全合成

以上のように開発した方法を応用して，1の固相全合成を試みた（**図3**）．ペプチドを結合する固相担体には，ポリエチレングリコールで構成され，無痕跡型Staudingerライゲーションで必須となる水や，その他の多様な溶媒が使用できるWang-ChemMatrix樹脂12[13) 14)]を採用した．これに対して，第13残基のデヒドロバリンに対応するアルケニルアジド13を縮合して

14とした．これにホスフィン15を混合し，無痕跡型Staudingerライゲーションにより，固相に結合したジペプチド16を構築した．続いて，一般的なFmoc固相合成法の反応条件によってペプチド鎖の伸長を試みた．すなわち，塩基によってFmoc基を選択的に除去した後，縮合剤[15)]を用いて各残基を構成するアミノ酸を縮合することをくり返し，17とした．デヒドロイソロイシン部位は，無痕跡型Staudingerライゲーションで調製したジペプチド18として配列内に導入した．その後，19のBoc基を選択的に除去して20とし，さらにアミノ酸およびジペプチドを同様の方法で導入することで，デヒドロイソロイシン部位を含むすべてのユニットの固相導入を実現し，21を得た．さらに，N末端アシル基22を縮合し，C末端アミン24を除く1の全体構造をもつ23を固相担体上で構築することに成功した．

最後に，24をエステル-アミド交換によってC末端へと導入し，同時に固相担体からペプチドを切り出すことで，12から24工程の総収率9.1％で1の初の固相全合成を達成した[16)]．本法によって，きわめて迅速かつ効率的に1を合成調達することがはじめて可能になった．

4 ヤクアミドBのE/Z異性体の網羅全合成と機能解析

1の固相全合成法の開発によって，天然物の構造を改変した類縁化合物の迅速な分子供給も可能になった．すなわち，合成に用いる構造単位を部分的に変化させることで，1の構造改変体の構築に直接的に応用できる．そこでわれわれは，1に最も特徴的な3個のデヒドロイソロイシンの立体化学に着目した．天然物1では，第2残基，第4残基，第9残基を構成するデヒドロイソロイシンはそれぞれZ体，E体，Z体の立体化学をもつ（以下，ZEZと表記）．これらの立体化学が生物活性に対して与える影響を評価するために，7つのE/Z異性体（25：EEZ，26：ZZZ，27：EZZ，28：ZEE，29：EEE，30：ZZE，31：EZE）を網羅的に全合成した[17)]．これらすべてのE/Z異性体のヒト乳がん細胞株MCF-7に対する増殖阻害活性を評価すると，最大で4倍の活性差があることが明らかになった（**図4**）．すなわち，カルボニルβ位にそれぞれ結合する飽和炭

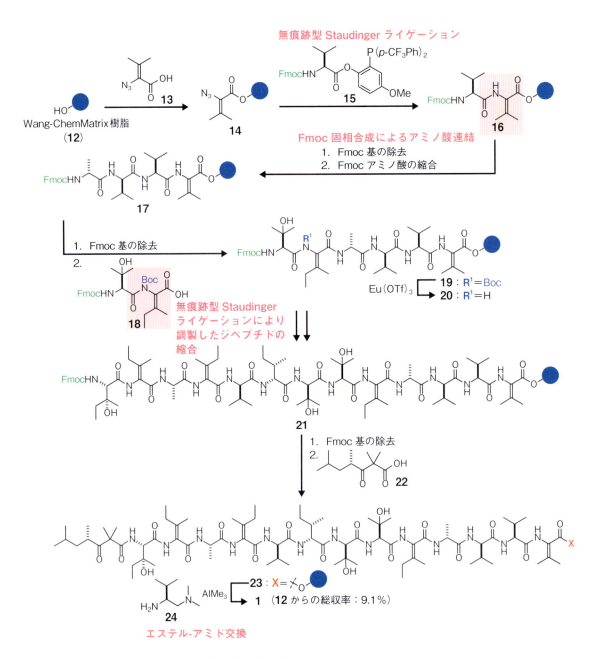

図3 ヤクアミドBの固相全合成
固相担体上で各構成単位を順次連結し，天然物1の全合成を達成した．

化水素基の大きさのわずかな差異が生物活性に影響を与えること，天然物1のもつデヒドロイソロイシンの立体化学の組合わせが強力な生物活性にきわめて重要であることをはじめて実証した．

5 ヤクアミドBの標的同定

固相全合成法の確立によってはじめて実現された1および類縁化合物の供給は，前項のような構造活性相関研究に留まらず，これまで不可能だった1の機能研究への道筋をも拓いた．実際に，われわれは1の全合

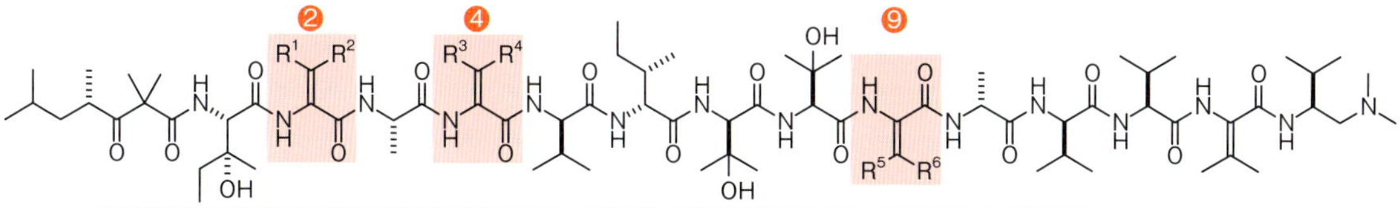

化合物	第2残基		第4残基		第9残基		がん細胞増殖抑制活性
	R^1	R^2	R^3	R^4	R^5	R^6	GI_{50} (nM)
ヤクアミドB (**1**, *ZEZ*)	CH_2CH_3	CH_3	CH_3	CH_2CH_3	CH_2CH_3	CH_3	18
EEZ (**25**)	CH_3	CH_2CH_3	CH_3	CH_2CH_3	CH_2CH_3	CH_3	25
ZZZ (**26**)	CH_2CH_3	CH_3	CH_2CH_3	CH_3	CH_3	CH_2CH_3	58
EZZ (**27**)	CH_3	CH_2CH_3	CH_2CH_3	CH_3	CH_3	CH_2CH_3	25
ZEE (**28**)	CH_2CH_3	CH_3	CH_3	CH_2CH_3	CH_2CH_3	CH_3	32
EEE (**29**)	CH_3	CH_2CH_3	CH_3	CH_2CH_3	CH_2CH_3	CH_3	63
ZZE (**30**)	CH_2CH_3	CH_3	CH_2CH_3	CH_3	CH_3	CH_2CH_3	57
EZE (**31**)	CH_3	CH_2CH_3	CH_2CH_3	CH_3	CH_3	CH_2CH_3	64

図4　ヤクアミドBの*E/Z*異性体の網羅合成
天然物**1**と7つの*E/Z*異性体（**25**〜**31**）のヒト乳がん細胞株MCF-7に対する増殖阻害活性を評価したところ，デヒドロイソロイシンの立体化学（*E/Z*）によって活性が最大4倍変化することがはじめてわかった．

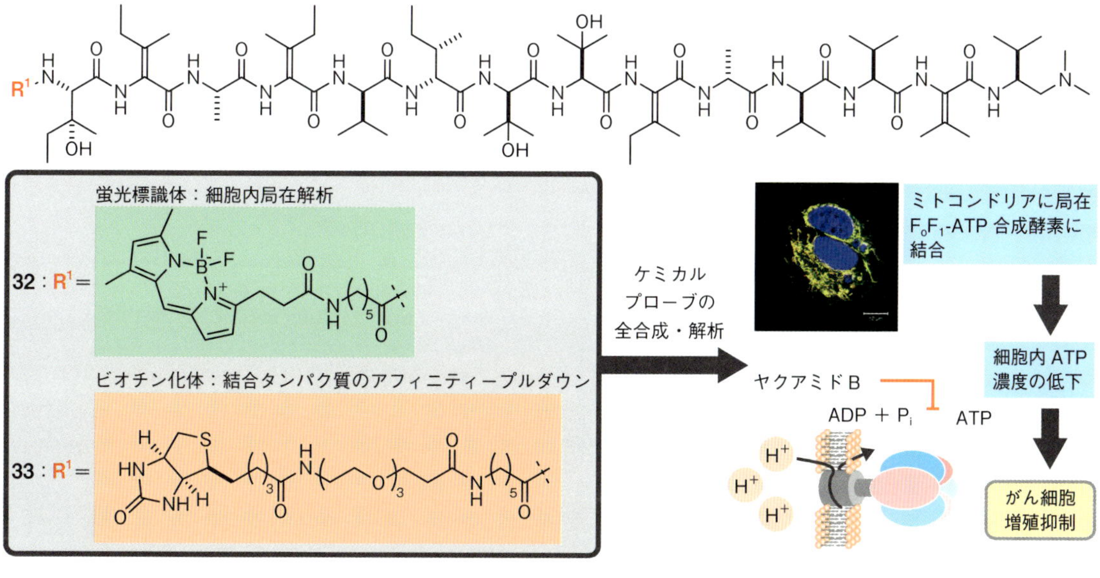

図5　ヤクアミドBに基づくケミカルプローブの合成と解析による標的タンパク質同定
蛍光官能基およびアフィニティープルダウンアッセイのためのビオチンを導入したケミカルプローブの全合成と解析により，未知であった**1**の機能を明らかにした．

成法を応用して得た構造改変体を活用し，**1**の標的タンパク質の同定にはじめて成功した（**図5**）．

まず，未知の標的を明らかにするために，**1**の構造を基盤としたケミカルプローブを複数合成し，解析を進めた．研究開始当時，**1**の標的に関する情報は一切明らかになっていなかったため，最初に本分子の細胞内局在を調査した．蛍光官能基であるBODIPYをN末端に導入した蛍光標識体**32**を合成して細胞における挙動を可視化したところ，本分子はミトコンドリアに局在することが明らかになった．なお，**32**の鏡像異性体も同様に合成して調査を行ったところ，明確な局在を示さず細胞内全体に分布したため，**1**はミトコンドリ

アに局在するタンパク質を認識していることが予想された.

これらの情報に基づき，N末端にビオチンを連結した化合物**33**を合成し，アフィニティープルダウンアッセイによって結合タンパク質を細胞溶解液から精製した．その結果，**1**はミトコンドリアに存在するF_oF_1-ATP合成酵素に結合することがわかった．また，さらなる機能解析によって，**1**は本酵素に結合してATP合成を阻害し，細胞内ATP濃度を低下させることが示唆された．また，このATP濃度の低下により細胞周期をG1期で停止させ，強力ながん細胞増殖阻害活性を示すことがはじめて明らかになった[18]．この結果は，**1**の応用可能性を探るうえで不可欠となる知見を与えるだけでなく，全合成を起点として希少な天然物の未知機能を解き明かした実証例であり，現代における全合成から展開する科学の重要性を指し示している．

おわりに

以上のように，**1**の効率的な分子供給を可能にする全合成法の開発から，それを起点にして展開する構造改変体の合成および構造活性相関研究と標的タンパク質同定研究について紹介した．天然からは**1**をはじめとして複雑かつ特徴的な構造をもつアミノ酸で構成されたペプチド系化合物が数多く発見されている．当然のことながら，構成単位であるアミノ酸の多様性が増すほどに，ペプチドの応用可能性はより高まると言ってよいだろう．この意味で，人類がペプチド系複雑天然物から学ぶことは数多くある．本稿で示したとおり，化学的に天然物を構築する天然物全合成は，その複雑な構造をフラスコ内で再現するだけでなく，自在な構造の改変を実現したり，それを利用して天然物がもつ未知の機能に迫り，機能の応用までをも可能にしうる強力な方法論である．この方法論をさらに発展させることで，数十億年の生命活動により生み出されたペプチド系複雑天然物を含む生物活性天然物に内在する代替不可能な価値を，人類が最大限活用できる形へ昇華できると信じてやまない．

文献

1) Ueoka R, et al：J Am Chem Soc, 132：17692-17694, doi:10.1021/ja109275z（2010）
2) Kuranaga T, et al：J Am Chem Soc, 137：9443-9451, doi:10.1021/jacs.5b05550（2015）
3) Siodłak D：Amino Acids, 47：1-17, doi:10.1007/s00726-014-1846-4（2015）
4) Jiang J, et al：Tetrahedron, 71：5431-5451, doi:10.1016/j.tet.2015.06.001（2015）
5) Behrendt R, et al：J Pept Sci, 22：4-27, doi:10.1002/psc.2836（2016）
6) 「Fmoc Solid Phase Peptide Synthesis」(Chan W & White P, ed), Oxford University Press（2000）
7) Kuranaga T, et al：Nat Prod Rep, 31：514-532, doi:10.1039/c3np70103d（2014）
8) Kuranaga T, et al：J Am Chem Soc, 135：5467-5474, doi:10.1021/ja401457h（2013）
9) Nilsson BL, et al：Org Lett, 3：9-12, doi:10.1021/ol006739v（2001）
10) Nilsson BL, et al：Org Lett, 2：1939-1941, doi:10.1021/ol0060174（2000）
11) Saxon E, et al：Org Lett, 2：2141-2143, doi:10.1021/ol006054v（2000）
12) McGrath NA & Raines RT：Acc Chem Res, 44：752-761, doi:10.1021/ar200081s（2011）
13) García-Martín F, et al：J Comb Chem, 8：213-220, doi:10.1021/cc0600019（2006）
14) Wang SS：J Am Chem Soc, 95：1328-1333, doi:10.1021/ja00785a602（1973）
15) Carpino LA：J Am Chem Soc, 115：4397-4398, doi:10.1021/ja00063a082（1993）
16) Itoh H, et al：Angew Chem Int Ed Engl, 59：4564-4571, doi:10.1002/anie.201916517（2020）
17) Kamiya K, et al：Chem Eur J, 27：1088-1093, doi:10.1002/chem.202003858（2021）
18) Kitamura K, et al：J Am Chem Soc, 140：12189-12199, doi:10.1021/jacs.8b07339（2018）

＜著者プロフィール＞

伊藤寛晃：2008年東京大学薬学部薬学科卒業，'13年東京大学大学院薬学系研究科博士課程修了，同年に富士フイルム株式会社有機合成化学研究所 研究員，'15年より東京大学大学院薬学系研究科助教，'23年より同大学院准教授．

井上将行：1993年東京大学理学部化学科卒業，'98年東京大学大学院理学系研究科博士課程修了，同年にSloan-Kettering Institute for Cancer Research博士研究員，2000年より東北大学大学院理学系研究科助手，'03年より同大学院講師，'04年より同大学院助教授，'07年より東京大学大学院薬学系研究科教授．井上研究室ウェブサイト：https://inoue.f.u-tokyo.ac.jp/

| 第1章 | 新規ペプチドの設計・合成・探索 |

Ⅲ. 探索・シミュレーション

10. 中分子ペプチド医薬の膜透過性予測

秋山　泰

> 中分子ペプチド医薬品の開発において，ペプチドの膜透過性の確保は大きな課題である．10
> 残基を超える規模のペプチドの膜透過メカニズムの理解や，膜透過性改善のための具体的な示
> 唆が得られるコンピュータ予測手法の登場が待たれる．ペプチドの膜透過性予測の研究は2020
> 年代に入ってようやく進捗があり，深層学習に基づく方法と分子動力学シミュレーションに基
> づく方法がある．前者は2023年の膜透過率データベースの公開後に複数の手法が提案されは
> じめた．後者は数百件もの協調するシミュレーションを同時実行する大規模計算として徐々に
> 可能となっている．

はじめに

　次世代の創薬モダリティの一つとして，中分子であるペプチドを活用するペプチド医薬品が大きな注目を集めてきた．従来の低分子医薬品は主に分子量500〜600以下であるのに対して，ペプチド医薬品の分子量は1,000〜2,000以上にも及び，より複雑な分子構造を選べることから，優れた薬効の発揮に加えて，標的特異性が高く副作用を生じにくい薬剤が設計可能である．特にタンパク質間相互作用の阻害薬のように広い接触面積をカバーすべき標的に対して，低分子医薬品を凌駕する効果的な相互作用が実現できると期待されている．標的特異性の点では抗体医薬品がきわめて優れているが，抗体医薬品はその製造コストの高さが課題である．ペプチド医薬品は比較的安価に工業的な合成が可能なため，抗体医薬品と類似した疾病領域で新薬を生み出すことができれば薬価低減への貢献も期待できる．ペプチド医薬品では直鎖状のペプチドも利用されるが，体内での安定性を高めるために環化されたペプチド（単純な円環状だけでなく，投げ縄状のラリアッ

【略語】
CNN：convolutional neural network
GPU：graphics processing unit
HELM：hierarchical editing language for macromolecules
ISDM：inhomogeneous solubility–diffusion model
MD：molecular dynamics
MLP：multi-layer perceptron
MPS：multi-process service

PAMPA：parallel artificial membrane permeability assay
POPC：1-palmitoyl-2-oleoyl-sn-glycero-3-phosphocholine
PPB：plasma protein binding
REST：replica exchange with solute tempering
REUS：replica exchange umbrella sampling
SMILES：simplified molecular input line entry system

Prediction of membrane permeability of peptide drugs
Yutaka Akiyama：School of Computing, Institute of Science Tokyo（東京科学大学情報理工学院）

ト構造も含む）が特に注目されている．以下，本稿では主に環状ペプチド医薬品を念頭に議論する．

わが国では，東京大学の菅裕明らによるRaPIDシステム[1]をはじめとするさまざまなペプチドスクリーニング技術が発展し，標的となる生体分子との結合親和性が高いペプチド配列を，いわゆる進化工学的な手法を駆使して実験的に獲得する技術が確立されてきた．進化工学的な手法とは，自然界における生物の進化のしくみを模倣して，多数の初期候補のなかから優れた設計を選別し，さらにそれらの改良を何度かくり返すことで目標とする性能をめざそうとする方法の総称である．

ペプチド医薬品の開発においては，前述した実験的スクリーニング手法がきわめて強力であることもあり，コンピュータで結合親和性が高い配列を探すバーチャルスクリーニングの試みはあまり行われない．それでは，先端的なコンピュータ技術はどのように活用されているのだろうか？

1 ペプチド医薬品開発におけるコンピュータの役割

1）コンピュータによるペプチドの物性・薬物動態予測

ペプチド医薬品の開発においては，計算技術の活用方法は従来の低分子医薬の開発における状況とは大きく異なる．第一にあげるべき応用は，コンピュータによるペプチドの物性や薬物動態の予測であろう．入力されたペプチド構造に対して，脂溶性をはじめとする基本的な物性値の予測，あるいは血漿タンパク質結合（PPB）率や細胞膜透過性といった体内での薬物動態に直結する複雑な性質の予測をすることが求められている．

コンピュータへのペプチド情報の入力の方法には，SMILES記法[2]に代表される文字列表現を用いる方式，あらかじめ定義したモノマー（アミノ酸残基等に相当）に分解してモノマーをあらわす情報の連結として表現する方式，化学構造式をコンピュータが理解できるグラフ表現（頂点と辺の集合）として幾何学的に入力する方式，ペプチドが取り得る立体配座を生成し各原子の三次元座標を入力する方式など複数あり，これらを併用する場合もある．

また，予測手法に関しては，既知データから機械学習や統計モデリングを行う帰納的手法と，物理化学的な理論に基づく数値計算や分子シミュレーションなどの演繹的手法が開発されている．物性値の予測は，低分子創薬において長年開発されてきた予測手法をペプチド向けに調整することで達成できるものが多い．しかし一方，薬物動態等の予測は難度がきわめて高い．それぞれが生体内での複雑な現象の帰結であり，単純な物理化学計算だけでは予測が成立しない．もしくは，大量の既知データから機械学習モデルを開発しようとしてもペプチドに関する測定データがまだ十分に多く公開されていない．機械学習のなかでも特に，近年注目される深層学習（deep learning）を使う際には膨大な訓練データの準備が必須であるため，公開データが少ないペプチド医薬の分野には適用が難しかった．

本稿では，現状において最も重要な課題の一つである「膜透過性予測」に絞って最近の成果を紹介する．6〜8残基程度の小型の環状ペプチドは細胞膜を透過する性質をもたせることがかろうじて可能である一方，薬効と標的特異性が期待できる10〜12残基程度のやや大型の環状ペプチドでは，膜透過性を偶然に得ることは稀であり，結合親和性だけを基準として設計したペプチドに対して，機能を変えずに後から膜透過性をもたせるように修正することは困難である．自然界の真菌から見出された環状ペプチドCyclospolin Aは11残基ながら優れた膜透過性を有し，免疫抑制剤として広く利用されている．このようなペプチドが膜透過性を発揮する原理を詳細に解明し，設計途上のペプチド配列のどこを修正すれば膜透過性を改善できるかを迅速にコンピュータで予測できる技術が実現すれば，薬効と膜透過性を両立したペプチド医薬品の開発が大きく加速されよう．

2）コンピュータによる標的との結合親和性が高いペプチドの設計

第二の応用は，標的との親和性が高いペプチドの選択をコンピュータが支援することである．低分子創薬では，膨大な化合物ライブラリ情報を出発点として，標的タンパク質の立体構造情報を活用したバーチャルスクリーニングが実施され，大幅に数を絞られた化合物に対してアッセイが実施される．しかしペプチド創薬では，このアプローチはほとんど行われない．ペプ

チドは立体構造上の内部自由度が高く，可能な配座を発生させながら結合親和性スコアを計算していく既存の計算の枠組みとの相性が悪い．そして進化工学的な手法によるスクリーニングが強力であるため，計算の出番はなかったのである．しかし近年，AlphaFold2[3]やAlphaFold3[4]の登場で状況は変わりつつある．これらは元来は単独のタンパク質の立体構造を予測する技術であるが，タンパク質同士の複合体構造も予測でき，さらにタンパク質とペプチドの複合体構造も予測できつつある[5]．この技術の延長線上には，標的タンパク質との結合親和性が高く，かつ膜透過性も高いペプチド配列を，いわゆる深層生成モデルを用いて自動的に「生成」することが十分に考えられる．しかしそのためには，「どのような配列であると膜透過性が高いのか」「どこを変えると改善しそうなのか」をコンピュータ上で判断する手法が存在する必要がある．この第二の応用を将来成立させるためにも，膜透過性予測の発展は重要なのである．

2 深層学習を用いたペプチドの膜透過性予測

1）環状ペプチド膜透過データベースの登場

深層学習は，自動運転や生産設備での異常検知，自然言語の理解や翻訳，画像の生成など広範な分野で画期的な成果を生み出している．しかし，膨大なパラメータをもつ深層ニューラルネットを学習させるために膨大な訓練データを準備する必要があり，ペプチド研究に用いるには大きな障壁があった．従来は簡単な機械学習モデルしか用いられていなかった環状ペプチドの血漿タンパク質結合（PPB）率予測[6]に対して，Liらは独自のデータ収集と訓練データを増大させるデータ拡張（data augmentation）の工夫の両立により，深層学習の利用に成功した[7]．しかし深層学習が膜透過性予測でも利用されるようになるのは，2023年に膜透過率のデータベースが公開される時点まで待たねばならなかった．

Liらが開発したCycPeptMPDB[8]は，論文および特許から7,334件の環状ペプチドの膜透過データを収集したデータベースであり，http://cycpeptmpdb.com/から無料でアクセスできる．収載されたペプチド配列は

SMILES記法だけでなく，複雑な構造を正確に表現できるHELM形式でも記述されており，膜透過性の実験値の記載に加えて，計算された各種物性値や立体配座も登録されている（図1）．このデータベースが公開された途端に，同データを利用して深層学習を行う研究が短期間で次々に登場した[9]〜[11]．（蛇足となるが，CycPeptMPDB論文[8]の主著者のLiは本来は深層学習やAIの研究者であるが，あまりにもペプチドの膜透過率の公開データが少ないことに困って自らデータベースをつくることを着想し，コロナ禍で外出できなかった時期にひたすら文献を渉猟していたとの話である）

2）深層学習による環状ペプチドの膜透過性予測 CycPeptMP

前述のデータベースを直接利用した深層学習による予測の論文は，本稿執筆時点で少なくとも7報発表されているが，現時点ではLi自身が開発したCycPeptMPシステムの性能（平均絶対誤差MAE = 0.355，相関係数R = 0.883，決定係数R^2 = 0.772）[11]が優れている．同システムでは，入力された環状ペプチド構造から，原子レベル，モノマーレベル，ペプチド全体レベルの，異なる3つのレベルの特徴を抽出し，それぞれ異なる深層学習アーキテクチャ（Transformer, CNN, MLP）を用いて得た判断を総合して，最終的な膜透過性の予測値を出力する（図2）．ペプチドの可能な立体配座を多数生成してそれらの三次元特徴も入力に加えた点に特徴がある．7,000件前後のデータでは深層学習には全く不足で，データ拡張が必須である．CycPeptMPでは，a）環状ペプチドの環状性を直接利用した拡張，b）立体配座の多様性に基づく拡張，c）SMILES列挙とよばれる方法による入力文字列の拡張を組合わせることで，最大60倍に訓練データを増大させた．予測の平均絶対誤差の0.355という数値は（これは膜透過率の常用対数の差異を表すが），同一ペプチドに対する異なる実験値のバラツキと同程度まで迫っている．しかしながら，深層学習は訓練で覚えたデータに強く引きずられるため，未知構造に遭遇した際に正しく予測できる保証はない．学習に利用できる実験データの蓄積が今後ともきわめて重要である．

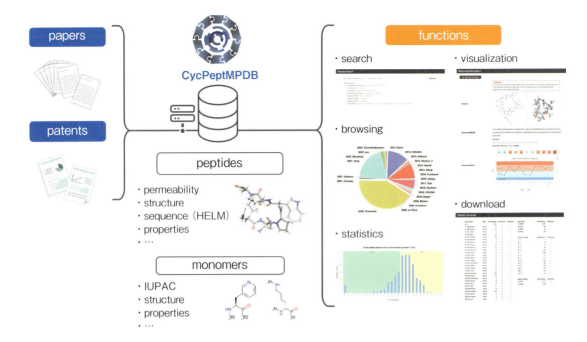

図1 環状ペプチドの膜透過率データベース CycPeptMPDB の構成
文献8よりCC BY 4.0に基づき転載.

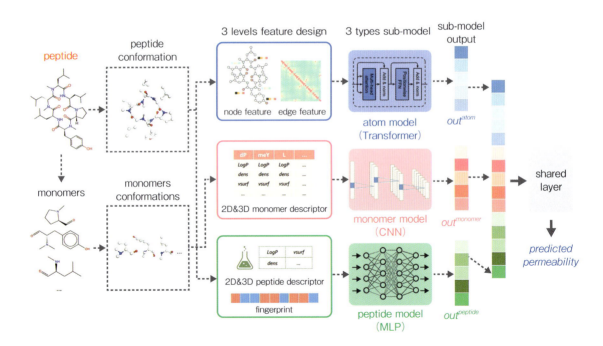

図2 原子レベル，モノマーレベル，ペプチド全体レベルの特徴を融合した深層学習モデル
文献11よりCC BY 4.0に基づき転載.

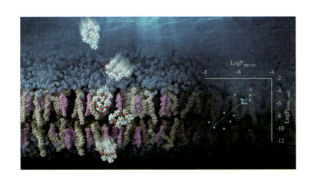

図3 分子動力学（MD）シミュレーションによる環状ペプチドの膜透過性予測
文献13よりCC BY 4.0に基づき転載．

3 分子動力学シミュレーションを用いたペプチドの膜透過性予測

1）脂質二重膜までを精密に再現した分子動力学シミュレーション

分子動力学（MD）シミュレーションは，対象とする分子を構成する各原子にかかる力を計算し，ニュートンの運動方程式に従って各原子の位置を時間発展させる手法である．これにより，全原子の軌跡を追跡でき，分子間の相互作用や自由エネルギー等を計算できる．フェムト秒（10^{-15}秒）というきわめて短い時間単位で刻む必要があるため，変化の遅い現象を再現するためには膨大な計算ステップが必要となる．ペプチドは立体構造の自由度が高いため，環境内で取り得る配座を偏りなく調べるためにも，計算ステップを短く限定したのでは正しい結果を得ることができない．従来まで，ペプチドをMDシミュレーションで扱う研究は，水中でのふるまいとクロロホルムなど脂溶性環境中でのふるまいを独立に調べて，その配座の出現傾向の差異を見るといった小規模かつ短時間のものであった．それに対して杉田昌岳らは環状ペプチドと脂質二重膜および溶媒の全体を対象に加えて全原子レベルで再現するMDシミュレーションを実施し（図3），シミュレーションで観測された物理量に基づき膜透過性を予測する手法を開発した[12)13)]．シミュレーション対象の系は，50Å×50Å×120Åの直方体ボックス内に表現し，周期境界条件を適用している．膜の脂質モデルはPOPCを主体とするが[12)]，適量のコレステロールを含めることの有効性を主張している[13)]．系を構成する原子数は約35,000である．

環状ペプチドの膜透過はきわめて遅い現象であるため，待っているだけではシミュレーション上で膜透過はほとんど起きない．そこで，膜の鉛直方向に反応座標（z座標と称する）を定義し，異なる28カ所におのおののペプチドに対する位置拘束を置いたレプリカ（進行状況が異なる同一規模のシミュレーションのコピー）を同時に計算している（図4）．膜透過が起きるのを待つのではなく，「仮にその場所まで到達したら，ペプチドはどのようにふるまうのか？」を異なる位置ごとに徹底的にサンプリングするとともに，隣接したレプリカ間で確率的に状態を交換する．専門的にはレプリカ交換アンブレラサンプリング（REUS）[※1]とよぶ手法である．シミュレーション結果からの膜透過率の計算には，ISDMおよびその修正版を利用している[12)]．しかし，10残基以上の環状ペプチドでは主鎖の大きな動きを再現しきれない場合があるため，前述した28通りのペプチド拘束位置のおのおのにさらに溶質温度を8通りずつ設定するREST/REUS[※2,3]法を採用して，サンプリングを大幅に改善している．18種類の10残基環状ペプチドに対するMDシミュレーションの結果，膜透過率の実験値と予測値の相関係数Rは0.8を超えた（図5）[13)]．

※1 REUS

レプリカ交換アンブレラサンプリング（replica exchange umbrella sampling）．REUSは分子動力学（MD）シミュレーションにおける自由エネルギー計算手法の一種で，エネルギー障壁を越える困難を克服する目的で複数の傘ポテンシャル（制約条件）を導入し，それぞれの条件で並列にシミュレーションを実行する．本文内ではペプチドを28通りの位置に拘束する例が示されている．隣接する条件間で構造を交換（replica exchange）することでサンプリング効率が向上する．

※2 REST

溶質温度調整レプリカ交換（replica exchange with solute tempering）．RESTでは溶質部分の温度を人為的に高め，溶媒部分を通常の温度に保つことで溶質の立体配座探索を効率化する．本文内ではペプチドに対して8種類の溶質温度を設定する例が示されており，やや起きにくいペプチド主鎖の変化などのサンプリング効率が向上する．

※3 REST/REUS

RESTとREUSを組合わせた手法で，溶質に関する効率的な立体配座探索（REST）と，傘ポテンシャルを用いた自由エネルギー計算（REUS）の利点を得られる．

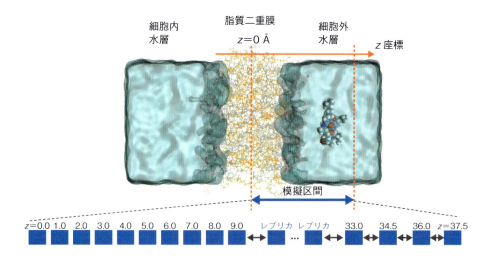

図4 多数のレプリカを用いた環状ペプチドの膜透過の分子動力学（MD）シミュレーション

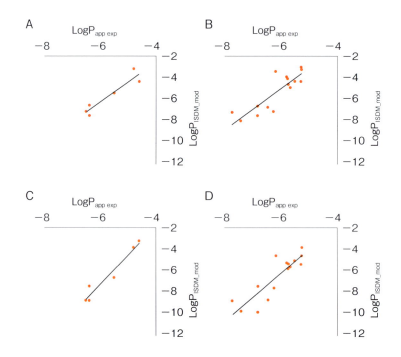

図5 分子動力学（MD）シミュレーションによる環状ペプチドの膜透過性予測値（縦軸）と実験値（横軸）の分布
A）MDCKデータ，コレステロール40 mol%添加，B）PAMPAデータ，コレステロール40 mol%添加，C）MDCKデータ，コレステロール50 mol%添加，D）PAMPAデータ，コレステロール40 mol%添加の場合（文献13よりCC BY 4.0に基づき転載）．

物理化学的原理に基づく計算手法で膜透過性予測が可能となった．しかしさらに重要なことは，膜透過の各過程におけるペプチドの立体配座や，周囲との相互作用を可視化して観察することが可能となった点である．その後，杉田らの手法は東京大学の山東信介らとの共同研究を通じて，環状ペプチド主鎖のエステル化による膜透過性向上のメカニズムの解明にも貢献している[14]．

2）現実的な計算コストでの実現に向けて

　杉田らの手法[13]を用いた計算では，28通り×8溶質温度＝224レプリカのMDシミュレーションを同時実行しなければならない．1ペプチドの膜透過率予測に必要となる500ナノ秒程度のMDシミュレーションを行う際，杉田らは224枚のNVIDIA社P100 GPUを同時に約90時間ずつ利用していた[13]．最新のNVIDIA社H100 GPUを用いると35,000原子程度のシミュレーションでは演算能力が大幅に余る．そこでMPSとよばれる機能を活用し，1枚のH100 GPUごとに16レプリカを押し込めば，計14枚のGPUだけで計算を遂行できる．このとき同一GPUを共有する16レプリカ間での「資源占有の上限」を定める特殊なパラメータを適切な値に設定することで計算効率を約2倍向上できることがわかった[15]．また，28通り×8溶質温度に固定するのではなく，より少ないレプリカ数で同等の精度を実現するための工夫がいくつか考えられる．杉田らの研究[13]と比較して約10倍のコストダウンを実現できれば，ペプチドの化学合成や膜透過アッセイに掛ける実費用となんとか比肩しうる領域にコンピュータ予測が到達すると期待している．

おわりに

　ペプチド医薬品の膜透過過程の解明のためには，正確な実験データが蓄積されることが最も重要であるが，やがて信頼できるデータで訓練された深層学習に基づく予測手法が実験対象を絞るための事前判定に利用されるようになり，MDシミュレーションに基づく予測手法がミクロな膜透過メカニズムの詳細な理解に貢献できるようになる．そのような技術の未来が来ることを願っている．

文献

1） 伊藤健一郎，菅 裕明：「疾患克服をめざしたケミカルバイオロジー」（浦野泰照／編），実験医学増刊，30：1191-1197（2012）
2） Weininger D：J Chem Inf Comput Sci, 28：31-36, doi:10.1021/ci00057a005（1988）
3） Jumper J, et al：Nature, 596：583-589, doi:10.1038/s41586-021-03819-2（2021）
4） Abramson J, et al：Nature, 630：493-500, doi:10.1038/s41586-024-07487-w（2024）
5） Kosugi T & Ohue M：Int J Mol Sci, 24：13257, doi:10.3390/ijms241713257（2023）
6） Tajimi T, et al：BMC Bioinformatics, 19：527, doi:10.1186/s12859-018-2529-z（2018）
7） Li J, et al：Bioinformatics, 38：1110-1117, doi:10.1093/bioinformatics/btab726（2022）
8） Li J, et al：J Chem Inf Model, 63：2240-2250, doi:10.1021/acs.jcim.2c01573（2023）
9） Cao L, et al：J Med Chem, 67：1888-1899, doi:10.1021/acs.jmedchem.3c01611（2024）
10） Tan X, et al：Mol Pharm, 21：4116-4127, doi:10.1021/acs.molpharmaceut.4c00478（2024）
11） Li J, et al：Brief Bioinform, 25：bbae417, doi:10.1093/bib/bbae417（2024）
12） Sugita M, et al：J Chem Inf Model, 61：3681-3695, doi:10.1021/acs.jcim.1c00380（2021）
13） Sugita M, et al：J Chem Inf Model, 62：4549-4560, doi:10.1021/acs.jcim.2c00931（2022）
14） Hosono Y, et al：Nat Commun, 14：1416, doi:10.1038/s41467-023-36978-z（2023）
15） Boku T, et al：ICPP '24: Proceedings of the 53rd International Conference on Parallel Processing：1082-1091, doi:10.1145/3673038.3673097（2024）

＜著者プロフィール＞

秋山　泰：1990年慶應義塾大学大学院理工学研究科電気工学専攻修了，工学博士．博士研究はニューラルネットワークの基礎理論でHopfieldとHintonのモデルの統一化．'90年工業技術院電子技術総合研究所でバイオ情報研究を開始し，'92年京都大学化学研究所助教授，2001年産業技術総合研究所生命情報科学研究センター長を経て，'07年東京工業大学教授．'24年大学統合により東京科学大学教授．スパコン等の高性能計算を活用したゲノム・タンパク質・創薬応用に幅広く取り組む．

| 第1章 | 新規ペプチドの設計・合成・探索 |

Ⅲ．探索・シミュレーション

11. ペプチドライブラリー構築と機能性分子の探索

大河内美奈

> ペプチドは，構成されるアミノ酸の配列特性などにより様々なターゲットに対して優れた親和性を発揮する機能性分子である．特に，受容体や酵素などの生体分子を識別して相互作用する優れた特徴から中分子ペプチド創薬への展開も精力的に推進されている．ペプチド自動合成技術も進歩しており，分子修飾や品質管理が比較的容易である他，高品質での大量生産も可能となってきている．本稿では，ペプチドライブラリー構築と機能性ペプチド探索について，当グループで行ったSPOT合成ペプチドアレイによる細胞外小胞への結合性を指標としたペプチド探索とその利用を例に紹介する．

はじめに

　ペプチドが関わる生体情報の機能や伝達・制御系に関する知見はこれまで広く蓄積されてきており，ホルモン様，酵素活性阻害，タンパク質間相互作用に関わるものなど，研究が進むほどに多様な活性をもつペプチドが明らかとなっている．ペプチド合成の機械化による自動合成やコンビナトリアル化学の進歩により，多様なペプチドライブラリーを短時間で合成できることから，ハイスループットスクリーニングも飛躍的に進んでいる．また，網羅的なペプチド探索技術やインシリコ・スクリーニングなどのペプチド配列設計手法の開発も進められ，天然タンパク質やペプチドとの相互作用情報がないターゲットについても効率的な探索が可能となっている．さらに，環状ペプチドなど構造をとる特殊ペプチドのライブラリー化技術も構築され，良好な薬物動態を持ち，標的分子に対して高い親和性と選択性を示す新規ペプチド創薬の探索法も開発され

つつある．現在，従来の低分子医薬のように経口吸収性や細胞膜透過性があり，抗体などの高分子医薬の高い標的特異性を併せもつ，中分子ペプチド創薬に対する期待の高まりから精力的に研究開発が推進され，医薬品開発のガイドラインの整備も進められつつある．

1 ペプチドアレイを利用した細胞外小胞エクソソーム結合性ペプチドの探索

　コンビナトリアル化学を基礎とするペプチドのオンチップ固相合成により作製するペプチドアレイは，基板表面上での段階的なアミノ酸の繰り返し伸長反応により行うもので，光リソグラフィーやポリマーマスクの利用，インクジェットによる合成法などが用いられている[1]．合成法に合わせ，グラスマイクロアレイ，プラスチック，セルロース膜など様々な基材が利用されている．ペプチド探索にわれわれのグループが利用し

Peptide library construction and screening of functional peptides
Mina Okochi：Department of Chemical Science and Engineering, Institute of Science Tokyo（東京科学大学物質理工学院）

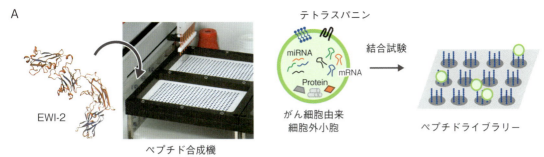
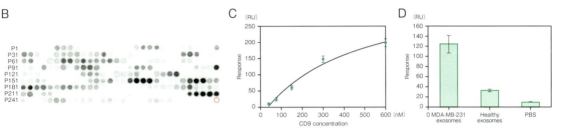

図1　EWI-2のアミノ酸配列を基にした細胞外小胞結合ペプチドの探索
A）SPOT合成ペプチドアレイによるがん細胞由来エクソソームの結合試験スキーム．B）SPOT合成ペプチドアレイによるエクソソーム結合評価（赤丸：ポリアラニン）．C）表面プラズモン共鳴法による配列238ペプチドとCD9との結合評価．D）配列238ペプチドのエクソソームとの結合選択性（文献5より引用）．

ているSPOT合成法は，R. Frankにより考案されたセルロース膜上の任意の位置に活性化試薬とアミノ酸を繰り返しスポットすることでF-moc固相合成による伸長反応を行い，ペプチドのハイスループット並列合成を行うものである[2]．SPOT合成法の利点としては，（ⅰ）多種類のペプチドをパラレル合成できる，（ⅱ）任意の配列および残基数で合成できる，（ⅲ）非天然アミノ酸を含む配列も合成できる，（ⅳ）合成した全ペプチド配列の活性データが得られ情報解析に利用できる，などが挙げられる．一方，（ⅰ）合成ペプチドの精密度を設定できない，（ⅱ）長鎖配列や構造形成配列の合成が難しい，そのため，（ⅲ）SPOT合成で探索したペプチドを粉末合成して精製した後に活性・機能性の検証が必要である，などの欠点がある．使用目的に合致する場合にSPOT合成ペプチドアレイは，有用な探索ツールとなる．

細胞外小胞（エクソソーム）は細胞から分泌される直径約100 nmの脂質二重膜に覆われたエンドソーム由来の小胞であり，マイクロRNAなどの運搬体として機能することから，疾患の新たなバイオマーカーおよび治療戦略として注目されている．膜4回貫通型タンパク質であるテトラスパニンスーパーファミリー，

特にCD63，CD81，CD9はTetraspanin-enriched microdomainと呼ばれる細胞膜ネットワークを形成し，エクソソームの表面マーカーとして活用されている[3][4]．我々は，CD9およびCD81と相互作用するEwing（EWI）-2に着目し，そのアミノ酸配列を網羅した断片化ペプチドライブラリーをアレイ状に合成したペプチドアレイを用いてエクソソーム結合性ペプチドを探索した．ヒト乳がん細胞MDA-MB-231の培養上清から密度勾配遠心法によりエクソソームを回収し，ペプチドアレイと相互作用させた結果，EWI-2内の正電荷アミノ酸が含まれる，特にアルギニン-ロイシン-アルギニン（RLR）モチーフを含む配列においてエクソソームと高い結合性が確認された．その中でも配列238は，エクソソーム結合性が高いことが示唆された（**図1**）．このペプチドを粉末合成した後，表面プラズモン共鳴によりCD9結合性を検討した結果，CD9濃度依存的な応答がみられ，K_Dは約470 nMであった．また，健常者由来エクソソームでは応答が低く，CD9発現量の高いMDA-MB-231由来エクソソームに高結合する特性がみられた[5]．

次に，本ペプチドを利用し，エクソソームの捕捉・回収用のマイクロデバイスについて検討した．すでに，

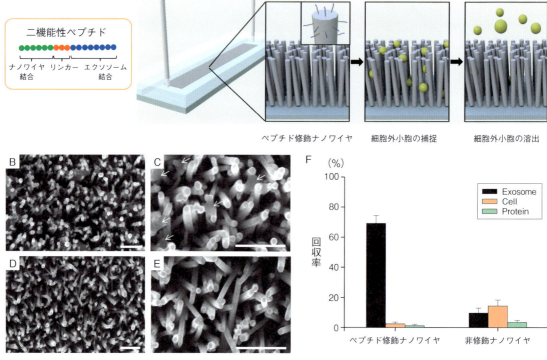

図2　二機能性ペプチド修飾ナノワイヤデバイスによる細胞外小胞の捕捉・回収
A）二機能性ペプチドを利用したナノワイヤデバイスの概略図．B，C）ナノワイヤデバイス上に捕捉したエクソソーム．D，E）溶出後のナノワイヤデバイス（スケールバー＝500 nm）．F）細胞が混合した培養液からのエクソソームの回収（文献5より引用）．

エクソソーム解析において実績のある酸化亜鉛ナノワイヤデバイス[6]へのペプチド修飾には，酸化亜鉛結合性配列[7]，リンカー，エクソソーム結合性配列を連結して合成し，二機能性ペプチドを作製した．これをナノワイヤデバイスに送液後にインキュベートしたところ，ペプチドはナノワイヤ上に自己集合し，その修飾量は1.15 ± 0.06 nmol mm^{-2}程度であった．その後，エクソソーム含有液を導入し，ナノワイヤ上にエクソソームを捕捉した（図2）．デバイスにエクソソーム溶出液を送液した結果，捕捉したエクソソームの7割以上を回収でき，本手法によるエクソソーム回収量は超遠心法の約4倍となった．また，細胞を少量含む細胞上清からのエクソソーム回収についても検討した結果，ペプチド修飾ナノワイヤにおいてエクソソームの選択的な回収ができた．回収したエクソソームは，ゼータ電位や小胞形状に変化が見られずmiRNAを保持していたことから，エクソソームを損傷することなく回収で

きたものと示唆された．以上のことより，ペプチド修飾ナノワイヤデバイスを利用したエクソソームの捕捉・回収が可能であり，ドラッグデリバリーなどに利用できる可能性が示唆された．

2 ペプチドによるがん細胞の機能制御

CD9は，インテグリンや増殖因子受容体などの膜タンパク質と複合体を形成する他，Tetraspanin webと呼ばれる細胞膜ネットワークを形成してシグナル伝達に寄与する分子オーガナイザーである[8)9]．前述のペプチドがCD9と相互作用することが示唆されたことから，表面プラズモン共鳴法を用いてEWI-2をリガンドとして固定化し，CD9とペプチドを競合的に相互作用させた結果，ペプチド濃度依存的にCD9結合が阻害され，IC$_{50}$は約460 nMとなった．また，ペプチドとCD9のドッキングシミュレーションをMDockPepにて行っ

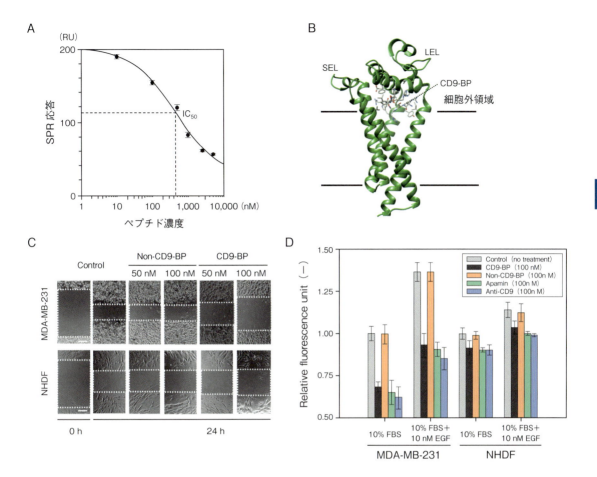

図3 ペプチドの機能評価

A）表面プラズモン共鳴法によるCD9とペプチドの競合結合試験．B）ドッキングシミュレーションによるCD9とペプチドの結合解析．C）スクラッチアッセイによる細胞の運動性評価．D）Boyden Chamber Assay法による細胞遊走試験（CD9-BP：CD9結合性ペプチド，Non-CD9-BP：ポリアラニン配列，Anti-CD9：CD9抗体，MDA-MB-231：がん細胞，NHDF：ヒト線維芽細胞）（文献10より引用）．

たところ，ペプチドはCD9の細胞外領域（LELおよびSEL）に挟まれた細胞膜近傍の空洞に結合することが推測された．

そこで，D体ペプチドを合成し，細胞や動物試験によりペプチドの機能性評価を行った．まず，ペプチド添加による細胞生存率への影響は大きな変化は認められなかった．超高解像度顕微鏡を用いた解析により，B16/BL6細胞のTetraspanin web形成数およびサイズを測定した結果，ペプチド添加により，形成数およびサイズの減少が確認された．これより，本ペプチドはCD9とパートナータンパク質との会合を抑制し，シグナル伝達場の形成を阻害することが示唆された．

スクラッチアッセイを行ったところ，ペプチド添加100 nMにおいて，MDA-MB-231細胞の遊走能が減少し，ペプチド無添加の場合と比較して約40％となった．また，ヒト線維芽細胞（NHDF）では，無添加の場合と比較して80％程度に維持された．MDA-MB-231では，CD9が高発現することから，ペプチド添加により遊走活性に差がみられたものと思われる．ボイデンチャンバー法においても，ペプチド添加により，MDA-MB-231細胞の遊走性が低下し（図3），その阻害効果は，CD9抗体を用いた場合と同程度であった[10]．さらに，細胞塊を用いた3次元細胞培養においてもペプチド添加により細胞塊の大きさが無添加の場合と比較して低下しており，浸潤活性の低下に寄与する可能性が示唆された．

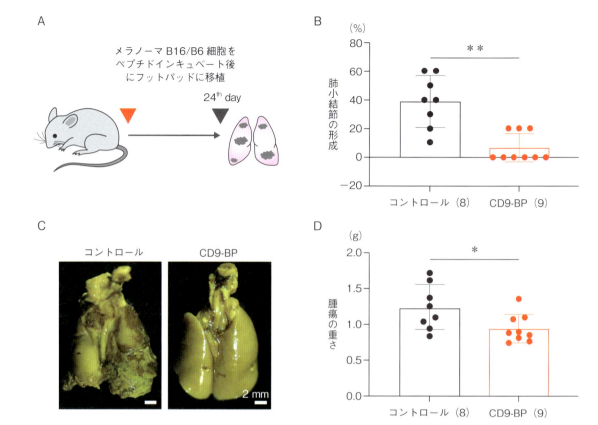

図4 動物試験によるペプチド機能評価
A) ペプチドをB16/B6メラノーマ細胞と1時間インキュベート後にフットパッドに移植して経過観察．B) 肺小結節の形成率．C) 肺の写真（24日後）．D) フットパッドでの腫瘍の重さ（コントロール：ポリアラニン，CD9-BP：CD9結合性配列）．＊：$p < 0.05$；＊＊：$p < 0.01$，Studentのt検定（文献11より引用）．

次に，ペプチドを用いたエクソソームの分泌および取込みへの影響について評価した．がん細胞としてMDA-MB-231細胞およびB16/BL6細胞，正常細胞としてNHDFを用いて検討した．その結果，100 nM以上のペプチド濃度でがん細胞におけるエクソソーム分泌量が有意に減少することが示唆された．また，エクソソーム取込みについて検討したところ，同様にペプチド添加100 nM以上でがん細胞へのエクソソーム取込みが有意に減少した．顕微鏡観察においても細胞に取込まれた蛍光標識エクソソーム量の減少が確認された．これより，本ペプチドはCD9結合性を示し，がん細胞において亢進される細胞遊走・浸潤活性，エクソソーム分泌・取込みなど様々な細胞機能に寄与する可能性が示唆された．

そこで，マウスを用いた動物試験により，ペプチドのがん浸潤・転移活性への影響について調べた．B16/BL6メラノーマ細胞と本ペプチドを1時間インキュベートした後にフットパッドにがん細胞を播種したところ，フットパッドにおけるがん細胞増殖に伴う重量増加が減少した．また，肺小結節の形成について調べた結果，本ペプチドの添加で有意な減少がみられ，ペプチドによる浸潤転移の阻害効果が得られた（**図4**）[11]．

以上の結果より，エクソソーム結合性を指標として探索した本ペプチドはCD9結合性を有する他，がん細胞において亢進される様々な細胞機能の正常化に寄与する可能性が示唆された．

おわりに

本稿では，エクソソーム結合性を指標として探索し

たペプチドの細胞機能への影響について解説した．ペプチドアレイを利用した機能性分子の探索法は様々な対象に対して有効であり，展開が期待される．今後，生体におけるペプチドの動態や作用機序の詳細な把握に向けた解析技術やイメージング技術，ペプチドのデリバリーシステムなどの技術基盤の構築により，副作用が低く生体を正常な状態に導く身体に優しいペプチド創薬の開発が待たれる．

最後に，本稿に引用した筆者らのデータは共同研究者らとの研究により得られたものであり，共同研究者及び関係諸氏にこの場をお借りして深謝する．

文献

1）「バイオチップの基礎と応用—原理から最新の研究・開発動向まで—」（伊藤嘉浩／監修），シーエムシー出版，2015
2）Frank R：Tetrahedron, 48：9217-9232, 1992
3）Théry C, et al：J Cell Biol, 147：599-610, doi:10.1083/jcb.147.3.599（1999）
4）Duijvesz D, et al：Int J Cancer, 137：2869-2878, doi:10.1002/ijc.29664（2015）
5）Suwatthanarak T, et al：Lab Chip, 21：597-607, doi:10.1039/d0lc00899k（2021）
6）Yasui T, et al：Sci Adv, 3：e1701133, doi:10.1126/sciadv.1701133（2017）
7）Okochi M, et al：Biotechnol Bioeng, 106：845-851, doi:10.1002/bit.22772（2010）
8）Lazo PA：Cancer Sci, 98：1666-1677, doi:10.1111/j.1349-7006.2007.00584.x（2007）
9）Umeda R, et al：Nat Commun, 11：1606, doi:10.1038/s41467-020-15459-7（2020）
10）Suwatthanarak T, et al：Chem Commun, 57：4906-4909, doi:10.1039/d1cc01295a（2021）
11）Suwatthanarak T, et al：Biomater Adv, 146：213283, doi:10.1016/j.bioadv.2023.213283（2023）

＜著者プロフィール＞

大河内美奈：1998年 東京農工大学大学院工学研究科修了，博士（工学）．'99年 東京農工大学大学工学部助手．2004年 名古屋大学大学院工学研究科講師．'08年 同准教授．'14年より現職〔東京工業大学（現：東京科学大学）物質理工学院応用化学系 教授〕．'21年 第30回生物工学技術賞受賞，「ペプチドアレイ」を基盤とする低抗原性生理活性ペプチドの製造に関する研究（日本生物工学会）．

| 第2章 | 薬理活性の創出 |

1. 代謝調節に関連する生体ペプチドを基軸とした創薬研究

髙山健太郎

> 生体ペプチドへの注目は遡ること100年余り前にはじまった。インスリンをはじめとした全身の各臓器からホルモンとして分泌されるペプチドのみならず，タンパク質の部分配列を基にした誘導体創製，さらには酵素の基質配列をもとにしたミメティックの創製など，多くの試みがなされてきた。生命維持活動を担う代謝の調節異常は，現代の課題となって久しい生活習慣病の発症や健康寿命の低下につながるが，そこに立ち向かうヒントが関連する生体分子中に秘められているであろうとの期待が，創薬を指向した基盤研究のモチベーションとなっている。

はじめに

　生体ペプチド研究は，1902年に発見されたセクレチンに端を発するペプチドホルモン研究が歴史的な基盤となっている。一般に，各臓器から分泌されるホルモンは，血流を介して標的器官に達し，微量で迅速に生物学的メッセージを伝達する物質として定義される。すなわち，ホルモンとしての生体内での使命は，臓器間の情報伝達をごく短時間で確実に達成することであ

り，標的分子（受容体）への高親和性と特異性を有することがその源である。この特徴はペプチド分子が有する構造的多様性によるものであり，今日の創薬において中分子ペプチドを扱うモチベーションとなっている。一方で，医薬品の視点から考えると，ペプチドの易分解性を含めた薬物動態特性は，新しいシーズが生まれるたびに直面する大きな課題である。ペプチドごとに明らかになる問題点に対して，単純なアミノ酸置換を含む構造変換のみならず，分子修飾，立体構造制

[略語]

BMI：body mass index（体格指数）
BMP-9：bone morphogenetic protein-9
CCK：cholecystokinin
DPP-4：dipeptidyl peptidase-4
GDF-11：growth differentiation factor-11
GIP：glucose-dependent insulinotropic polypeptide（グルコース依存性インスリン分泌刺激ポリペプチド）

GLP-1：glucagon-like peptide-1（グルカゴン様ペプチド-1）
IC$_{50}$：50 % inhibitory concentration（50 %阻害濃度）
NMU：neuromedin U
NPY：neuropeptide Y
TGF-β：transforming growth factor-β

Drug discovery based on biomolecule-derived peptides to regulate metabolism
Kentaro Takayama：Laboratory of Environmental Biochemistry, Kyoto Pharmaceutical University（京都薬科大学衛生化学分野）

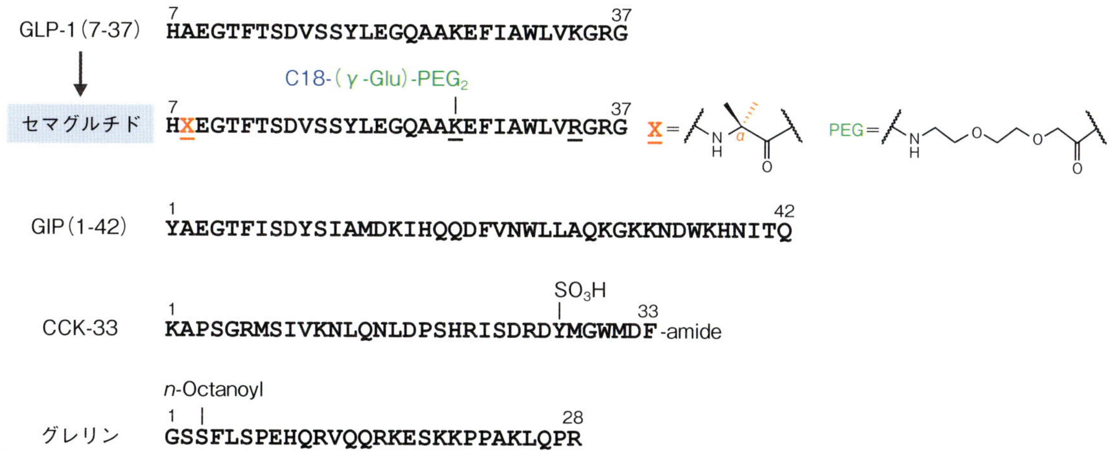

図1 消化管ホルモンのアミノ酸配列とセマグルチドの構造
GLP-1（7-37），GIP（1-42）のN末端ジペプチドはDPP-4により代謝される．セマグルチドにおける下線部は，アミノ酸の置換や修飾が施された箇所を指し，X（2-アミノ-2-メチルプロパン酸）の導入は，DPP-4耐性を与えている．セマグルチドにおけるリンカー（緑色）を介したC18（1,18-オクタデカン二酸）修飾は，アルブミンとの強い吸着性を与え，生体内での安定性・滞留性を向上させている．コレシストキニン（CCK-33）のN末端から27番目は硫酸化チロシンである．グレリンのN末端から3番目のセリンはオクタノイル化されている．

御などによる誘導体化のアプローチが試みられ，医薬品として上市されるに至った成功例はペプチド創薬における貴重な財産となっている．それに倣いつつも，さらなる新しい方法論の創出が今後も大いに期待される．

さて，ペプチドの発見・同定を端緒に，機能解析を経て明らかになる当該ペプチドの注目すべき作用は多面的であることがしばしばである．創薬研究にアプローチする際に，どこに焦点をあて，また強化するのかは重要なポイントとなる．これは既存医薬品を転用して新たな疾患の治療薬として開発するドラッグリポジショニングにもつながるものである．加えて，新規ペプチドに関する初期の研究段階ではその単体の機能の詳細を解明していくことが多いが，研究の進展とともに徐々に他の生体分子（生体ペプチドを含む）との関係性が明らかになってくる．以上のようなことから，生体ペプチドが有する複数の異なる作用，あるいは複数の分子による協働的な作用（相互作用）に触れられる話題をいくつかとり上げたい．

1 肥満や摂食にかかわるペプチド

生活習慣病の発症につながる肥満の克服は，近年の世界的課題として定着してきた．それにもかかわらず，肥満人口は増加しており，世界で10億人を突破した[1]．食生活や栄養状態は，国や地域，さらには個人によってさまざまであり，ひと口に肥満と言っても治療の適切性が異なることが容易に想像され，非常に複雑な領域と言えるのではないだろうか．欧米における肥満（obesity）の基準はBMI（体格指数）が30 kg/m²であり，25 kg/m²は過体重（overweight）と定義される．なお，本邦では25 kg/m²が肥満とされており，これは2型糖尿病や循環器疾患の発症リスクが考慮されてのものである．

1）消化管ホルモン

最近，2型糖尿病治療薬として使用されてきたグルカゴン様ペプチド-1（GLP-1）誘導体セマグルチドが肥満症治療薬（ウゴービ）として認可を受けた．GLP-1は，栄養素を摂取することでインスリン分泌を促すために消化管から分泌されるホルモンとして定義されるインクレチンに分類され，他にグルコース依存性インスリン分泌刺激ポリペプチド（GIP）が知られている（**図1**）．血糖を降下させるペプチドホルモンであるインスリンは膵臓β細胞から分泌されるが，これを促すGLP-1の活性本体は7～37残基目の配列からなるGLP-1（7-37）であり，糖尿病治療薬の開発を主軸に，

アミノ酸置換や脂肪酸修飾による発展を遂げてきた．セマグルチドは，生体内においてジペプチジルペプチダーゼ-4（DPP-4）による分解に対する抵抗性と血中滞留性が確保された誘導体であり，週1回の皮下投与で使用される（**図1**）．一方で，かねてよりGLP-1受容体の食欲・体重減少との関連性が指摘されていたことから[2]，肥満症治療薬開発の展開が長らく視野に入れられていたのは驚くようなことではないが，実用化にまで至ったことは，ペプチド医薬品のドラッグリポジショニングの好例として非常に意義深い．

最も歴史のあるセクレチンに加え，消化管から分泌されるホルモンとして古くから知られているものに，コレシストキニン（CCK）がある（**図1**）．CCKは，摂食抑制作用を示すことが明らかにされた最初のペプチドであり，迷走神経求心線維末端に発現するCCK-A受容体に作用することで満腹情報を中枢に伝達する．同じように迷走神経を介して空腹や満腹情報の伝達をそれぞれ促すグレリン（**図1**）やレプチンなどとの相互作用が20余年前から研究されている[3]～[5]．すでに，グレリン様作用を示すアナモレリン（エドルミズ）ががん悪液質への適応，ヒトレプチンのN末端にメチオニン残基が付与されたメトレレプチン（遺伝子組換え）が脂肪萎縮症への適応にてそれぞれ臨床応用されている．2020年には，小泉らがCCKシグナルとレプチンシグナルによる満腹応答特性の違いへの着目を指摘している[5]．レプチンが関わる相互作用については，GIP受容体作動薬がレプチン分泌を促し協働的に摂食抑制ならびに体重低下を引き起こすことも最近論文報告された[6]．2022年には，GIP/GLP-1受容体デュアルアゴニストであるチルゼパチド（マンジャロ）が本邦で2型糖尿病治療薬として認可されたことから，将来的な適応症の追加の可能性を含めて，末梢由来生体ペプチドがかかわる抗肥満創薬の盛り上がりをしばらく注視したい．

2）神経ペプチド

食欲制御の中枢である神経系で産生されるペプチドについていくつか紹介する．1998年に摂食調節にかかわるペプチドとして同定されたオレキシンは，2つの受容体（OX1R，OX2R）を介して睡眠・覚醒制御にて重要な役割を果たしていることが明らかとなり，受容体拮抗剤であるスボレキサント（ベルソムラ）やレンボレキサント（デエビゴ）が不眠症治療薬としてすでに実用化に至っている[7][8]．その一方で，OX1Rは高脂肪食の摂取促進，OX2Rがエネルギー消費の亢進にかかわることで肥満の抑制にオレキシンシグナルが重要な役割を果たしていることが2019年に報告されるなど[9]，エネルギー代謝に焦点をあてた研究は継続されており，今後の創薬展開に興味がもたれる．

1982年に発見されたニューロペプチドY（NPY）は摂食亢進作用があることが知られており，これまでに5つある受容体のうちY1ならびにY5受容体に対する拮抗剤の創製に基づく肥満症治療に向けた試みがいくつもなされている[10]．NPYと近い時期に同定されたニューロメジンU（NMU，**図2**）は，2つの受容体（NMUR1，NMUR2）を介して摂食抑制やエネルギー代謝亢進作用を示すことから，作動剤が肥満症に対する創薬分子として長らく注目されてきた[11]．いずれも上市に至った実績はないが，免疫反応（炎症）を共通点としたトピックが近年の話題としてあげられる．藤原らは，肺の貪食細胞に発現するY1受容体を介したNPYシグナルが，インフルエンザウイルスの増殖や肺での過剰炎症の惹起にかかわることを2019年に報告しており[12]，既存の拮抗剤を基軸としたリポジショニングの可能性が今後考えられうる．NMUシグナルに関しては，2017年以降，2型自然リンパ球に発現するNMUR1を介した2型炎症の惹起・増悪で特に再注目され[13]，拮抗剤の開発は新しい抗炎症薬の枠組みの形成に期待が寄せられる．

ⅰ）ヒトNMUR1に対する競合拮抗阻害ペプチドの発見

われわれは，哺乳類のNMUで共通のアミド化C末端構造（7残基，19～25位）に着目し，NMUR1ならびにNMUR2に対して選択的作動活性を示すヘキサペプチドの創製を行ってきた[14]．この過程で合成した誘導体のうち，顕著な作動活性を示さなかった化合物群に着目し，NMUに対する拮抗活性のスクリーニングを試みた[15]．その結果，既報の作動剤Aの20位TrpのN-メチル化により拮抗剤Bとなることを見出した．このBを基に構造活性相関研究を進め，最終的にNMUR1に対して10倍選択的な拮抗活性を示すペンタペプチドCPN-351の創出に成功した（**図2**）．これは，ヒトNMUR1に対する世界初の拮抗剤であり，ブレークスルー研究の一つに位置付けられると考えている．

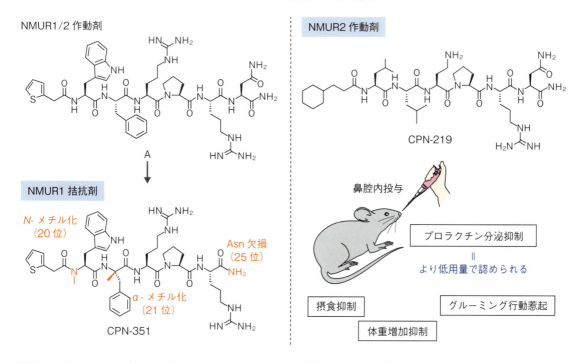

図2 ヒトニューロメジンU（NMU）のアミノ酸配列と受容体選択的モジュレータ
ヒトNMU19-25位にあたる共通構造は哺乳類で完全に保存されており，2つの受容体への結合コア構造である．NMU受容体作動剤Aの20位Trp残基のN-メチル化誘導を契機に，ヒトNMUR1に対する選択的拮抗剤CPN-351を創製した[15]．NMUR2作動剤CPN-219のマウス鼻腔内投与時の薬理作用発現を解析し，抗肥満につながる摂食抑制作用よりもプロラクチン分泌抑制作用の方が低用量で認められることが最近明らかになった[16]．

ⅱ）NMUR2作動ペプチドの鼻腔内投与時の作用

NMUR2は視床下部などの中枢組織に多く発現することが知られている．われわれの創製したNMUR2作動ペプチドCPN-219の分子量は1,000に満たない比較的小さなペプチドであり（**図2**），脳への直接送達が可能とされる鼻腔内投与法の適用が視野に入る．マウス鼻腔内にCPN-219（200 nmol）を投与することで，有意な体重増加抑制，24時間摂餌量の減少，ならびに一過性のグルーミング行動（ストレス応答行動の一つ）が惹起されることを確認した[16]．なお，静脈内あるいは腹腔内への同量投与においては体重への影響が認められず，CPN-219の鼻腔内投与の有用性が示された[17]．2020年に，NMUの視床下部弓状核のドパミン作動性ニューロンを介したプロラクチン分泌抑制作用が報告され，従来のドパミン作動薬が作用しうる黒質への影響が認められない，新たな高プロラクチン血症病態克服のための標的として浮上してきた[18]．CPN-219の鼻腔内投与は，拘束ストレスに伴う血中プロラクチン濃度上昇を有意に抑制したが，興味深いことに，体重や摂餌に影響を与えないより低用量の20 nmolの投与量においても，プロラクチン分泌抑制作用が認められた[16]．すなわち，抗肥満関連作用よりも血中プロラクチンレベルに与える影響の方が強く現れることから，NMUR2を指向した創薬研究のパラダイムシフトと言える成果としてさらなる進展の一助となるであろう（**図2**）．

2 骨格筋萎縮に対抗する分子の創製

わが国において，平均寿命とともに健康寿命も伸びを示しているが，10年程度あるこれらの差をいかに縮小させていくかが重要視されている．健康寿命の延伸

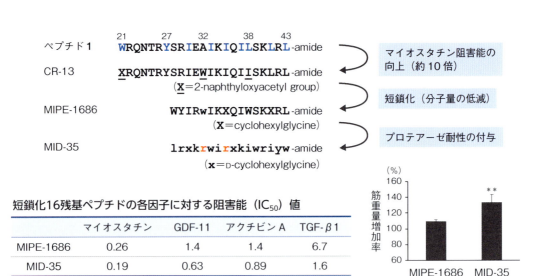

図3 マイオスタチン阻害ペプチドのアミノ酸配列とMID-35のin vitro阻害活性ならびに筋肥大効果[14)21)]
ペプチド1のマイオスタチン阻害活性発現に重要なアミノ酸を青で示している．ペプチド1の上部に付した数字は，マイオスタチン前駆体プロドメイン配列中の残基番号を表している．下線はCR-13の創製においてペプチド1に対してアミノ酸置換を施した箇所を示している．英小文字はD体アミノ酸を表している．赤字は，水溶性向上のために導入したアミノ酸を表している．グラフは，MID-35をマウス前脛骨筋内に投与（30 nmol/mouse）し，28日後に筋重量を測定した結果を示している（$^{**}p < 0.01$, Student's t-test）．

策として，筋力の保持は欠かせない．加齢とともに骨格筋が萎縮していくサルコペニアの予防や克服はその一つである．日常生活における適切な食事や運動習慣が欠かせない要素であるが，医薬品によるアプローチを排除する必要はない．骨格筋量の増大を指向した基礎研究の充実は，筋ジストロフィーやがん悪液質など，筋萎縮病態を呈する疾患の治療への貢献も期待できるため，その波及効果は大きい．

1）複数因子の阻害による筋肥大

TGF-β（transforming growth factor-β）スーパーファミリーに属するマイオスタチンは，アクチビンI型およびII型受容体に結合し，Smad2/3シグナルを介してタンパク質合成に対して抑制的に機能するなど，骨格筋量を負に制御している．1997年の発見以降，マイオスタチンは世界的に注目され，中和抗体や可溶性デコイ受容体などのタンパク質医薬品創製に向けた動きが活発化した．複数の候補が臨床試験に進んだが，筋萎縮を適応とした臨床応用には至っていない．その理由の一つとして，マイオスタチン単独阻害では効果不十分であることがあげられている[19)20)]．アクチビンAや，マイオスタチンと90％程度のアミノ酸配列相同性を有するGDF-11（growth differentiation factor）を含めた複数因子の阻害により，筋肥大効果の増強が得られることが明らかとなってきた．一方で，同じTGF-βスーパーファミリーに属し，血管新生に関与するBMP-9（bone morphogenetic protein-9）や10の阻害による出血が問題となることがデコイ受容体を用いた検証からわかっており，これらに作用しない内因性の阻害因子フォリスタチン類が最近注目されている[20)]．

2）独自ペプチド阻害剤の創製

われわれは，かねてより中分子ペプチド阻害剤の創製に注力し，先駆的な実績をあげてきた[14)]．マイオスタチン前駆体の生体内における不活性化機構に着目し，前駆体プロドメインタンパク質のN末端領域の部分配列に由来する23残基ペプチド1（マウスマイオスタチンプロドメイン配列21～43位，IC$_{50}$ = 3.6 μM）を阻害ペプチドとして同定したことにはじまる（**図3**）．ペプチド1の分子機能解析としてアラニンスキャンにより阻害能発現に重要なアミノ酸残基を探索したところ，21位Trp，27位Tyrと7つの分岐鎖アミノ酸が同定された．特に興味深いのは，齧歯類特異的なTyr^{27}を有するマウス配列を探索したことがペプチド1の発見につながった点が示唆された点である．保存性の高い

部分配列であっても，数残基のアミノ酸の違いを侮ってはいけないことを表している．活性発現に重要な9つのアミノ酸残基に対しては保存的置換を施し，**図3**に示す22残基ペプチドCR-13が，ペプチド**1**よりも約10倍高いマイオスタチン阻害活性（$IC_{50} = 0.32\,\mu M$）を示した．活性強化に成功したことで，重要残基が集まるC末端側の16残基ペプチド（28〜43位）でも阻害能が見出され，短鎖化にも成功した．最終的にさらに強いマイオスタチン阻害能を示すMIPE-1686を創製するに至った（**図3**）．

　MIPE-1686は複数の非天然アミノ酸を含むが，L体アミノ酸を基調としたペプチドであることからプロテアーゼ耐性は完全ではない．そこで，アミノ酸配列を逆順とし，すべてのアミノ酸をD体に変換したペプチド（レトロインバーソペプチド）とし，水溶性を向上させることでハンドリングを改善するためのArg導入を経て，プロテアーゼで分解されないマイオスタチン阻害D-ペプチドMID-35を創製した（**図3**）[21]．MID-35は，培養細胞を用いた検討においてマイオスタチン，アクチビンA，GDF-11に対するIC_{50}値がいずれも$1\,\mu M$未満を示したはじめてのペプチドであった．このような強化された阻害能，あるいはプロテアーゼ耐性によるものと考えられるMID-35のより高い筋肥大効果が，マウスへの筋肉内投与実験により確認された（**図3**）．現在は，アクチビンAに対する阻害能の強化を念頭においた試行錯誤を進めており，また可能な限り分子サイズ低減も実現したいと考えている．

おわりに

　生体分子を基盤とした独自分子の創製にあたって行う構造活性相関研究は，生体内における機能的意義にもアプローチができる点において一石二鳥の側面をもつものと捉えられる．ケミカルバイオロジーと括ってしまえばそれまでであるが，各アミノ酸残基に込められた生物の進化的意義などにも推論を展開できる可能性に面白みが感じられる．今後も，複雑な生体内メカニズムの理解に向けた一つの方法論として，生体ペプチドを出発点とする研究が広くさかんにとり組まれることを願っている．

文献

1）NCD Risk Factor Collaboration (NCD-RisC)：Lancet, 403：1027-1050, doi:10.1016/S0140-6736(23)02750-2（2024）
2）Meier JJ, et al ： Eur J Pharmacol, 440 ： 269-279, doi:10.1016/s0014-2999(02)01434-6（2002）
3）Barrachina MD, et al：Proc Natl Acad Sci U S A, 94：10455-10460, doi:10.1073/pnas.94.19.10455（1997）
4）Date Y, et al：Endocrinology, 146：3518-3525, doi:10.1210/en.2004-1240（2005）
5）Koizumi H, et al：Sci Rep, 10：12000, doi:10.1038/s41598-020-69035-6（2020）
6）Han W, et al：Diabetes Obes Metab, 25：1534-1546, doi:10.1111/dom.15001（2023）
7）Sakurai T, et al：Cell, 92：573-585, doi:10.1016/s0092-8674(00)80949-6（1998）
8）Sakurai T：Nat Rev Neurosci, 8：171-181, doi:10.1038/nrn2092（2007）
9）Kakizaki M, et al：iScience, 20：1-13, doi:10.1016/j.isci.2019.09.003（2019）
10）Yan C, et al：Nat Commun, 12：2622, doi:10.1038/s41467-021-22925-3（2021）
11）Teranishi H & Hanada R：Int J Mol Sci, 22：4238, doi:10.3390/ijms22084238（2021）
12）Fujiwara S, et al：Nat Microbiol, 4：258-268, doi:10.1038/s41564-018-0289-1（2019）
13）Jarick KJ, et al：Nature, 611：794-800, doi:10.1038/s41586-022-05395-5（2022）
14）Takayama K：Chem Pharm Bull (Tokyo), 70：413-419, doi:10.1248/cpb.c22-00048（2022）
15）Takayama K, et al：ACS Med Chem Lett, 15：885-891, doi:10.1021/acsmedchemlett.4c00091（2024）
16）Nomoto A, et al：ACS Med Chem Lett, 15：376-380, doi:10.1021/acsmedchemlett.3c00541（2024）
17）Takayama K, et al：Bioorg Med Chem, 28：115454, doi:10.1016/j.bmc.2020.115454（2020）
18）Nakahara K, et al：Biochem Biophys Res Commun, 521：521-526, doi:10.1016/j.bbrc.2019.10.156（2020）
19）Latres E, et al：Nat Commun, 8：15153, doi:10.1038/ncomms15153（2017）
20）Ozawa T, et al ： iScience, 24 ： 102488, doi:10.1016/j.isci.2021.102488（2021）
21）Takayama K, et al：ACS Med Chem Lett, 13：492-498, doi:10.1021/acsmedchemlett.1c00705（2022）

＜著者プロフィール＞
髙山健太郎：2006年，京都薬科大学薬学部卒業．'11年，京都大学大学院薬学研究科博士後期課程修了，博士（薬学）．同年，国立循環器病研究センター研究所流動研究員．'12年，東京薬科大学薬学部助教．'17年，同講師．'20年，京都薬科大学生命薬科学系准教授，現在に至る．「ペプチドが担う生体機能制御」をキーワードに，薬物デリバリーツール，診断薬，創薬に関する研究に主に従事．独自ペプチドの創出を足掛かりに生命科学の発展に貢献したい．

第2章 薬理活性の創出

2. マイトクリプタイドと急性炎症治療を指向した革新的創薬
—新規自然免疫トリガー因子の発見と難治性組織傷害治療への適用

向井秀仁

生体は，微生物やウイルスの感染，あるいは火傷や怪我，虚血傷害などをはじめとした非感染性の組織傷害が起こると，迅速に自然免疫応答を惹起することにより対処することでその恒常性を維持している．この迅速な自然免疫応答は，多くの場合，白血球の一つである好中球が血流中から傷害組織に迅速に浸潤することにより惹起されると考えられているが，その迅速な好中球の浸潤を起こす機序については，それに関与する因子を含めて不明な点が多い．本稿ではそれら自然免疫応答のトリガーを引く新規因子の同定と，それらを用いたさまざまな難治性の急性炎症性疾患に対する治療法・治療薬開発の可能性について概説する．

はじめに

　生体は，構成する組織・細胞間で多種多様な情報を伝達しあうことで生体全体の応答を統合・調節することにより，その個体の恒常性，いいかえれば"健康"を維持している．これら情報のやりとりには，生体内に存在する多くの化学物質が関与しているが，それら内因性化学物質の1つに「生理活性ペプチド」がある．生理活性ペプチドは，インスリンやグルカゴンをはじめとした内分泌性ホルモン，あるいはサブスタンスP，ニューロキニン，エンドルフィンやエンケファリンをはじめとした神経伝達物質や神経調節物質，細胞間情

[略語]
FPR1：formyl-peptide receptor 1
FPR2：formyl-peptide receptor 2
GPCR：G protein coupled receptor（Gタンパク質共役受容体）
Gタンパク質：GTP-binding regulatory protein（GTP結合調節タンパク質）
MCT：mitocryptide（マイトクリプタイド）
MCT-1：mitocryptide-1（マイトクリプタイド-1）
MCT-2：mitocryptide-2（マイトクリプタイド-2）
MCT-3：mitocryptide-3（マイトクリプタイド-3）
MCT-CYC：mitocryptide-CYC（マイトクリプタイド-CYC）

Mitocryptides : a novel family of endogenous regulatory peptides that trigger innate immune responses and application of them for the development of therapeutic strategies against serious acute inflammatory diseases
Hidehito Mukai : Graduate School of Bio-Science, Nagahama Institute of Bio-Science and Technology（長浜バイオ大学大学院バイオサイエンス研究科）

報伝達物質として，消化吸収，血圧ならびに血糖調節，利尿作用や体温維持，さらには運動および摂食や情動などの行動調節など，多様な生体調節において重要な役割を担っている．このため，それら生体調節にかかわる生理活性ペプチドを見出し，その多様な機能を明らかにすることは，生命現象を解き明かし，生体を統合的に理解することにつながるばかりでなく，さまざまな治療法や治療薬開発につながることが期待される．実際，世界中でさまざまな生理活性ペプチドの探索が精力的に行われた結果，消化吸収にかかわるインスリン，グルカゴン，ガストリン，グレリンやボンベシン様ペプチドなど，痛みの伝達にかかわるサブスタンスP，ニューロキニンやオピオイドペプチドであるエンドルフィン，エンケファリンなど，血圧調節にかかわるアンギオテンシン，ブラジキニン，バゾプレッシン，心房性利尿ペプチドなど，さらには生殖にかかわる黄体形成ホルモン分泌ホルモンやオキシトシンなど，多様な機能をもつ多数の生理活性ペプチドの存在が明らかになっており，実際にさまざまな疾病の治療にも用いられている[1]～[4]．

それら生理活性ペプチドは，まずDNAから転写されたmRNAがもつ遺伝情報に従い，リボソームで活性をもたない前駆体タンパク質として翻訳・生合成された後，そのアミノ末端に存在するシグナル配列が認識され小胞体に入り，小胞体からゴルジ体を経て分泌小胞に移行するが，この間にプロセッシング，すなわちペプチド鎖の切断ならびに修飾を受け活性をもつ成熟体となる[5]．そしてそれら生理活性ペプチドは，さまざまな生体刺激により分泌され，標的細胞の細胞膜に存在する受容体と結合し，その情報を伝えている（刺激性分泌：stimulus-secretion coupling）[6] [7]．また生理活性ペプチドの一部は成熟化の後，持続的に分泌されることも知られている（構成性分泌：constitutive secretion）．

このように生理活性ペプチドは，リボソームで生合成され，小胞体やトランスゴルジネットワークで成熟化し，分泌小胞を経て細胞外に分泌され作用すると考えられてきたが，最近ミトコンドリアタンパク質をはじめとしたさまざまな機能タンパク質の部分配列ペプチドが，高い生物活性をもつことが明らかになりつつある．すなわちわれわれは，今まで単なる代謝産物だと考えられてきた，ミトコンドリアタンパク質の生合成や成熟化ならびに代謝の段階で，同時に産生される断片化ペプチドのなかに，自然免疫系の初動において重要な役割を果たしている白血球の一つである好中球を，低濃度でしかも強く効率的に（高いエフィカシーで）活性化する生物活性をもつペプチドが多数存在することを発見し，生体には今まで考えられてこなかった多数の生理活性ペプチドが存在し，さまざまな生体調節に関与する可能性を示した[5] [8]～[15]．そこでわれわれは，そのようなタンパク質配列に隠された，元のタンパク質とは全く異なる生物活性をもつペプチドを，総称して「クリプタイド（cryptide）」と命名した[5]．われわれの発見に続いて最近では，細胞増殖や創傷治癒への関与が考えられるペプチドなど，多様な生物活性をもつ機能タンパク質配列由来の生理活性ペプチドが報告されるようになった[16]～[19]．

その後われわれは一貫して，それら新しいカテゴリーの生理活性ペプチドの生理的存在意義の解明を試みてきたが，最近われわれの発見したミトコンドリアタンパク質に由来する一群のクリプタイドである「マイトクリプタイド（mitocryptide：MCT）」が，自然免疫応答の引き金を引く主要なトリガー因子であることを世界に先駆けて明らかにした[20]．さらにわれわれは，MCTsが，その後に起こるさまざまな自然免疫応答のメカニズムにおいても重要な役割をもつことを個体レベルで示唆し[20]，多臓器不全をはじめとした急性の組織傷害の治療に応用できる可能性を示している．本稿ではわれわれが最初に発見したクリプタイドである，この一群の好中球活性化ペプチド，MCTsを中心に，その発見および個体レベルを含めた作用メカニズムを概説し，急性組織傷害をはじめとしたさまざまな炎症性疾患治療への適用の可能性について議論する．

1 マイトクリプタイド（MCTs）の発見

好中球は，微生物やウイルスの感染，あるいは火傷や怪我をはじめとした非感染性の組織傷害に対して最初に動員される生体防御系である自然免疫系，特にその初動において中心的役割を担っている白血球の1つである．実際好中球は，末梢白血球の過半数を占めており，通常血流中を循環しているが，ひとたび微生物

の感染や組織傷害が起こると，それらの箇所にただちに浸潤し，活性酸素産生による殺菌や有毒物質の分解・貪食を行うとともに，さまざまな炎症性サイトカインを分泌し，マクロファージやリンパ球など多様な免疫細胞に傷害情報を伝達することにより生体を防御している[21)~23)]．好中球は，このように感染や組織傷害に対する生体防御応答における初動において重要な役割を担っているが，その迅速で高い応答性が重篤な疾病の誘導につながっていることも知られている．すなわち，例えば心虚血後，治療により血流が再開した状態において，大量の好中球が迅速に心臓組織に浸潤し，回復不可能なダメージを与えることが知られている[24)]．このような急激な好中球の浸潤は，肺や膵臓，肝臓など，さまざまな組織においても認められ，それぞれの組織に対する深刻な傷害を起こし，ひいては多臓器不全を誘導するのではないかと考えられている．

このような好中球の組織浸潤は，細菌由来ペプチドであるformyl-Met-Leu-Phe（fMLF）などの外因性ホルミルペプチド，C5aをはじめとする補体由来成分，また炎症部位で合成・産生されるインターロイキン8などのケモカインなどにより誘導されると考えられてきた[21)~25)]．しかし好中球の迅速な浸潤は，非感染性の組織傷害においても認められること，インターロイキン8をはじめとしたケモカイン類の生合成・分泌以前にも，好中球の傷害箇所への集積が認められることから，すでに知られている好中球誘引因子以外の未知の因子が存在しているのではないかと考えられてきた．

これに対してHarvey Carpは1982年，ミトコンドリア破砕物が好中球の遊走を起こすことを見出し，さらにmtDNAにコードされているミトコンドリアATPアーゼなど，アミノ末端がホルミル化されたミトコンドリアタンパク質が，迅速な好中球の浸潤を誘起する物質である可能性を提起した[26)]．現在，この実験事実をもとに，ミトコンドリア傷害関連分子パターン（mito-chondrial damage associated molecular patterns：mtDAMPs）という概念，すなわちミトコンドリアに由来するさまざまな因子が，傷害組織への好中球の浸潤を引き起こし自然免疫応答を惹起するという考え方，が広く信じられるようになった[27)~29)]．しかしそれらを構成する物質そのものは厳密には同定されておらず，どのような因子が自然免疫応答初期の迅速な好中球浸

潤を引き起こすのかは，諸説あるものの今でもはっきりしていない．

これに対してわれわれは，自然免疫応答の誘導メカニズムを解明するため，まず迅速な好中球の浸潤を起こす物質を同定することをめざし，さまざまな組織における好中球活性化物質の存在を検討した．その結果，心臓や肝臓をはじめとしたさまざまな組織の抽出物中に，好中球を活性化する物質が存在すること，それら活性は非特異的プロテアーゼであるサーモリシン処理により失活することが示され，ペプチド−タンパク質性の好中球活性化物質が生体組織に存在していることが明らかとなった．そこでわれわれは，次に虚血傷害により急激で大量な好中球の浸潤が認められる心臓において，活性化因子の単離・精製を開始した．すなわち，新鮮なブタ心臓を採取，ただちにそれを細片化して沸騰水中で処理し，組織に内在するプロテアーゼを失活させた．その後，熱処理した組織を酢酸溶液中でホモジェナイズし，60％アセトンにより処理することで，変性タンパク質を沈殿・除去した．次に，この抽出物から好中球様に分化したHL-60細胞からのβ−ヘキソサミニダーゼ分泌を指標に，陽イオン交換クロマトグラフィー，ゲル濾過クロマトグラフィー，逆相高速液体クロマトグラフィーなど，さまざまなカラムクロマトグラフィーを用いて活性画分を精製することにより，3つの異なる活性化物質を得た．そこで，これら精製した3つの活性化因子の構造を，質量分析法とエドマン法により解析し，全構造を決定した．その結果，それらはそれぞれミトコンドリア・チトクローム c オキシダーゼサブユニットⅧ，ミトコンドリアチトクローム b，ミトコンドリアチトクローム c の部分配列ペプチドであることが明らかとなった（図1）．そこでわれわれは，それら好中球活性化ペプチドを，それぞれマイトクリプタイド-1（mitocryptide-1：MCT-1），マイトクリプタイド-2（mitocryptide-2：MCT-2），マイトクリプタイド-CYC（mitocryptide-CYC：MCT-CYC）と命名した[5) 10) 11) 13)]．われわれはこのように，新しい3種の好中球活性化ペプチドMCT-1，MCT-2およびMCT-CYCを心臓から単離・同定した．また，他にも抽出物中に活性を示す多数の精製画分が存在していたものの，いずれの活性画分についても含まれる物質の全構造を決定するには至らなかった．しかし，

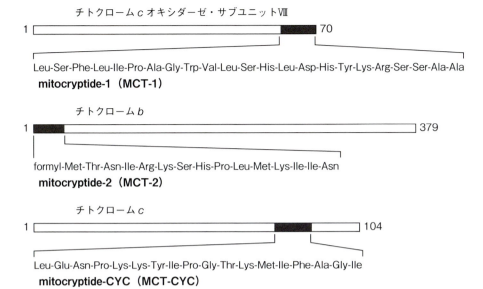

図1　ブタ心臓から単離・同定された新しい好中球活性化クリプタイド，MCT-1，MCT-2ならびにMCT-CYCのアミノ酸配列とそれらの親タンパク質における存在部位
文献5，10，11，13をもとに作成．

それら画分からさまざまなミトコンドリアタンパク質に由来すると考えられるアミノ酸配列情報が得られたことから，それら活性化因子がミトコンドリアタンパク質由来のペプチドである可能性が考えられるようになった．

そこで次に，このように多数存在すると考えられるミトコンドリアタンパク質配列に由来する好中球活性化ペプチドを同定するため，ヒト由来のミトコンドリアタンパク質配列情報をタンパク質データベースであるSwiss-Prot（UniProt）から収集し，それらから切断・産生される可能性のあるペプチドを，ミトコンドリアプロセッシングペプチダーゼや，トリプシン様酵素などの切断特異性から予測した．そして，それら予測したミトコンドリアタンパク質由来のペプチドを化学合成し，好中球様に分化したHL-60細胞の活性化を指標にして評価することで，50種以上の新規好中球活性化ペプチドを同定することに成功した[5)][30)]．

またわれわれは，好中球が発現しているGタンパク質共役型受容体（GPCR）であるホルミルペプチド受容体（formyl-peptide receptor 1：FPR1，formyl peptide receptor 2：FPR2）を活性化する内因性ペプチドについても同定を試みた．すなわちわれわれは，前述したミトコンドリアタンパク質由来予測ペプチドライブラリーより，好中球活性化能をもつことが知られているN-ホルミルペプチドを収集し，それらを化学合成して好中球様に分化したHL-60細胞の活性化を指標にして新規活性ペプチドの探索を試みた．その結果，高い活性をもつ4種の新規N-ホルミルペプチド，すなわち，それぞれチトクロームcオキシダーゼ・サブユニットⅠ（COX1），NADHデヒドロゲナーゼ・サブユニット4（ND4），サブユニット5（ND5）ならびにサブユニット6（ND6）のN末端に由来するN-ホルミルペプチドであるCOX1（1-13），ND4（1-20），ND5（1-28）ならびにND6（1-6）を同定した（図2）[31)][32)]．

このようにしてわれわれは，ミトコンドリアタンパク質に由来する，一群の高い好中球活性化能をもつ新規生理活性ペプチドMCTsを，2024年11月時点で60種以上同定している．

2 マイトクリプタイドの作用機序と生理的・病態生理学的機能

このように，生体には新しいカテゴリーの生理活性ペプチド，クリプタイドが存在し，さまざまな生体調

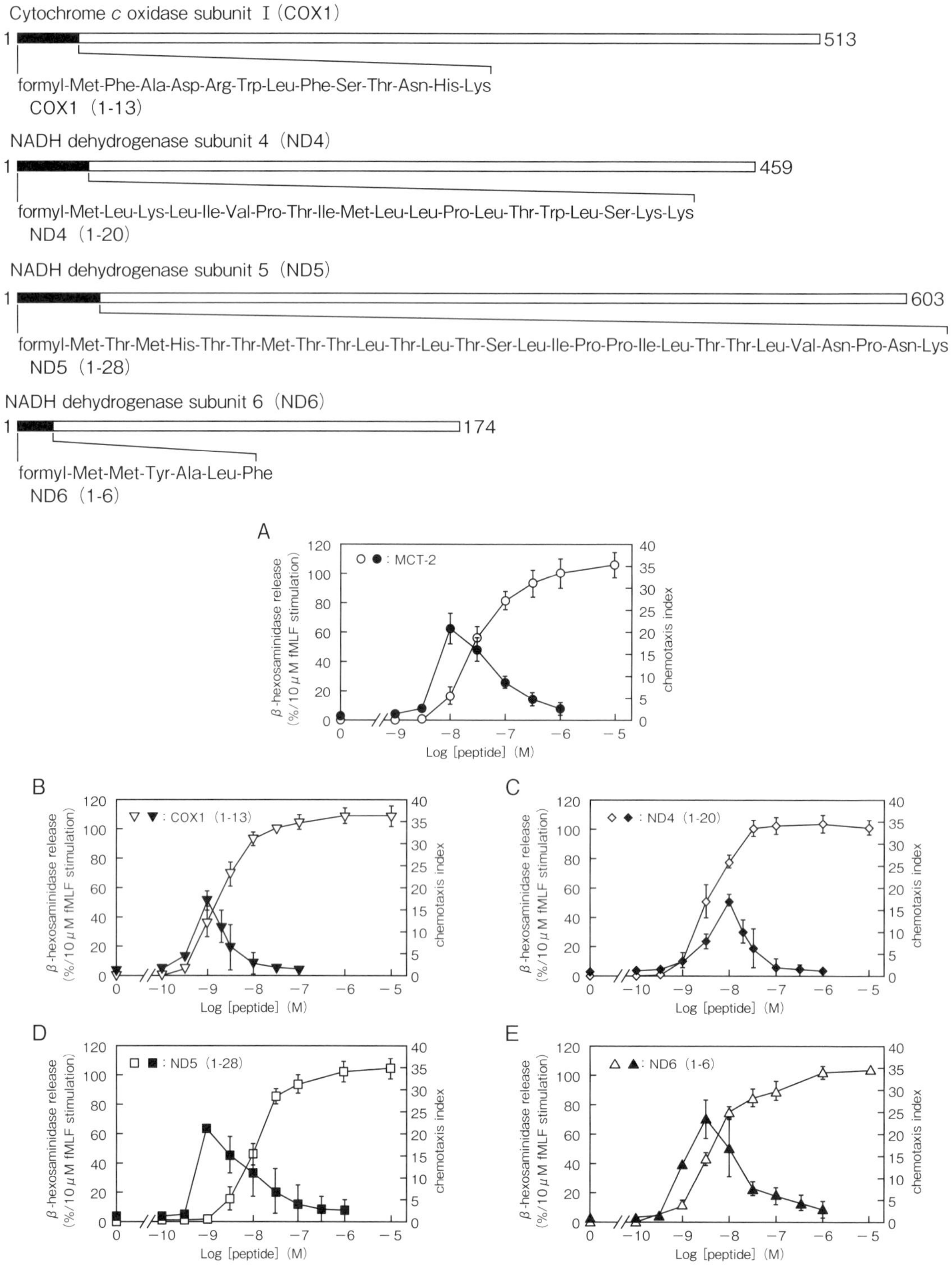
Cytochrome c oxidase subunit Ⅰ（COX1）
1
513
formyl-Met-Phe-Ala-Asp-Arg-Trp-Leu-Phe-Ser-Thr-Asn-His-Lys
COX1（1-13）
NADH dehydrogenase subunit 4（ND4）
1
459
formyl-Met-Leu-Lys-Leu-Ile-Val-Pro-Thr-Ile-Met-Leu-Leu-Pro-Leu-Thr-Trp-Leu-Ser-Lys-Lys
ND4（1-20）
NADH dehydrogenase subunit 5（ND5）
1
603
formyl-Met-Thr-Met-His-Thr-Thr-Met-Thr-Thr-Leu-Thr-Leu-Thr-Ser-Leu-Ile-Pro-Pro-Ile-Leu-Thr-Thr-Leu-Val-Asn-Pro-Asn-Lys
ND5（1-28）
NADH dehydrogenase subunit 6（ND6）
1
174
formyl-Met-Met-Tyr-Ala-Leu-Phe
ND6（1-6）
A
○ ●：MCT-2
B
▽ ▼：COX1（1-13）
C
◇ ◆：ND4（1-20）
D
□ ■：ND5（1-28）
E
△ ▲：ND6（1-6）
β-hexosaminidase release (%/10 μM fMLF stimulation)
chemotaxis index
Log［peptide］（M）

図2　マイトクリプタイドのアミノ酸配列と好中球様分化HL-60細胞刺激活性
A）MCT-2，B）COX1（1-13），C）ND4（1-20），D）ND5（1-28），E）ND6（1-6）．なおβ-ヘキソサミニダーゼ分泌活性は白シンボルで，遊走活性は黒シンボルで示した．（文献31より引用）

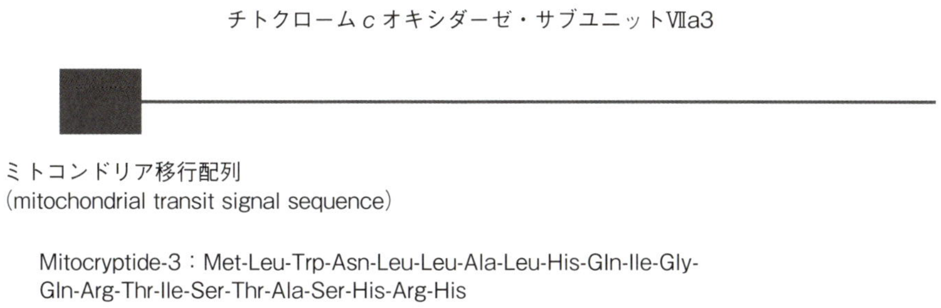

チトクローム *c* オキシダーゼ・サブユニットⅦa3

ミトコンドリア移行配列
（mitochondrial transit signal sequence）

Mitocryptide-3：Met-Leu-Trp-Asn-Leu-Leu-Ala-Leu-His-Gln-Ile-Gly-
Gln-Arg-Thr-Ile-Ser-Thr-Ala-Ser-His-Arg-His

図3　MCT-3のアミノ酸配列とその親タンパク質チトクローム *c* オキシダーゼサブユニットⅦa3における存在部位

節に関与している可能性が考えられるようになった．そこでわれわれは次に，われわれの同定したMCTsについて，好中球活性化機序を検討した．その結果，それらペプチドが惹起する細胞内情報伝達機構は2つに大別されることが判明した．すなわちMCT-1やMCT-CYCをはじめとしたN末端がホルミル化されていないMCTsが活性化する伝達系，あるいはMCT-2をはじめとしたN末端がホルミル化されたMCTsが惹起する活性化経路のいずれかを経て好中球を活性化することが明らかになっている．

　まずわれわれはMCT-1やMCT-CYCをはじめとしたN末端に遊離のアミノ基をもつMCTsの細胞内情報伝達機序を明らかにするため，それらのなかで最も高い好中球刺激活性をもつマイトクリプタイド-3（MCT-3）を用いて，その受容体分子の同定と細胞内情報伝達機構の解析を試みている．MCT-3は，*in silico* での予測に基づいて同定した，核にコードされたミトコンドリアタンパク質であるチトクローム *c* オキシダーゼサブユニットⅦa3のミトコンドリア移行配列に由来するペプチドであるが（**図3**），ヒト mtDAMPs中にそれに対する免疫活性が存在することが明らかになっている．そしてわれわれはごく最近，MCT-3がインタクトな好中球様細胞においてG$_{i2}$タイプのGTP結合調節タンパク質（GTP-binding regulatory protein，Gタンパク質）に直接結合し活性化することで好中球様細胞の活性化を誘導すること，さらにMCT-1やMCT-CYCが，その結合を拮抗阻害することを明らかにした[33]．MCT-1やMCT-CYC，MCT-3などN末端がホルミル化されていない好中球活性化ペプチドは，アミノ酸配列には相同性をもたないものの，正電荷を

もつ両親媒性ペプチドであるという共通した物理化学的特徴をもっており，得られた知見から考えるとそれらペプチドは，G$_{i2}$タンパク質を共通の受容体とし協奏的に好中球を活性化する可能性が考えられるようになった[31) 34]．

　また，MCT-2をはじめとしたN末端がホルミル化されたMCTsの好中球を活性化する機序についても検討した．すなわち，好中球はこのようなホルミルペプチドを認識する受容体として，細胞膜上にformyl peptide receptor 1（FPR1）とそのホモログであるformyl peptide receptor 2（FPR2）を発現しているが[35]，MCT-2自体はそれらのうちFPR2を特異的に活性化し情報を伝達するものの，FPR1は活性化しないことが明らかとなり，MCT-2がFPR2の特異的内因性リガンドであることが示されている[36]．さらにMCT-2によるFPR2の活性化により，G$_{i2}$タンパク質が活性化されること，また細胞内カルシウム上昇やMAPキナーゼであるERK1/2のリン酸化を含む細胞内シグナル応答が誘導されることで，好中球の活性化が惹起されることが示唆された．加えてMCT-2と同等あるいはそれ以上の活性を示す4種類のホルミルペプチドのうち，ND4（1-20）ならびにND5（1-28）はFPR2のみを活性化すること，これに対しCOX1（1-13）はFPR1とFPR2の両方を活性化すること，さらにND6（1-6）はFPR1のみを活性化しFPR2には結合しないことが明らかとなった[37]．このように内因性ホルミルペプチドには，MCT-2のようにFPR2のみを活性化するものばかりでなく，FPR1を活性化するものも存在することが明らかとなり，FPR2とFPR1という異なるGPCR・情報伝達系を活性化することで，異なる情報を伝達して

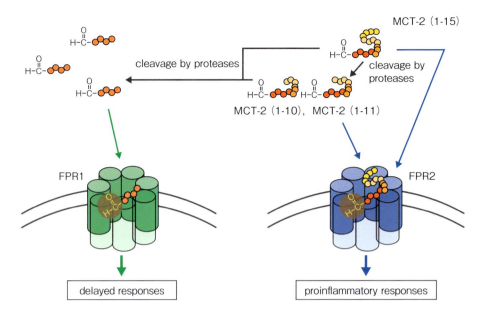

図4　MCT-2およびそのC末端欠失誘導体の受容体選択性
文献38より引用.

いる可能性が考えられるようになった．

さらにごく最近，MCT-2の鎖長が異なるN末端誘導体（MCT-2のC末端から順次アミノ酸残基を欠失させた誘導体）における構造と活性の相関を検討した結果，MCT-2が活性化するGPCRがC末端欠失によりFPR2からFPR1にシフトすること，すなわち15残基からなるMCT-2のC末端から順次アミノ酸を欠失させると，8残基欠失させた誘導体であるMCT-2（1-7）まではMCT-2と同様にFPR2と特異的に結合し活性化するものの，MCT-2（1-6）およびMCT-2（1-5）は，FPR1およびFPR2の両方を活性化すること，MCT-2（1-4）はFPR1のみを活性化することが示された（**図4**）[38]．加えて血中に存在するMCT-2は，分解されるとMCT-2（1-4）となり，かなりの時間血中を循環する可能性があることが示された．これらの事実は，MCT-2がプロテアーゼによりC末端側から順次アミノ酸が切断されるとともに，GPCRの選択性がFPR2からFPR1へと変化することを示しており，MCT-2は，まずFPR2を活性化することで自然免疫応答に関与した後，C末端からアミノ酸残基が順次切断されるに従ってFPR1を活性化するようになり，異なる役割を果たすようになるのではないかと考えられる．最近，FPR1の活性化が炎症の抑制および創傷治癒・組織再生にかかわることが報告されており[39,40]，MCT-2は血中や組織中で分解されることにより，組織傷害からの回復過程にかかわるようになる可能性がある．つまり，一つの生理活性ペプチドが経時的に代謝されることにより相反する機能を示すという，興味深い可能性が考えられるようになった．

以上述べてきたようにわれわれは，MCTsの作用機序を細胞レベルで明らかにするとともに，個体レベルにおける機能についても解析を試みた．個体レベルで生理活性ペプチドのもつ機能を解析する場合，それらをコードする遺伝子をノックアウトした動物を作出し検討する手法が有効であると考えられるが，MCTsの場合，それらの親タンパク質であるミトコンドリアタンパク質はエネルギーの産生にとって必須であり，その遺伝子をノックアウトすることにより，ペプチドのもつ機能ばかりか親タンパク質の機能を失わせるため，ペプチド自身がもつ生体機能を解析することは難しい．そこでわれわれは，それら一群のMCTsに対する特異的中和抗体を取得し，それらを用いて生体機能の解析を行っている．

その結果，ごく最近MCT-1が非感染性の組織傷害に対する自然免疫応答をイニシエートする主要な因子であることを示唆する結果を，MCT-1に対する中和抗

体を用いた実験により得ている．またMCT-2については，自然免疫応答のトリガーへの関与は認められなかったものの，組織傷害の拡大と，その傷害からの回復過程に関与することが，やはりMCT-2に対する中和抗体を用いたマウス個体レベルの検討により示されており，近い将来，これらMCTsに関する研究により得られた知見が，多臓器不全をはじめとした現在治療法が確立していない重篤な炎症性疾患に対して，抜本的治療の道を開くことが期待される．

おわりに

　本稿では，われわれが世界に先駆けて発見した新しいカテゴリーの生理活性ペプチド，クリプタイドである一群の好中球活性化ペプチド，MCTsについて，それらの発見や好中球における作用機序について概観するとともに，そのうちの一つであるMCT-1が，非感染性自然免疫応答のトリガーを引く主な因子である可能性が高いこと，またMCT-2が，非感染性の自然免疫応答にかかわるばかりでなく，傷害からの回復過程においても重要な役割を担っている可能性が考えられることを概説してきた．これら検討については，誌面の関係で詳細については触れなかったが，いずれも秒単位，あるいは分単位の解析によりはじめて得られた結果をもとにしており，他の研究者による検討が行われていない，従来の手法とは一線を画するものである（論文準備中）．これらの解析は多くの困難を伴うが，同時に最初に起こる自然免疫応答のメカニズムや病態を知ることが，多臓器不全をはじめとする難治性の疾患の治療に道を開くものであるとの信念に基づいて行っている．そして最近では，実際に治療法や治療薬の開発に結びつく結果を得るに至っている．本稿がそれらMCTsについての認知や理解のきっかけとなり，さらなる関連研究の発展や治療法・治療薬の開発に結びつけば幸いである．

謝辞
最後に，本稿で解説した内容は，筑波大学応用生物化学系ペプチド生化学研究室，日本たばこ産業生命分子工学研究プロジェクト，三菱化学生命科学研究所情報ペプチド工学研究チーム，京都薬科大学創薬科学フロンティア研究センター，長浜バイオ大学大学院ペプチド科学研究室で実施した研究に基づいており，ご指導，ご協力いただいた宗像英輔先生，下西康嗣先生，高尾敏文先生，西義介先生，若松馨先生，木村博一先生，さらにはスウェーデン・ゴセンバーグ大学のForsman先生をはじめとした多くの共同研究者の方々に深謝する．また最近の研究は長浜バイオ大学大学院・ペプチド科学研究室の構成員，特に服部竜弥博士，丸谷飛之博士，西野弘大君，森川広樹君，高室義人君，宮地智之君，種村亮太君，藤原伯羽君，片渕隼人君らの協力のもと行われたものであり，それらの方々に感謝する．最後に本研究は，科学研究費補助金（16K01923，16J11227，17J11507，19K05853）ならびに筑波大学TARAプロジェクトの補助を受けて行われたものであることを申し添える．

文献

1）宗像英輔：化学と生物，22：854-866，doi:10.1271/kagakutoseibutsu1962.22.854（1984）
2）松尾壽之：ファルマシア，19：161-165，doi:10.14894/faruawpsj.19.2_161（1983）
3）向井秀仁，宗像英輔：化学と生物，28：152-161，doi:10.1271/kagakutoseibutsu1962.28.152（1990）
4）Munekata E：Comp Biochem Physiol C Comp Pharmacol Toxicol, 98：171-179（1991）
5）Ueki N, et al：Biopolymers, 88：190-198, doi:10.1002/bip.20687（2007）
6）Tooze SA, et al：Trends Cell Biol, 11：116-122, doi:10.1016/s0962-8924(00)01907-3（2001）
7）Yonath, A：Peptide Science, 2010：6-9（2011）
8）向井秀仁：ペプチドニュースレター，41：1-2（2001）
9）植木暢彦，向井秀仁：化学と生物，44：728-730，doi:10.1271/kagakutoseibutsu1962.44.724（2006）
10）Mukai H, et al：J Biol Chem, 283：30596-30605, doi:10.1074/jbc.M803913200（2008）
11）Mukai H, et al：J Immunol, 182：5072-5080, doi:10.4049/jimmunol.0802965（2009）
12）向井秀仁，他：生化学，82：524-532（2010）
13）Hokari Y, et al：Protein Pept Lett, 19：680-687, doi:10.2174/092986612800494048（2012）
14）向井秀仁，木曽良明：遺伝子医学MOOK，21：298-304（2012）
15）服部竜弥，向井秀仁：日本薬理学雑誌，144：234-238（2014）
16）Heimann AS, et al：Proc Natl Acad Sci U S A, 104：20588-20593, doi:10.1073/pnas.0706980105（2007）
17）Pimenta DC & Lebrun I：Peptides, 28：2403-2410, doi:10.1016/j.peptides.2007.10.005（2007）
18）Gomes I, et al：FASEB J, 23：3020-3029, doi:10.1096/fj.09-132142（2009）
19）Samir P & Link AJ：AAPS J, 13：152-158, doi:10.1208/s12248-011-9252-2（2011）
20）Fujiwara H, et al：Peptide Science, 2023：31-32（2024）
21）Springer TA：Cell, 76：301-314, doi:10.1016/0092-8674(94)90337-9（1994）
22）Murphy PM：Annu Rev Immunol, 12：593-633, doi:10.1146/annurev.iy.12.040194.003113（1994）

23) Sampson AP：Clin Exp Allergy, 30 Suppl 1：22-27, doi:10.1046/j.1365-2222.2000.00092.x（2000）

24) Vinten-Johansen J：Cardiovasc Res, 61：481-497, doi:10.1016/j.cardiores.2003.10.011（2004）

25) Baggiolini M, et al： J Clin Invest, 84 ： 1045-1049, doi:10.1172/JCI114265（1989）

26) Carp H：J Exp Med, 155：264-275, doi:10.1084/jem.155.1.264（1982）

27) Zhang Q, et al：Nature, 464 ： 104-107, doi:10.1038/nature08780（2010）

28) McDonald B, et al：Science, 330：362-366, doi:10.1126/science.1195491（2010）

29) Sun S, et al：PLoS One, 8：e59989, doi:10.1371/journal.pone.0059989（2013）

30) 向井秀仁，木曽良明：遺伝子医学MOOK，21：298-304（2012）

31) Marutani T, et al：Biopolymers, 106：580-587, doi:10.1002/bip.22788（2015）

32) Gabl M, et al：J Immunol, 200：3269-3282, doi:10.4049/jimmunol.1701719（2018）

33) Ohura K, et al：Peptide Science, 2021：59-60（2022）

34) Mukai H, et al：Peptides, 2008：570-571（2009）

35) Le Y, et al：Trends Immunol, 23：541-548, doi:10.1016/s1471-4906(02)02316-5（2002）

36) Seki T, et al：Biochem Biophys Res Commun, 404：482-487, doi:10.1016/j.bbrc.2010.12.007（2011）

37) Lind S, et al：J Immunol, 202：2710-2719, doi:10.4049/jimmunol.1900060（2019）

38) Marutani T, et al：Int J Mol Sci, 22：4084, doi:10.3390/ijms22084084（2021）

39) Babbin BA, et al：J Immunol, 179：8112-8121, doi:10.4049/jimmunol.179.12.8112（2007）

40) Liu M, et al：PLoS One, 9：e90613, doi:10.1371/journal.pone.0090613（2014）

＜著者プロフィール＞

向井秀仁：長浜バイオ大学大学院バイオサイエンス研究科教授．1990年筑波大学大学院博士課程生物工学学際カリキュラム（農学研究科応用生物化学専攻）修了，学術博士．日本学術振興会海外特別研究員（テキサス大学サウスウエスタン医科学大学院），筑波大学応用生物化学系講師，JT生命分子工学研究プロジェクト研究員，三菱化学生命科学研究所主任研究員・チームリーダー，京都薬科大学21世紀COE特任講師等を経て現職．米国から帰国して以来，一貫してタンパク質に隠された新しい生理活性ペプチド，特にわれわれが発見したミトコンドリア由来の自然免疫制御因子である一群の生理活性ペプチド，マイトクリプタイドの同定と生体調節機構の解明に関する研究を行っている．

第2章 薬理活性の創出

3. 人工抗体の開発

梅本　駿，村上　裕

人工抗体とは，抗体よりも分子量が小さく，標的分子に対して特異的に結合することができるタンパク質のことを指す．人工抗体は，大腸菌による大量発現が可能で製造コストが低いことなど，抗体にはない特徴をもっており，新たな創薬モダリティとしての期待が高まっている．その創製には，進化分子工学的手法が用いられることが多く，さまざまな人工抗体を迅速に創製することが可能である．本稿では，人工抗体とその創製法について概説した後，筆者らの高速人工抗体創製法を用いた人工抗体の創製研究を紹介する．

はじめに

　人工的な抗体（人工抗体）は，標的分子に対する強い結合力と高い特異性をもつ新規モダリティとして近年注目されている．人工抗体は，通常の抗体よりも分子量が小さく，動物細胞による発現を必要とせず，大腸菌などで低コストに大量発現が可能である．そのため，人工抗体は，抗体医薬品の代替としての研究が進められ，臨床試験に進んでいるものも報告されている．本稿では，人工抗体の特徴およびその創製法について概説した後，筆者らの高速人工抗体創製法を用いた人工抗体の創製研究について最新の知見を交えながら紹介する．

1 人工抗体と進化分子工学

1）人工抗体とは

　モノクローナル抗体は，標的分子に対する強い結合力と高い特異性をもつため，さまざまな疾患に対する治療薬として汎用されている．しかし，抗体医薬品の

[略語]
ACE2：angiotensin-converting enzyme 2
COVID-19：coronavirus disease 2019
EGFR1：epidermal growth factor receptor 1
HER2：human epidermal growth factor receptor 2
RBD：receptor binding protein
RF1：release factor 1
SARS-CoV-2：severe acute respiratory syn-

drome coronavirus 2
scFv：single-chain variable fragment
SH3：Src-homology 3
TRAP 提示法：transcription-translation coupled with association of puromycin-linker提示法
VHH：variable domain of heavy chain of heavy chain antibody

Development of synthetic binding proteins
Shun Umemoto[1] /Hiroshi Murakami[1] ~[3]：Graduate School of Engineering, Nagoya University[1] /Institute of Nano-Life-Systems, Institutes of Innovation for Future Society, Nagoya University[2] /Research Institute for Quantum and Chemical Innovation, Institutes of Innovation for Future Society, Nagoya University[3]（名古屋大学大学院工学研究科[1] ／名古屋大学未来社会創造機構ナノライフシステム研究所[2] ／名古屋大学未来社会創造機構量子化学イノベーション研究所[3]）

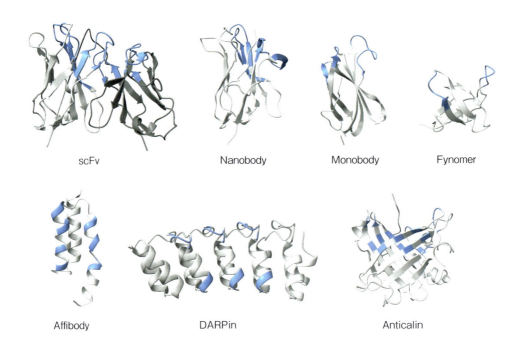

図1 さまざまな人工抗体骨格
各人工抗体骨格で代表的なランダム箇所を青色で，さらにscFvでは重鎖を黒色で示した．ここで示した構造はProtein Data Bank上のデータを使用した（scFv：6DSI，Nanobody：5IVN，Monobody：1FNA，Fynomer：1M27，Affibody：2KZI，DARPin：4J7W，Anticalin：1L6M）．

製造プロセスには，動物細胞を用いた発現が必要となり，製造コストが高いという課題がある．そこで近年，抗体（約150,000）よりも小さな分子量（15,000〜25,000）をもつ低分子抗体が，代替ツールとして注目されるようになってきた．低分子抗体は，大腸菌などで大量発現が可能であり，製造コストを低くできるという特徴がある．これに該当するものとしては，抗体フラグメントと人工抗体が提案されている．

抗体フラグメントとは，その名の通り，抗体（免疫グロブリン）をフラグメント化して作製できる低分子抗体である．その有名な例としては，Single-chain variable fragment（scFv）が開発されており[1)2)]，抗体の抗原認識部位である重鎖可変領域（VH）と軽鎖可変領域（VL）を柔軟なリンカーで繋いだものである．他にも，ラクダ科動物由来の重鎖抗体の可変ドメインのみを用いたNanobody（もしくはVHH）も開発されており[3)]，市販の研究用抗体としても実用化されている．これらの抗体フラグメントを創製するためには，一般的なモノクローナル抗体作製技術で得られた抗体配列からフラグメント化する方法，あるいは後述の進化分子工学的手法を用いる方法が用いられる．

進化分子工学的手法を用いると，抗体作製に必要な哺乳類動物に対する免疫感作を必要とせず，タンパク質骨格が抗体フラグメントに制限されないため，さまざまなタンパク質骨格を使用することができる．そこで研究されてきたのが，人工抗体とよばれる「非免疫グロブリンタンパク質を骨格とし，抗体のように標的分子に対して特異的に結合することができるタンパク質」である．人工抗体も，小さな分子量（5,000〜21,000）をもち，大腸菌などで低コストに大量発現が可能であるものが多い．これまでにさまざまなタンパク質骨格をもった人工抗体が開発されており[4)5)]，そのいくつかを図1に示した．

その1つとして，Koideらがヒト由来Fibronectin typeⅢドメインを基に開発した人工抗体骨格Monobodyがある[6)]．Monobodyは分子量10,000程度のβバレル構造をもち，抗体と同様に2本もしくは3本のループを用いて標的に結合することができる．熱安定性や可溶性に優れており，骨格にジスルフィド結合を含まないため，比較的扱いやすいという特徴がある．同様

にループを用いて標的に結合する人工抗体骨格としては，CookeとPerlmutterらがFynomerを提案している[7]．Fynomerは，ヒト由来FYN tyrosine kinaseのSrc-homology 3（SH3）ドメインを基にしている．こちらも熱安定性が高くジスルフィド結合を含まないことに加え，分子量がわずか7,000程度であるという特徴がある．それよりも小さな分子量をもつ人工抗体骨格が，NygrenらによってAffibodyである[8]．黄色ブドウ球菌Protein AのZドメインを基にしており，分子量6,000程度の人工抗体骨格である．先ほどの2つとは違い，3本のαヘリックス構造のうち2本を用いて標的に結合する．Borkらは，Ankyrin repeat motifを基にデザインしたDARPinを報告している[9]．2本のαヘリックスからなるユニットをくり返した構造をもっており，そのαヘリックスと間にあるループを用いて標的を認識する．通常のくり返し数は4〜5で，14,000〜18,000程度の分子量になる．最後に紹介するのは，Skerraらが開発したAnticalinであり[10]，疎水性低分子化合物を輸送するLipocalinを基にしている．Anticalinは，分子量21,000程度のβバレル構造をもっているが，Monobodyなどとは違い，βバレル構造の内側に存在する空間を用いて低分子化合物と結合するという特徴がある．

2）進化分子工学的手法とは

進化分子工学的手法では，はじめに，人工抗体（表現型）とその遺伝子（遺伝子型）を対応付ける技術を用いて，大きな多様性をもつ人工抗体‐遺伝子複合体ライブラリを構築する．そのライブラリのなかから，標的分子に結合する人工抗体‐遺伝子複合体をスクリーニングする．その後，回収された遺伝子を増幅し，新たな人工抗体‐遺伝子複合体ライブラリを再構築する．上記の「ライブラリ構築」「選択」「増幅」をくり返すことで，標的分子に結合する人工抗体が濃縮されていき，最後にDNAの塩基配列解析によって目的の人工抗体配列を知ることができる．

これまでに，数多くの人工抗体‐遺伝子対応付け技術が開発されてきた．最も有名な方法は，2018年ノーベル化学賞を受賞したファージ提示法である[11]．これは，人工抗体ライブラリ遺伝子をもつファージミドを大腸菌に形質転換することで，人工抗体を表面上に提示しつつ対応する遺伝子を内部に保持するファージを作製することができる．ファージ提示法に限らず，ウイルスや微生物を用いる対応付け技術には，基本的な細菌・微生物培養技術があれば運用可能という利点がある．欠点としては，ライブラリ遺伝子を導入する際の形質転換効率によってライブラリ多様性が$10^9 \sim 10^{10}$に制限されることがあげられる．ライブラリ多様性が小さいということは，スクリーニングにかけられる配列の種類数が少ないことを意味するため，標的に対して高い結合親和性をもつ人工抗体を取得できる可能性が低くなる．

形質転換を用いない人工抗体‐遺伝子対応付け技術として，無細胞翻訳系を用いた方法が開発されている．その1つであるリボソーム提示法[12]では，終止コドンを欠損させた人工抗体ライブラリmRNAを無細胞翻訳系に加えることで，翻訳された人工抗体がリボソーム上に保持された，人工抗体／リボソーム／mRNA複合体（"／"は非共有結合）を作製することができる．形質転換を経ないため，1 mLの翻訳反応液から10^{13}以上の多様性が実現可能という利点がある．ただし，この人工抗体／リボソーム／mRNA複合体は，リボソームが変性するような条件では不安定であり，さまざまな選択条件で人工抗体を得ることは難しい．

この問題を解消したのが，伏見らとSzostakらによって独立に開発されたmRNA提示法[13]（*in vitro* virus法[14]）である．この方法では，人工抗体ライブラリmRNAの3′末端にピューロマイシンを連結させ，無細胞翻訳系に加える．人工抗体がリボソームによって翻訳合成された後，リボソームはmRNAの3′末端付近まで到達し，ピューロマイシンと接近する．ピューロマイシンはチロシルtRNAの3′末端と類似した構造をもっているため，リボソームによる翻訳伸長反応にそのまま取り込まれ，人工抗体のC末端と共有結合を形成することになる．一連の反応によって，人工抗体‐ピューロマイシン‐mRNA複合体（"‐"は共有結合）を作製することができる．mRNA提示法は，リボソーム提示法と同様に10^{13}以上の多様性が実現可能であり，さらに人工抗体‐ピューロマイシン‐mRNA複合体は比較的安定であるため，幅広い選択実験に使用することができる．

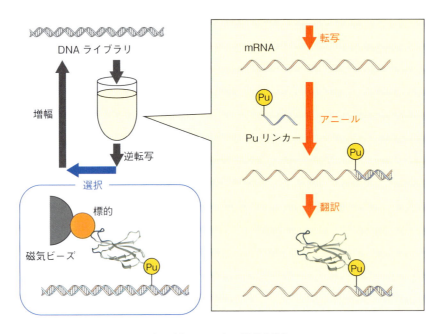

図2　TRAP提示法による人工抗体創製
詳細は本文を参照．Puはピューロマイシンを示す．

2 高速人工抗体創製法（TRAP提示法）の開発

1）TRAP提示法とは

　mRNA提示法は，優れた進化分子工学的手法の1つである一方で，DNAからmRNAへの転写・mRNAの精製・mRNAとピューロマイシンの連結・ピューロマイシン-mRNA連結体の精製という多段階の準備が必要となり，操作の煩雑さや所要時間の長さなどを欠点としている．そこで，筆者らはmRNA提示法をより簡便かつ迅速化したTRanscription-translation coupled with Association of Puromycin-linker提示法（TRAP提示法）[15]を開発した（**図2**）．

　TRAP提示法では，mRNA提示法からの変更点として，①ピューロマイシンをmRNAに連結（共有結合）するのではなく相補鎖形成によって会合（非共有結合）させること，②翻訳終結因子release factor 1（RF1）を含まない再構成無細胞翻訳系を使用すること，の2つを採用した．まず，ピューロマイシンは，人工抗体ライブラリmRNAの3'末端配列と相補的なオリゴDNAに修飾した状態（筆者らは「ピューロマイシンリンカー」とよんでいる）で，再構成無細胞翻訳系に加えておく．すると，人工抗体ライブラリDNAを再構成無細胞翻訳系に加えるだけで，mRNAへの転写反応・mRNAとピューロマイシンリンカーの会合・人工抗体の翻訳合成・人工抗体のC末端とピューロマイシンの共有結合が連続的に進行する．RF1を含まない再構成無細胞翻訳系を使用したのは，終止コドン（UAG）を空コドンとすることで，翻訳中のリボソームをピューロマイシンリンカー／mRNAの相補鎖領域の前で止めるためである．上記の変更点によって，前述の多段階の準備が不要になり，人工抗体ライブラリDNAを再構成無細胞翻訳系に加えてからわずか30分で人工抗体-ピューロマイシンリンカー／mRNA複合体を作製することができるようになった．

　2013年に発表したTRAP提示法[15]は，環状ペプチドライブラリを構築するものであったが，2020年に発表した改良版のTRAP提示法[16]では，人工抗体ライブラリを効率よく構築できるようになった．筆者らの研究室では，TRAP提示法を用いて，四種類のライブラリ（Nanobody, Monobody, Fynomer, Anticalin）を構築し，標的分子に対して特異的に結合できる人工抗体を取得した例がある．特に，epidermal growth factor receptor 1（EGFR1）と human epidermal

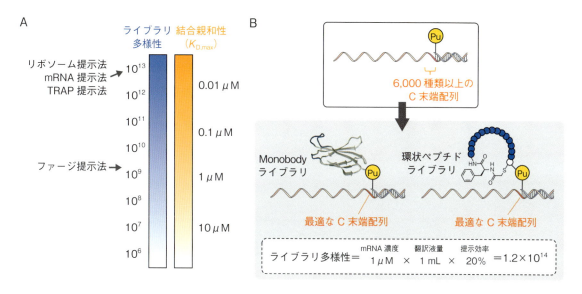

図3　TRAP提示法におけるライブラリ多様性の向上
6,000種類以上のC末端配列による提示効率への影響を解析した後，最適だったC末端配列を用いてMonobodyライブラリと環状ペプチドライブラリを構築し，その提示効率とライブラリ多様性を評価した．両ライブラリの提示効率20％は，1μM mRNAを含む翻訳系を1 mL調製した場合，ライブラリ多様性が10^{14}程度であることを示す．

growth factor receptor 2（HER2）の細胞外ドメインに対しては，1.3〜32 nMの解離定数をもつ複数のNanobodyとMonobodyを取得することに成功した[16]．

2）TRAP提示法のさらなる改良：ライブラリ多様性の向上

前章でも触れたが，進化分子工学的手法におけるライブラリ多様性は重要な要素であり，ライブラリ多様性と取得できる人工抗体の結合親和性には相関関係があると考えられている（**図3A**）[17]．TRAP提示法におけるライブラリ多様性は，調製する反応液量と，mRNAが人工抗体-ピューロマイシンリンカー／mRNA複合体を形成する反応の効率（mRNAが人工抗体を提示する効率とも考えられるので「提示効率」とよぶ）によって決定される．筆者らは通常，1μM mRNAを含む翻訳系を1 mL調製しており，仮に提示効率が5％だった場合，人工抗体-ピューロマイシンリンカー／mRNA複合体の分子数は$3×10^{13}$個となる．つまり，人工抗体-ピューロマイシンリンカー／mRNA複合体ライブラリの多様性は10^{13}程度といえる．反応液量を大きくするには限界があるため，より高い結合親和性をもつ人工抗体が取得できるようにするためには，提示効率を改善することでライブラリ多様性を大きくすることが肝要である．

最近，筆者らは，TRAP提示法のライブラリ多様性を大きくするために，使用するmRNAライブラリの（ランダム配列領域の外側にある）共通末端配列を最適化し，人工抗体の提示効率を向上させることができた[18]．本実験では，6,000種類以上のC末端配列を検討し，最適化後のC末端配列を用いて人工抗体ライブラリの構築を行った（**図3B**）．その結果，Monobodyライブラリの提示効率を20％まで改善することができ，最大で10^{14}程度の多様性をもつMonobodyライブラリを構築することに成功した．さらに，最適化後のC末端配列を使用することで，環状ペプチドライブラリの多様性も10^{14}程度まで大きくすることができた．現在は，この改良されたTRAP提示法を用いて，数多くの標的分子に対する人工抗体の創製研究を行っている．

3　新型コロナウイルスに対する人工抗体Monobodyの創製

1）TRAP提示法による人工抗体Monobodyの創製

進化分子工学的手法を用いた人工抗体創製研究の有用性を示す一例として，新型コロナウイルスである

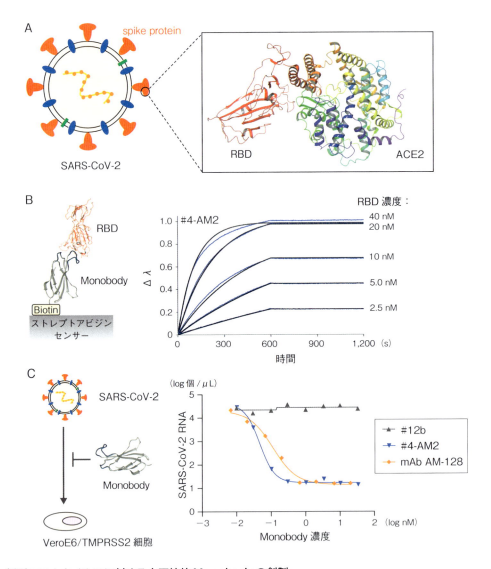

図4 新型コロナウイルスに対する人工抗体Monobodyの創製
A) SARS-CoV-2のRBDとACE2複合体の構造. B) バイオレイヤー干渉法を用いたSARS-CoV-2 RBDに対するMonobodyの結合パラメータの測定. C) SARS-CoV-2感染に対するMonobodyの中和活性の評価. #12bは, RBDとACE2の相互作用に対する阻害活性をもたないMonobodyであり, ネガティブコントロールとして使用した. mAb AM-128は, 市販の抗SARS-CoV-2 RBD中和抗体（AcroBiosystemsより購入）であり, ポジティブコントロールとして使用した. ウイルスの中和活性評価は, 国立病院機構名古屋医療センター臨床研究センター感染・免疫研究部長岩谷靖雅先生との共同研究の成果である（B, Cのグラフは文献22より引用）.

severe acute respiratory syndrome coronavirus 2（SARS-CoV-2）に対する人工抗体Monobodyを創製した研究[16]を紹介したい. SARS-CoV-2による感染症はCoronavirus disease 2019（COVID-19）とよばれ, 2019年12月からはじまって世界的に甚大な被害をもたらした. 筆者らは, SARS-CoV-2のreceptor binding protein（RBD）を標的抗原とし, 中和抗体の創製をめざした. RBDは, SARS-CoV-2の表面上に存在するspike proteinの一部であり（図4A）, ヒト細胞表面にあるangiotensin-converting enzyme 2（ACE2）と結合することが報告されている[19]〜[21]. そのため, RBDに対する人工抗体を創製できれば, SARS-CoV-2とヒト細胞の結合を阻害する中和抗体となると考えた.

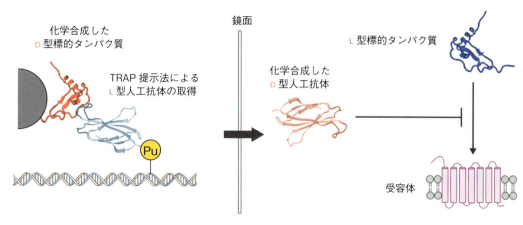

図5　ミラーイメージディスプレイによるD型人工抗体の開発
進化分子工学的手法では通常，D型人工抗体を創製することはできない．そこで，ミラーイメージディスプレイでは，標的タンパク質をD型で化学合成し，それに対するL型人工抗体の創製を行う．L型とD型は鏡像の関係にあるため，取得した人工抗体をD型で化学合成したものは，天然に存在するL型標的タンパク質に対するリガンドとして使用することができる．D型人工抗体は，D体アミノ酸で構成されているためタンパク質分解酵素や免疫細胞に認識されにくく，低い免疫原性をもつ医薬品としての可能性を秘めている．

上記のTRAP提示法を用いて人工抗体創製を行った．筆者らの過去の研究では，Monobodyが高い結合親和性をもつ傾向にあったため，人工抗体骨格としてはMonobodyを採用した．翻訳液中で作製したMonobody-ピューロマイシンリンカー／mRNA複合体ライブラリに対して逆転写反応を行い，最終的にMonobody-ピューロマイシンリンカー／mRNA／cDNA複合体ライブラリを形成した．その後，ビオチン化したRBDと混ぜ，RBDに結合した複合体のみをストレプトアビジン磁気ビーズで回収し，回収されたcDNAを増幅した．以上の工程をくり返し，6th roundでcDNA回収率が十分上がってきたため，そのDNA配列を次世代シークエンサーで解析した．

得られた配列のMonobodyを大腸菌で発現し，RBDに対する結合パラメータをバイオレイヤー干渉法で解析した．その結果，複数のMonobodyが0.42〜1.9 nMと非常に低い結合解離定数をもっていた．これほど強い結合力をもつ人工抗体が，わずか4日間（スクリーニング実験に3日間，配列解析に1日間）で取れたことを，ここで強調したい．筆者らが知る限り，現在報告されている進化分子工学的手法のなかで，TRAP提示法は最速の高親和性人工抗体創製法である．

2）人工抗体Monobodyの親和性成熟と中和活性評価

その後に発表した研究成果[22]では，飽和変異導入とTRAP提示法を用いたMonobodyの親和性成熟を行い，SARS-CoV-2 RBDに対してより高い結合親和性（$K_D < 0.01$ nM）をもつ#4-AM2を創製することに成功した（**図4B**）．この#4-AM2が中和抗体医薬として応用できるかを探るために，実際のウイルスによる感染に対して中和活性をもつかをVeroE6/TMPRSS2細胞を用いて評価した．その結果，#4-AM2がIC$_{50}$ = 0.046 nMという高い中和活性をもつことがわかった（**図4C**）．また，#4-AM2は，SARS-CoV-2の野生株だけでなく，四種類の懸念される変異株（アルファ株，ベータ株，ガンマ株，デルタ株）にも高い中和活性を示し，SARS-CoV-2の野生株および幅広い変異株に対する中和抗体医薬としての可能性を秘めていることが示唆された．

おわりに

本稿では，人工抗体とその創製法である進化分子工学的手法について概説し，筆者らの高速人工抗体創製

法による人工抗体創製の研究を紹介した．新型コロナウイルスを標的とした研究例のように，この方法は人工抗体を迅速に創製することが可能であるため，変異ウイルスや未来の新興ウイルスによる感染症にも迅速に対応可能である．さらに，人工抗体はウイルスだけでなくさまざまな創薬標的に応用できる．そのため，がんを含むさまざまな疾患の治療薬や診断薬の開発を行うことができ，実際に筆者らの研究室では，共同研究により数多くの疾患関連タンパク質に対する人工抗体を取得している．また人工抗体は化学合成することもでき，通常の抗体では考えられない応用も可能である．例えば，ミラーイメージディスプレイという戦略を用いて，D型標的タンパク質に対して結合するL型人工抗体を作製し，このDとLを反転させることで，L型タンパク質に強く結合するD型人工抗体を取得することに成功している（論文査読中）．このようなD型人工抗体は免疫原性がほとんどないことがわかっており，従来の抗体医薬で大きな問題となっている免疫原性がかかわる副作用を避けることができる（図5）．さらに筆者らは，低分子化合物（分子量220〜1,000）に対しても，高い結合親和性をもつ人工抗体を効率よく取得できることを発表している．これにより低分子化合物を検出する疾患の診断法が開発できる．他にも，各種N末端アミノ酸に特異的に結合する人工抗体を開発し，エドマン分解法と組合わせることで，1分子ペプチド配列解析法を実現することにも筆者らは挑戦している〔基盤研究（S）研究課題番号：23H05456〕．今後も，進化分子工学的手法によって迅速に創製できる人工抗体は，新たな生化学ツールの必須部品として幅広く活躍することが期待される．

文献

1）Huston JS, et al：Proc Natl Acad Sci U S A, 85：5879-5883, doi:10.1073/pnas.85.16.5879（1988）
2）Bird RE, et al：Science, 242：423-426, doi:10.1126/science.3140379（1988）
3）Hamers-Casterman C, et al：Nature, 363：446-448, doi:10.1038/363446a0（1993）
4）Gebauer M & Skerra A：Curr Opin Chem Biol, 13：245-255, doi:10.1016/j.cbpa.2009.04.627（2009）
5）Simeon R & Chen Z：Protein Cell, 9：3-14, doi:10.1007/s13238-017-0386-6（2018）
6）Koide A, et al：J Mol Biol, 284：1141-1151, doi:10.1006/jmbi.1998.2238（1998）
7）Cooke MP & Perlmutter RM：New Biol, 1：66-74, doi:undefined（1989）
8）Nord K, et al：Nat Biotechnol, 15：772-777, doi:10.1038/nbt0897-772（1997）
9）Bork P：Proteins, 17：363-374, doi:10.1002/prot.340170405（1993）
10）Beste G, et al：Proc Natl Acad Sci U S A, 96：1898-1903, doi:10.1073/pnas.96.5.1898（1999）
11）Smith GP：Science, 228：1315-1317, doi:10.1126/science.4001944（1985）
12）Mattheakis LC, et al：Proc Natl Acad Sci U S A, 91：9022-9026, doi:10.1073/pnas.91.19.9022（1994）
13）Roberts RW & Szostak JW：Proc Natl Acad Sci U S A, 94：12297-12302, doi:10.1073/pnas.94.23.12297（1997）
14）Nemoto N, et al：FEBS Lett, 414：405-408, doi:10.1016/s0014-5793(97)01026-0（1997）
15）Ishizawa T, et al：J Am Chem Soc, 135：5433-5440, doi:10.1021/ja312579u（2013）
16）Kondo T, et al：Sci Adv, 6：eabd3916, doi:10.1126/sciadv.abd3916（2020）
17）Kamalinia G, et al：Chem Soc Rev, 50：9055-9103, doi:10.1039/d1cs00160d（2021）
18）Umemoto S, et al：Nucleic Acids Res, 51：7465-7479, doi:10.1093/nar/gkad555（2023）
19）Hoffmann M, et al：Cell, 181：271-280.e8, doi:10.1016/j.cell.2020.02.052（2020）
20）Letko M, et al：Nat Microbiol, 5：562-569, doi:10.1038/s41564-020-0688-y（2020）
21）Walls AC, et al：Cell, 181：281-292.e6, doi:10.1016/j.cell.2020.02.058（2020）
22）Kondo T, et al：Life Sci Alliance, 5, doi:10.26508/lsa.202101322（2022）

＜著者プロフィール＞

梅本　駿：2021年，名古屋大学工学部化学生命工学科卒業．'23年，名古屋大学大学院工学研究科生命分子工学専攻博士前期課程修了．'23年，日本学術振興会特別研究員（DC1）．現在は，名古屋大学大学院工学研究科生命分子工学専攻博士後期課程2年．

村上　裕：2000年，岡山大学大学院自然科学研究科博士後期課程修了．同年，日本学術振興会特別研究員（PD）．'03年　東京大学先端科学技術研究センター助手．'07年，東京大学先端科学技術研究センター助教．'09年，東京大学大学院総合文化研究科准教授．'15年，名古屋大学大学院工学研究科教授．

第2章　薬理活性の創出

4. 環状ペプチドに基づくサイトカインミメティクス

酒井克也

サイトカインや増殖因子を医薬品として使用する際には，血中での半減期が短いことや，血液−脳関門を通過しないこと，複数の受容体に働く重複性があることなど課題が存在する．これらの課題を克服するために，サイトカインや増殖因子の機能を模倣する分子の設計が進められている．本稿では，*in vitro*スクリーニングによって得られた新規の増殖因子受容体結合環状ペプチドを使用し，増殖因子受容体の活性化構造を誘導するためのダイマー化や，さまざまな足場タンパク質の構造内に組込む方法を通じて，付加価値のある増殖因子模倣体の作製が可能であることを紹介する．

はじめに

　サイトカインは，細胞間および環境とのシグナル伝達を担う分子で，インターロイキン，ケモカイン，増殖因子などが含まれる．これらは細胞表面の受容体と結合し，免疫応答，造血，炎症，創傷治癒，アポトーシスなどの生物学的プロセスを調節する．治療応用として，例えば，エリスロポエチン（Erythropoietin：EPO）は貧血，トロンボポエチン（Thrombopoietin：TPO）は血小板減少症，成長ホルモンは成長ホルモン

欠乏症に使用され，線維芽細胞増殖因子（fibroblast growth factor：FGF）は褥瘡や糖尿病性潰瘍の治療に用いられる．一方で，特定のインターロイキン（例：Interleukin-2：IL-2）は臨床試験中であり，IL-7，IL-10，IL-12などは米国食品医薬品局未承認である．応用の障壁として，複数の受容体との相互作用による副反応がある．さらに，サイトカインや増殖因子は血中半減期が短いため頻回の投与が必要で，慢性疾患治療では患者の負担が大きい．このため，持続作用型の分子開発が患者の生活の質向上や適応拡大の観点から

[略語]
EMP：Erythropoietin mimetic peptide（エリスロポエチンミメティックペプチド）
EPO：Erythropoietin
FGF：fibroblast growth factor（線維芽細胞増殖因子）
HGF：hepatocyte growth factor（肝細胞増殖因子）

IL：Interleukin
RaPID：Random non-standard Peptide Integrated Discovery
scFv：single chain Fv（一本鎖Fv）
TPO：Thrombopoietin
VHH：variable domain of heavy chain of heavy-chain antibody（重鎖可変領域）

Cytokine mimetics based on macrocyclic peptides
katsuya Sakai：Cancer Research Institute, Kanazawa University（金沢大学がん進展制御研究所）

求められている．また，増殖因子は神経保護や神経成長促進作用をもつが，血液−脳関門の通過が困難であり，神経疾患への応用が制約される．これらの課題を克服するため，Fc融合やポリエチレングリコール化による半減期延長，変異導入による受容体選択性の改変などが行われている[1]．しかし，これらの改変はサイトカインの機能とトレードオフになる場合が多く，構造改変には限界がある．そのため，「サイトカインミメティクス」とよばれる，サイトカインの機能を模倣する新たな独立した分子の開発が注目されている[1]．

1 小分子によるミメティクス

イオンチャネルやGタンパク質共役受容体は，特定のリガンド（イオン，化合物，ペプチドなど）の結合により構造変化し，これによって活性化され生理的応答を引き起こす．これらの受容体は，小分子アゴニスト（受容体を活性化する物質）やアンタゴニスト（受容体の活性化を阻害する物質）による調整が可能であり，さまざまな薬剤が開発されている．一方，サイトカインや増殖因子は分子量が15,000〜50,000と大きく，これらに結合する受容体は通常，1回膜貫通型の大きなタンパク質で，ホモ二量体やヘテロ二量体などの複合体を形成して活性化する．これらの大きな受容体は小分子での標的化が困難なため，一般的に抗体や大分子リガンドが使用される．

しかし，例外的にエルトロンボパグは小分子でありながら，トロンボポエチン受容体（TPO受容体）を活性化する[2]．分子量546ダルトンのこの化合物は，TPO受容体に依存した活性スクリーニングにより同定され，TPO受容体の膜貫通領域およびその近辺と相互作用することが核磁気共鳴分析と変異導入による検証で明らかになり，TPO受容体の二量体化を誘導すると考えられている[2][3]．エルトロンボパグは，自己抗体による血小板減少を伴う特発性血小板減少性紫斑病の治療薬であり，組換えTPOに比べて中和抗体を誘導しない点や経口投与が可能な点で優れている．

2 ペプチドによるミメティクス

1）先駆的な研究

中分子ペプチドは，小分子と比べて広範な化学空間を認識し，標的との親和性が高いため，サイトカインや増殖因子受容体のアゴニスト開発で一定の成功を収めている．代表例として，エリスロポエチン受容体（EPO受容体）アゴニストである「エリスロポエチンミメティックペプチド（EMP）」があげられる．Wrightonらはファージディスプレイ技術を用いて，20アミノ酸からなる環状ペプチドEMP1を発見した[4]．結晶構造解析により，EMP1は二量体を形成しており，EPO受容体の二量体化を誘導することでシグナル伝達および細胞増殖を促進することを明らかにした[5]．この発見により，ファージディスプレイ技術などを用いて高親和性の受容体結合ペプチドが探索され，それを二量体化することで受容体の近接化を誘導し活性化する戦略が確立された．Cwirlaらは，組換えペプチドライブラリーからTPO受容体に高親和性（解離定数約2nM）で結合する14アミノ酸のペプチドを取得し，その二量体化によってTPOと同等の活性をもつペプチドミメティクスを得た[6]．また，Wrightonらは，二量体化した合成EMPによりEPO受容体への親和性を100倍に高め，細胞アッセイとマウス実験でEMPの効力が大幅に向上することを示した[7]．

興味深いことに，受容体アゴニストの開発において，環状ペプチドの有効性が示されている．Wrightonらの研究では，ジスルフィド結合による環状ペプチドライブラリーから受容体特異的リガンドが得られたが，線状ペプチドでは結合親和性が少なくとも1,000倍低下し，アゴニスト活性も検出されなかった[4]．同様に，木村らによるTPO受容体アゴニストペプチドのスクリーニングでも，アゴニスト活性を示したのはジスルフィド結合をもつ環状ペプチドのみであり，直鎖ペプチドには活性がなかった[8]．

2）環状ペプチドダイマーによるミメティクス

ⅰ）Random non-standard Peptide Integrated Discovery（RaPID）

環状ペプチドは，受容体アゴニストの開発に限らず，創薬の新たなモダリティとして注目されている[9][10]．これは，環状ペプチドが分子内構造の安定化により標

的分子への高い結合親和性を示し，直鎖ペプチドよりもプロテアーゼによる分解耐性が高く，体内での安定性が向上するためである[9][10]．しかし，ジスルフィド結合を利用した環状ペプチドの*in vitro*翻訳系での合成は困難であり，環状ペプチドのスクリーニングは主にファージディスプレイなどの*in vivo*系に限られていた．この課題を解決したのが，菅裕明教授らが開発したRandom non-standard Peptide Integrated Discovery（RaPID）法である[11][12]．RaPID法では，非天然アミノ酸を*in vitro*翻訳系に組込むことで環状ペプチドの*in vitro*翻訳が可能となった．具体的には，N末端に2-クロロアセチル基をもつ非天然アミノ酸を導入し，C末端のチオール基との環化反応により，翻訳過程で分子内環化が誘導される．さらに，RaPID法では，ファージディスプレイのライブラリーサイズ（10^9以上）をはるかに超える，10^{12}以上の規模のライブラリーを扱うことができる．この大規模なライブラリーにより，薬理的に有望な環状ペプチドを効率的に発見できる．

ⅱ）環状ペプチドダイマーによるHGFミメティクス

肝細胞増殖因子（hepatocyte growth factor：HGF）は，c-Met受容体を介して生物活性を発揮する[13]．c-Metは，細胞膜を一回貫通するチロシンキナーゼ受容体で，肝細胞をはじめとする上皮細胞や神経細胞の増殖，遊走，生存，管腔形成を誘導する[13]．HGF/c-Met系の活性化は，肝炎，肺線維症，脳虚血などの動物モデルにおいて，再生を促進し組織を保護することが，組換えHGFタンパク質の投与や組織特異的c-Metノックアウトマウスの研究により明らかにされている[13]．しかし，HGFタンパク質は血中半減期が短く，また，血液-脳関門を通過できないため，慢性疾患や中枢神経系疾患の治療に利用することは難しい．

われわれは，HGFミメティクスを作製するため，c-Metの細胞外領域をターゲットにRaPID法を用い，さまざまなアミノ酸配列をもつ複数のc-Met結合ペプチドを取得した[14]．そのうち3つのペプチド（aML5，aMD4，aMD5）は，c-Met受容体に対して高い親和性を示し，解離定数はそれぞれ19 nM，2.4 nM，2.3 nMであった（**図1A，B**）．これらのペプチドは，HGFとアミノ酸の配列の相同性はなく，HGFのc-Met結合サイトとは異なる部位に結合し，HGFによる

c-Metの活性化を阻害しなかった．c-Metの活性化メカニズムは未解明であるが，二量体化または多量体化が誘導されると考えられている．そこで，c-Met結合環状ペプチドを，異なる長さや組成のリンカーで連結し，c-Met受容体の二量体化と活性化を検証した[14]．ペプチドごとに最適なリンカーは異なったが，最適なリンカーを用いた二量体化ペプチドは，HGFと同等のc-Met受容体二量体化およびリン酸化（活性化）を誘導した（**図1C，D**）．これらの環状ペプチドダイマーは，ヒト初代培養細胞（表皮角化細胞，腎近位尿細管上皮細胞，血管内皮細胞）において，HGFと同様の細胞増殖，細胞遊走，管腔形成を誘導し，50％活性を示す作用濃度は数nMの範囲であった（**図1E**）．

本手法の強みは，ペプチドとリンカーの多様な組合わせにより受容体の適切な二量体化を促進し，効率的な活性化を実現できる点である．特に，リンカーを導入する環状ペプチドの根元部分は標的タンパク質との結合に大きな影響を与えず，二量体化に高い適合性を示す．この手法に基づき，さまざまな増殖因子の機能を模倣する環状ペプチドダイマーが開発され，再生医療における細胞培養添加剤として実用化されている．

3 バイオロジクスによるミメティクス

1）環状ペプチド内挿タンパク質によるミメティクス

ⅰ）ラッソグラフト法

ペプチドは一般的に，血中半減期が短く，血液-脳関門を通過しにくいという課題がある．ペプチドの安定性を向上させるために足場タンパク質に移植する手法が用いられるが，構造を保つために多くのジスルフィド結合をもつ特殊なタンパク質が足場として使われてきた．三原らは，RaPID法で得られた環状ペプチドが，任意の足場タンパク質の露出したループに組込まれても機能を保つことを示し，この方法を「ラッソグラフト法」と名付けた（**第2章-5**）[15]．環状ペプチドはαヘリックスやβシートによる自律的な安定構造を形成するため[16]，足場タンパク質内でも安定した構造を実現でき，移植成功率が高いと考えられる．

ⅱ）ラッソグラフト法による増殖因子ミメティクス

ラッソグラフト法の利点は，RaPIDを用いて同定した高活性な環状ペプチドを任意のタンパク質の複数の

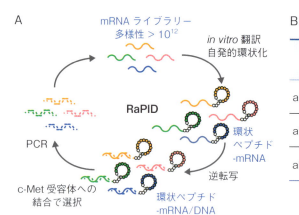
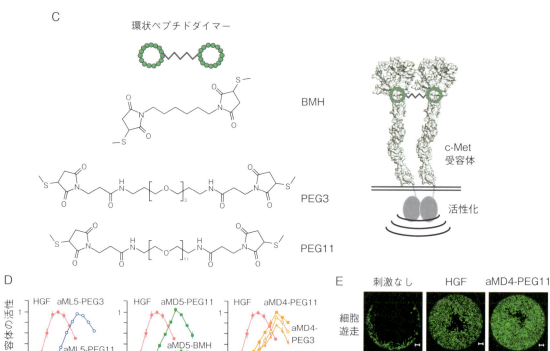

図1 環状ペプチドダイマーによるHGF（肝細胞増殖因子）ミメティクス

A）RaPID法によりc-Met受容体細胞外領域に結合する環状ペプチドをスクリーニングした．B）その結果，HGFのアミノ酸配列とは相同性をもたないが，c-Metに対して高い結合親和性をもつ環状ペプチドを同定した．C）c-Metの活性化を誘導するため，ペプチドダイマーを異なるリンカーで合成し，c-Metの二量体化を試みた．D）その際，ペプチドによって最適なリンカーは異なったが，最終的にHGFと同程度にc-Metを活性化するペプチドダイマーを得た．E）これらのペプチドダイマーは，ヒト尿細管上皮細胞の遊走や管腔形成を誘導することが確認された．（Dのグラフ，Eの画像は文献14より転載）

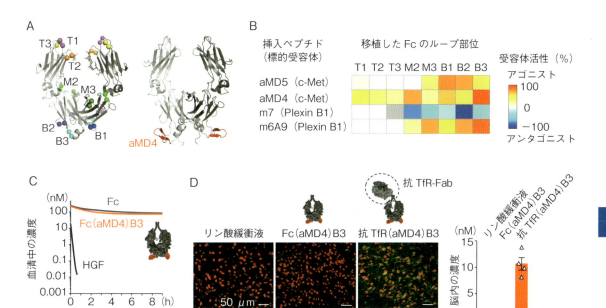

図2　ラッソグラフト法による増殖因子ミメティクス
A）RaPID法で同定された環状ペプチドは，さまざまなタンパク質構造に移植可能であり，この技術をラッソグラフト法と呼ぶ[15]．ヒト免疫グロブリンIgGのFc断片には，挿入可能な8つのループがあり，Fcはダイマーを形成するため2つの受容体結合環状ペプチドを提示できる（左）．c-Met結合環状ペプチドaMD4をB3ループに挿入した際のAlphaFoldによる予測構造を示す（右）．B，C）さらに，各ループに受容体結合環状ペプチドを挿入することで，アゴニストからアンタゴニストまで幅広い活性をもつペプチド内挿Fcタンパク質を設計可能であった．特に，aMD4をB3ループに挿入した場合，HGFと同等のc-Metアゴニスト活性が得られ（B），HGFよりも長い血中半減期を示した（C）．D）また，抗トランスフェリン受容体（TfR）抗体のFabを付加することで，血液−脳関門を通過するHGFミメティクスを作成できた．25 mg/kgの静脈投与で，24時間後に脳内濃度約10 nMに達した．（Dの画像は文献17より転載）

ループ部位に施すことができる点であり，受容体アゴニストを効率的に取得できる[15][17]〜[20]．例えば，免疫グロブリンFc断片には，ラッソグラフト法を適用可能なループ構造が少なくとも8カ所存在する（**図2A**）．Fcはダイマーを形成しているため，いずれかのループにペプチド配列を挿入することで，さまざまな距離や方向性で点対称にペプチドを2価で提示することができる．移植部位とペプチド配列の組合わせにより，c-Met受容体やPlexin B1受容体の活性化から抑制までの広範な活性を示すペプチド内挿Fcタンパク質を設計できた（**図2B**）[17][18]．

さらに，望ましい特性をもつタンパク質足場を選ぶことで，付加価値をもつ受容体アゴニストを作製することができる．例えば，Fcタンパク質は生産性が高く，製造が容易で，血中半減期の延長やFabタンパク質との互換性といった利点がある．FcベースのHGFミメティクスは，単回投与後に1週間以上有効な血中濃度を維持し（**図2C**），非アルコール性脂肪肝炎マウスモデルにおいて肝臓の線維化や炎症を改善した[21]．さらに，血液−脳関門透過性のHGFミメティックスを作製するために，トランスフェリン受容体への結合を介して血液−脳関門を透過できる抗トランスフェリン受容体抗体（anti-TfR）のFc領域にc-Met結合環状ペプチドを移植した．このanti-TfRベースのHGFミメティクスは，約10 nMの濃度でc-Met受容体をHGFと同等に活性化し，尾静脈単回投与により脳実質内の神経細胞に効果的に送達されることが確認された（**図2D**）[17]．この方法で作製した増殖因子ミメティクスは，中枢神経疾患の治療において有用であると期待される．

2）抗体によるミメティクス

一般的に受容体の完全な活性化を誘導できる抗体は稀であり，アゴニスト活性をもつ抗体の特定は困難で，

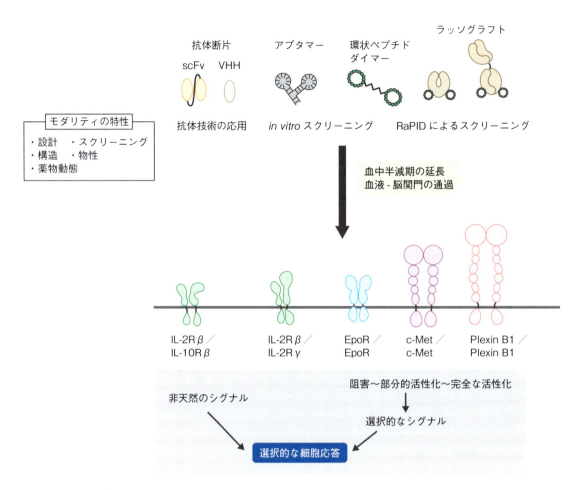

図3 多様なモダリティを用いたサイトカインミメティクスの開発
サイトカインミメティクスは,新たな治療効果をもたらす可能性がある.各モダリティの特性を最大限に引き出す分子設計や,それを臨床応用につなげる戦略が重要となる.また,それぞれの限界や課題を克服する技術進展も不可欠である.

広範なスクリーニングが必要とされることが多い.主な理由として,FabとFabの距離が比較的離れているため受容体の近接が妨げられること,抗体各ドメインのつながりが柔軟でありリジットな受容体ダイマーを誘導できないこと,分子量が比較的大きいため立体障害を引き起こすことなどがあげられる.この課題を克服するためには,より小型で柔軟性の低い抗体可変断片を組合わせた一本鎖Fv(scFv:single chain Fv)や,重鎖可変領域(VHH:variable domain of heavy chain of heavy-chain antibody)などの抗体断片が有効である[22)23)].Moragaら[22)]やYenら[23)]の研究では,EPO,IL-2,IL-15,タイプⅠインターフェロン,IL-10サイトカインなどのミメティクスが開発され,これらは完全アゴニズムから部分アゴニズム,アンタゴニズムまでの広範な受容体活性化レベルを誘導する.部分的な受容体活性は,下流シグナル伝達経路に偏りを生じ,天然リガンドとは異なる細胞応答を引き起こすことが示された.さらに,IL-2受容体とIL-10受容体間で人工的な受容体ペアを誘導するサイトカインミメティクスが設計され,天然リガンドにはない下流シグナル伝達経路の生成により,細胞応答に特異性を生じると提案されている.

おわりに

現在,サイトカインミメティクスの開発には,小分

子，環状ペプチド，ラッソグラフト，小分子抗体，DNA
アプタマーなど，多様なモダリティが活用されている
（**図3**）．それぞれ異なる特性や利点をもつが，特に環
状ペプチドはRaPID法などの革新技術により効率的に
探索可能な点で注目されている．さらに，リンカーや
ラッソグラフトと組合わせることで，受容体を効率的
に活性化させるプラットフォームとして有用である．
ラッソグラフト法は，足場タンパク質の特性を活かし，
さらなる機能性を付加できる点でも強みがある．各モ
ダリティの特性を最大限に引き出す分子設計や，それ
を臨床応用につなげる戦略が，今後の研究における鍵
となる．また，それぞれの限界を克服する技術進展も
不可欠である．例えば，ペプチドの経口バイオアベイ
ラビリティの向上は，臨床応用の大きな一歩となるだ
ろう．今後は，受容体特異性の改良や選択的な細胞応
答の誘導，さらには血液–脳関門の突破など，高度な
機能性を追求した研究が進展することが期待される．
これにより，多くの疾患に対する新たな治療法が，サ
イトカインミメティクスを通じて実現される可能性が
高まっている．

文献

1) Leonard WJ & Lin JX：Nat Rev Drug Discov, 22：827-854, doi:10.1038/s41573-023-00746-x（2023）
2) Erickson-Miller CL, et al：Exp Hematol, 33：85-93, doi:10.1016/j.exphem.2004.09.006（2005）
3) Doyle ML, et al：J Biol Chem, 278：9426-9434, doi:10.1074/jbc.M209220200（2003）
4) Wrighton NC, et al：Science, 273：458-464, doi:10.1126/science.273.5274.458（1996）
5) Livnah O, et al：Science, 273：464-471, doi:10.1126/science.273.5274.464（1996）
6) Cwirla SE, et al：Science, 276：1696-1699, doi:10.1126/science.276.5319.1696（1997）
7) Wrighton NC, et al：Nat Biotechnol, 15：1261-1265, doi:10.1038/nbt1197-1261（1997）
8) Kimura T, et al：J Biochem, 122：1046-1051, doi:10.1093/oxfordjournals.jbchem.a021845（1997）
9) Valeur E, et al：Angew Chem Int Ed Engl, 56：10294-10323, doi:10.1002/anie.201611914（2017）
10) Vinogradov AA, et al：J Am Chem Soc, 141：4167-4181, doi:10.1021/jacs.8b13178（2019）
11) Passioura T, et al：Annu Rev Biochem, 83：727-752, doi:10.1146/annurev-biochem-060713-035456（2014）
12) Goto Y & Suga H：Acc Chem Res, 54：3604-3617, doi:10.1021/acs.accounts.1c00391（2021）
13) Sakai K, et al：J Biochem, 157：271-284, doi:10.1093/jb/mvv027（2015）
14) Ito K, et al：Nat Commun, 6：6373, doi:10.1038/ncomms7373（2015）
15) Mihara E, et al：Nat Commun, 12：1543, doi:10.1038/s41467-021-21875-0（2021）
16) Otero-Ramirez ME, et al：Biomedicines, 6：116, doi:10.3390/biomedicines6040116（2018）
17) Sakai K, et al：Nat Biomed Eng, 7：164-176, doi:10.1038/s41551-022-00955-6（2023）
18) Sugano-Nakamura N, et al：Structure, 30：1411-1423.e4, doi:10.1016/j.str.2022.07.008（2022）
19) Komatsu Y, et al：iScience, 24：103302, doi:10.1016/j.isci.2021.103302（2021）
20) Kawakami N, et al：Angew Chem Int Ed Engl, 62：e202307157, doi:10.1002/anie.202307157（2023）
21) Rojas-Chaverra NM, et al：iScience, 27：110426, doi:10.1016/j.isci.2024.110426（2024）
22) Moraga I, et al：Cell, 160：1196-1208, doi:10.1016/j.cell.2015.02.011（2015）
23) Yen M, et al：Cell, 185：1414-1430.e19, doi:10.1016/j.cell.2022.02.025（2022）

＜著者プロフィール＞

酒井克也：筑波大学生物学類で中内啓光教授，大阪大学大学院医学研究科で仲野徹教授に師事し，造血幹細胞と血液発生の研究を学ぶ．バイエル薬品中央研究所で喘息薬の探索研究に従事．大阪大学医学研究科を経て金沢大学がん進展制御研究所にて，松本邦夫教授とともにHGF/c-Met系に基づく組織再生・がん研究に従事．現在は，環状ペプチドとラッソグラフトを用いたバイオエンジニアリングによる増殖因子ミメティクスの開発に取り組む．

第2章　薬理活性の創出

5. ユビキチンを用いた ラッソグラフト分子改良の新戦略

今井幹雄, 菅　裕明

> 近年のユビキチンの研究では，ユビキチンが単なるタンパク質分解の目印としてだけでなく，他の多様な細胞内プロセスにも関与していることが明らかになってきた．一方，ユビキチンの安定した構造を活かし，足場タンパク質としての利用も進んでいる．本稿では，ユビキチンの構造的特性，さらにラッソグラフティング技術を用いたユビキチンと環状ペプチドの融合体「U-body」の利点とその応用例について紹介する．

はじめに

　近年，創薬における環状ペプチドの欠点を補うべく，標的結合性ペプチドのファーマコフォア※を足場タンパク質のループ部位に移植する，「ラッソグラフティング技術」が開発された[1]．この技術により得られるラッソグラフト体はペプチドのもつ標的結合性に加え，足場タンパク質のもつ高い安定性や水溶性などの特徴を併せもつことが可能である．筆者の研究室では，この足場タンパク質としてユビキチンを利用し，ラッソグラフト体の開発に取り組んでいる．本稿では，「なぜユビキチンを選択したのか？」，「これまでの研究で，ラッ

ソグラフト体の構築に関してどのようなことが明らかになったのか？」に関して，はじめにユビキチンの構造的特性に関して触れた後，実際の研究結果を用いて概説する．

1 ユビキチンの構造的特性と機能

　ユビキチンは1970年代に単離されたタンパク質であり，あらゆる細胞の至るところに存在する（ubiquitous）ことから名付けられた．ユビキチンシステムとよばれるさまざまなタンパク質との結合を通じ，ユビキチン-プロテアソーム系を介した分解をはじめとして，その機能の調節にかかわる．ユビキチンは76残基のアミノ

[略語]
HGF：hepatocyte growth factor（肝細胞増殖因子）
PEG：polyethylene glycol
RaPIDシステム：Random non-standard Peptides Integrated Discovery システム

> ※　**ファーマコフォア**
> 化合物の構造において活性をもつために必要な特徴．本稿では標的結合活性を示すために必要な環状ペプチドの一部配列や三次元構造のこと．

A novel strategy for improving LassoGraft molecules utilizing ubiquitin
Mikio Imai/Hiroaki Suga：Department of Chemistry, Graduate School of Science, The University of Tokyo（東京大学大学院理学系研究科化学専攻）

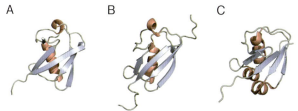

図1 ユビキチン，ユビキチン様タンパク質（UbL）の構造
A）ユビキチン（1UBQ），B）SUMO-1（1A5R），C）MoaD（1JW9）．αヘリックスを赤色，βシートを青色で示す．SUMO-1はフォールディングはよく似ているものの，ユビキチンと18％の配列相同性しか示さない．MoaDは原核生物であるバクテリアに存在するUbL．

酸からなる約8.6 kDaの小さなタンパク質であり，この構造は進化の過程で高度に保存されており，すべての真核生物でほぼ同一のアミノ酸配列をもっている．ユビキチンの立体構造は，1980年代初頭にX線結晶解析によって詳細に解明された[2]．この三次構造は5本のβシートが長短2本のαヘリックスを包み込むような「βグラスプ構造」として知られ，ββαββαβの順に配位したα/βフォールドに分類される（**図1A**）[3]．βシートは互いに密接に並び，その内側に存在する疎水性残基がαヘリックスの疎水性残基と相互作用し，タンパク質の内部に安定した疎水性コアを形成する．このコア構造により，ユビキチンは非常にコンパクトで安定したフォールドをもち，熱，pHの変動，さらには有機溶媒などの極端な条件下でも完全に変性することが困難である．この特性は，ユビキチンの構造が進化の過程で非常に合理的に最適化されてきた結果と考えられている．

さらに，ユビキチンと同様の構造的特徴をもつタンパク質は数多く存在する（**図1B**）．そのなかでも，特にユビキチンと機能的に関連するタンパク質は「ユビキチン様タンパク質（UbL）」とよばれ，真核生物のみならず原核生物にも存在する（**図1C**）．興味深いことに，原核生物においても，ユビキチンシステムに類似した反応機構をもつタンパク質が見つかっており，ユビキチンシステムの基本的な原理が広く保存されていることが示唆されている[4]．

2 ラッソグラフティングにおける足場タンパク質としてのユビキチン

このように安定した構造をもつユビキチンを足場タンパク質として用いたグラフト体は「U-body」とよばれる．ユビキチンを足場タンパク質として用いるにあたり，まずはじめにMET結合環状ペプチドであるaMD4の配列をユビキチンがもつ6カ所のループそれぞれにラッソグラフティングし，利用可能なループ位置の検討が行われた（**図2A**）[5]．各グラフト体は，ループを構成する連続する2つの残基がglycine（Gly）で置換され，そのGly-Gly間にaMD4のファーマコフォア配列を挿入した構造を有し，それぞれを大腸菌で発現した．ユビキチンの6つのループ位置のうち，β1-β2間のループはファーマコフォアの挿入に対して最も高い許容性を示し，野生型Ubと同等の高い発現効率を示した（**図2B**）．一方，他のループ部位は不溶化するものが多かった．そこで，最もファーマコフォア配列の挿入に許容性があると考えられるβ1-β2ループへのグラフティング研究が主に進められている．一方で，挿入するファーマコフォア配列によっては他のループにもグラフト可能という結果も最近になり得られ，さらなるグラフト体の開発に期待がかかる．

3 U-bodyの利点

抗体は高い親和性と特異性で標的に対して結合する能力をもつため，疾患に対する有用な治療法として長年用いられてきた[6]．しかし，抗体はサイズが大きく腫瘍組織への低い浸透性がしばしば問題になることに

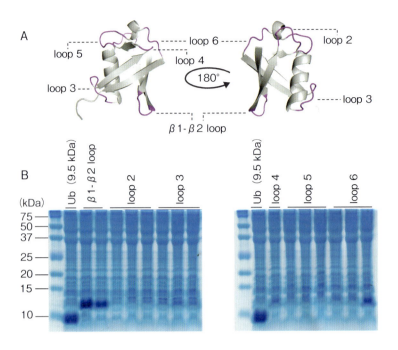

図2　ユビキチンの各ループにおけるラッソグラフティングへの許容性
A）ユビキチンの構造．それぞれのループ位置を紫色で示す．B）各グラフト体の発現・破砕後の可溶画分．U-bodyは約11 kDa．同一ループ内においてペプチドを挿入する二残基のとり方が複数ある場合は，それぞれを別に発現した．（Bの画像は文献5より転載）

加え[7]，多くの場合で活性に必要な翻訳後の複雑な糖鎖修飾などが課題となっている[8]．特に後者による高い製造コストは大きな問題である．一方，U-bodyは糖修飾を必要としないため大腸菌を用いて容易に大量培養が可能である．さらに，哺乳類細胞でも培養可能であることから，他のタンパク質との融合体を調製することもできる．また，U-bodyの足場タンパク質であるユビキチンは76残基と小さなタンパク質ながら，安定で強固な構造をもつ．驚くべきことに分子内にシステインを含まずジスルフィド結合をもたないのにもかかわらず，ユビキチンのフォールディングはとても安定であり，pH 4.0であっても90℃と高い融解温度（Tm）を示す[9]．そのため，ユビキチンを足場タンパク質としてグラフト体を作成することで，周囲の酸化状態・pHによらず環状ペプチドのもつファーマコフォア構造を提示することが期待できる．また，ユビキチンは生体内で，C末端グリシン残基（G76）が他のユビキチン分子の7種類のリジン残基（K6, K11, K27, K29, K33, K48, K63）およびN末端メチオニン残基（M1）と結合することでポリユビキチン鎖を形成し，生理機能を制御する[10]．このようにN/C末端に他のタンパク質が結合できることからも推察されるように，U-bodyはN末端およびC末端が他のタンパク質と連結しても構造を保つことができる．そのためグラフト可能なループをもたないタンパク質に対しても，U-bodyとの融合体とすることで結合能を付与することができる．また，U-bodyを多数連結することで，ホモ/ヘテロマルチマー化し，多機能化することが可能である．

4　グラフトスペーサーの最適化

ラッソグラフティングでは環状ペプチドから得られるファーマコフォアと足場タンパク質を「スペーサー」とよばれる数残基を介して結合させる．ファーマコフォアの構造は結合に直接影響することからスペーサーの選択は重要である．スペーサーとして，フレキシブルなglycine-serine（GS）配列がよく用いられる．これはファーマコフォアと足場タンパク質がそれぞれの構造に与える影響を軽減し，それぞれ独立したフォールディングを可能にするためである．スペーサーの長さ

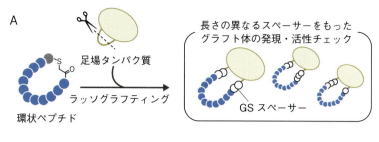

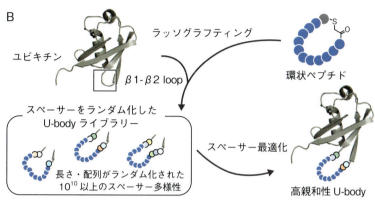

図3　グラフト体の構築方法
A）従来の方法．長さの異なるGSスペーサーをもつグラフト体を一つずつ試し，活性のよいものを選ぶ．B）U-bodyにおけるスペーサー最適化法．10^{10}以上の異なるスペーサー配列をもつグラフト体を一度に試験管内翻訳により合成し，その中から活性のよいものをセレクションにより獲得する．

は，グラフトする根元のアミノ酸間の距離や向きにもよるが，0〜3残基のものが多く用いられている．また，N/C末端側のスペーサー長の組合わせも重要であり，標的結合性の環状ペプチド中のファーマコフォア構造がグラフト体において再現される必要がある．現在までのところ，最適なスペーサーの配列や長さに関する規則性は見出されていないため，ファーマコフォア前後のスペーサーの組合わせを種々検討し，結合または活性ベースで評価することが必要である（**図3A**）．また，スペーサーにcysteineを導入し，ジスルフィド結合で環化させることで活性が向上した例もある[11]．

ところが，前述したGSやジスルフィド結合スペーサーを用いてラッソグラフティングをした際でもグラフト体の結合親和性K_Dは元の環状ペプチドに比べて一桁以上大きくなる（すなわち結合活性が下がる）ことも多い．スペーサーの長さ・配列・デザインを変えて改善することはできるものの，すべての組合わせを一つずつ試し最適化することは現実的でない．

そこで，多くのU-bodyではスペーサー配列をランダムなアミノ酸で置き換えたものをコードするmRNAライブラリーを構築する．mRNAディスプレイ法により標的タンパク質への結合能をベースにセレクションを行うことで，10^{10}種類という多様な長さ・配列をもつスペーサーのなかから元の環状ペプチド構造を再現するのに最適なスペーサーを選び出すことができる（**図3B**）[5]．このスペーサー配列の最適化法にはグラフト体の試験管内翻訳が必須であるが，ユビキチンはジスルフィド結合をもたない比較的小さなタンパク質であり，フォールディングしやすいという足場タンパク質として有用な性質により本手法が可能になっていると言える．この手法により短期間で高い結合親和性を保持したU-bodyを獲得することが可能となった．**5**ではわれわれが行った実際の取り組みを紹介する．

5　U-bodyによるアゴニスト/アンタゴニストの開発

まずはじめにMET結合環状ペプチドであるaMD4

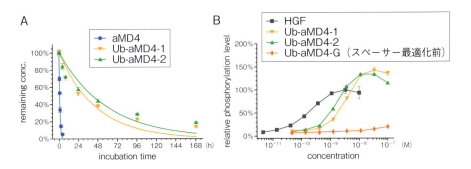

図4 U-bodyの生化学的特性
A）単量体U-bodyおよび元のペプチドの血清内安定性．37℃のヒト血清でインキュベートした後の残存活性濃度の割合をあらわしている．B）二量体化したU-bodyおよびHGFのMETリン酸化アッセイ．スペーサー最適化後のU-body（Ub-aMD4-1, 2）は強いアゴニスト活性を示すのに対し，最適化前（Ub-aMD4-G）はほとんどMETを活性化できない．（文献5より引用）

およびaMD5[12]のグラフト体開発に関して紹介する．METは受容体チロシンキナーゼであり，天然のタンパク質リガンドである肝細胞増殖因子（HGF）によって活性化される．HGFはMETの細胞外ドメインに結合し，2：2の化学量論比で複合体を形成する[13]．その結果生じたMET二量体は，自己リン酸化を伴い下流のシグナル伝達経路を活性化し，細胞増殖，遊走，分化などの細胞応答を引き起こす[14]．METの活性化は創傷修復に関与していることから，HGFは長い間，再生治療のための潜在的な治療薬とみなされてきた．しかし，HGFのような成長因子やサイトカインは血中半減期が短く（HGFは3.2分程度），また複雑な構造の大きなタンパク質であるため製造には高度な技術が必要であり，これが実際の医療応用を制限している．そこで，筆者らの研究室では，HGFに代わる分子として，RaPID（Random non-standard Peptides Integrated Discovery）システム[15]を通じて前述の2つの環状ペプチドを獲得した[12]．METに対する結合能K_Dはそれぞれ2.4 nM，2.3 nMと非常に高かった．さらに，PEGリンカーを介してこれらの環状ペプチドを二量体化した場合，HGFと同様にMETリン酸化を促し，細胞増殖や遊走などHGFによって誘導されるものと同様の結果をもたらすことが報告されている．しかし，大環状ペプチドの二量体化には，合成のステップが増え精製が煩雑になるという課題がある．

そこで容易に二量体化が可能であるユビキチンを足場タンパク質として，MET結合環状ペプチドaMD4，aMD5に対してGlyスペーサーを用いてラッソグラフティングしたところ，残念ながら元の環状ペプチドと比べて大きな結合能の低下がみられた（解離定数K_Dはそれぞれ100 nM以上，1,200 nM以上）[5]．mRNAディスプレイを用いたスペーサー最適化を行ったところ，セレクションで収束していた変異体は高い結合能を示し，2.7 nMと環状ペプチドと同程度の解離定数を示す変異体もあった．セレクションにより得られたスペーサーは長さに規則性がみられたが，同じ長さのGlyスペーサーの変異体は結合能が低かったことから，スペーサーは長さだけでなく配列も重要であることが確認できる．この結果は，スペーサー長および配列を同時に最適化できる本セレクション法の有用性を示している．また，興味深いことに，ファーマコフォア前後のスペーサーそれぞれにcysteine残基をもつ変異体も得られたが，その解離定数は他のジスルフィド結合をもたないU-bodyよりも大きな10 nMであった．このことは，スペーサー間でジスルフィド結合を形成せずとも，グラフティングにより生成された環状構造が元の環状ペプチドの構造をうまく再現できることを示唆している．

これらの in vitro セレクションで得られたU-bodyをマウスに静脈投与したところ，METを過剰発現している細胞のみに特異的に集積しており in vivo 環境でも細胞表面の標的タンパク質METに結合できることが確かめられた．また，期待通り環状ペプチド（aMD4：0.64 h，aMD5：14 h）に比べて血清中の安定性が増加していた（Ub-aMD4：3〜40 h，Ub-aMD5：50 h以

上）（**図4A**：得られたU-bodyをUb-aMD4-1, 2と表記）．ペプチドリンカーを介して二量体化したU-bodyを大腸菌で発現したところ，天然のMETリガンドであるHGFと同等かそれ以上のMETのリン酸化を引き起こした（**図4B**）．スペーサー最適化を行っていない変異体の二量体ではほとんどMETのリン酸化が観測されなかったことから，二量体化したU-bodyのアゴニスト活性はMETに対するU-bodyユニットの強い親和性に大きく依存していることが示された．また，U-bodyは多量化も容易であり，四量体や八量体とすることで活性のさらなる向上がみられた．

一方，HGFはがん細胞近傍に高発現していることから，HGFの検出はがん診断に有効であると考えられている．これまでに筆者の研究室では，RaPID法を用いてHGFにK_D約1 nMと強く結合する環状ペプチドHiP-8とHiP-11を見出しており，これらのラベル化体を用いてがんのイメージングを試みたが肝臓・腎臓への集積が問題となった[16]．そこでユビキチンにグラフティングすることで動態の改善が図られた（論文未発表）．前述のmRNAディスプレイ法を用いたスペーサー配列・長さの最適化を行うことで，GSスペーサーに比べて1,000倍以上結合能が向上し，オリジナルペプチドと同程度の結合能をもつU-bodyが得られた（K_D〜1 nM）．現在のところ，このU-bodyを元に放射ラベル化したプローブ分子はマウスモデルにおいてHGF高発現腫瘍への特異的な集積が確認されており，PETイメージングへの応用が進められている．

興味深いことに，HGFのMETへの結合に対するHiP-11の阻害能IC_{50}は2,000 nM程度であったが，スペーサー最適化後のU-bodyは80 nM程度と大きく阻害活性が向上した．HGFに対する結合能は大きく変わらないことから，これはU-body化することによる分子サイズの増大に伴いタンパク質−タンパク質間相互作用を効果的に阻害できる可能性を示唆している．大規模ライブラリーを用いた結合能ベースのリガンドの探索では，結合位置は限定できないため，しばしば阻害活性が弱い候補が得られる．ラッソグラフティングでは動態の改善に加え，このようなサイズ効果が活性向上に対しても有効であることがわかった．

さらに最近，ランダム化する領域を拡大し最適化することで結合活性の向上に成功した．例えば，スペーサーに加え，結合への寄与が小さいと考えられたファーマコフォアの両端数残基も同時にランダム化し最適化したところ，グラフトしたオリジナルの環状ペプチドに比べ約1,000倍と大幅に結合能K_Dの向上がみられた．また，ユビキチンは76残基という小さなタンパク質ながら約15〜20残基という比較的大きな挿入に対してもフォールディングを保つことができる．これらの知見をもとに，ユビキチンのβ1-β2ループに完全にランダムな8〜15残基の配列を挿入しセレクションを行ったところ，K_DがnMオーダーと高い結合能をもったU-bodyを獲得することができた．U-bodyの高い構造的安定性・フォールディングのとりやすさがこれらセレクションを可能にしており，足場タンパク質としての高いポテンシャルを裏付けている．

おわりに

本稿では，ユビキチンを足場とした「U-body」技術の特性やその応用可能性について概説した．mRNAディスプレイ法によるスペーサーの最適化により，天然アミノ酸のみで環状ペプチドの高い結合能をユビキチンに「直接的に」付与することができた．本技術により，標的タンパク質への高い結合親和性をもつ分子の迅速な作成が可能となり，さまざまな応用が期待される．例えば，他のタンパク質にU-bodyを融合させることで，「間接的に」nMオーダーの標的結合能を与えることができる．筆者らの研究室では，他の自己集合タンパク質とU-bodyを組合わせることで，受容体クラスタリング剤への応用研究が進んでいる．また，ユビキチンを足場として利用するのみならず，ユビキチン/プロテアソームシステムに認識させることで働く新たなU-bodyの開発も試みており，今後の治療や診断分野における実用化に向けたさらなる発展が期待される．

文献

1）Mihara E, et al：Nat Commun, 12：1543, doi:10.1038/s41467-021-21875-0（2021）
2）Vijay-Kumar S, et al ：J Mol Biol, 194 ： 531-544, doi:10.1016/0022-2836(87)90679-6（1987）
3）Burroughs AM, et al：Front Biosci (Landmark Ed), 17：1433-1460, doi:10.2741/3996（2012）

4) Pickart CM & Eddins MJ：Biochim Biophys Acta, 1695：55-72, doi:10.1016/j.bbamcr.2004.09.019（2004）

5) Kawakami N, et al：Angew Chem Int Ed Engl, 62：e202307157, doi:10.1002/anie.202307157（2023）

6) Ecker DM, et al：MAbs, 7：9-14, doi:10.4161/19420862.2015.989042（2015）

7) Chauhan VP, et al：Annu Rev Chem Biomol Eng, 2：281-298, doi:10.1146/annurev-chembioeng-061010-114300（2011）

8) Chames P, et al：Br J Pharmacol, 157：220-233, doi:10.1111/j.1476-5381.2009.00190.x（2009）

9) Wintrode PL, et al：Proteins, 18：246-253, doi:10.1002/prot.340180305（1994）

10) Komander D & Rape M：Annu Rev Biochem, 81：203-229, doi:10.1146/annurev-biochem-060310-170328（2012）

11) Komatsu Y, et al：iScience, 24：103302, doi:10.1016/j.isci.2021.103302（2021）

12) Ito K, et al：Nat Commun, 6：6373, doi:10.1038/ncomms7373（2015）

13) Gherardi E, et al：Proc Natl Acad Sci U S A, 103：4046-4051, doi:10.1073/pnas.0509040103（2006）

14) Gherardi E, et al：Nat Rev Cancer, 12：89-103, doi:10.1038/nrc3205（2012）

15) Reid PC, et al：Methods Mol Biol, 805：335-348, doi:10.1007/978-1-61779-379-0_19（2012）

16) Sakai K, et al：Nat Chem Biol, 15：598-606, doi:10.1038/s41589-019-0285-7（2019）

＜筆頭著者プロフィール＞

今井幹雄：東京大学大学院理学系研究科化学専攻 博士1年．2022年東京大学理学部化学科卒業．'24年東京大学大学院理学系研究科修士課程修了．同年東京大学大学院理学系研究科化学専攻博士課程入学．専門領域は生物有機，タンパク質工学．現在の研究テーマは，ユビキチンや抗体と環状ペプチドの融合．

| 第3章 | デリバリー・膜透過改善への取り組み |

1. 膜透過・経口吸収可能な環状中分子ペプチドの創薬展開

太田　淳，木村香緒梨

> 環状中分子ペプチドは抗体と低分子の利点を兼ね備えた創薬モダリティとして，細胞内タフターゲットへの創薬展開が期待されている．これまで，タフターゲット阻害分子の創出という抗体様の性質は数多く報告されている一方，膜透過や経口吸収性といった点で低分子様な性質をもつペプチドの報告例は限られていた．そのようななかわれわれは，膜透過・経口吸収可能なペプチドに必要な構造的特徴を規定し，実際にそれを利用した膜透過・経口吸収可能なRAS阻害剤（LUNA18）の創出に成功した．本稿で示す成果は，環状ペプチドを使った細胞内タフターゲットへの連続的創薬に向けた1つの手法となりうる．

はじめに

　科学技術の進化に伴い創薬モダリティ[※1]は多様化し，それによって人類は創薬の可能性を拡大してきた．かつては抗体分子の登場により，高い特異性でタンパク質間相互作用を阻害できるようになった他，生体に備わる免疫システムを使った原因物質の排除といった今までにないメカニズムも実現可能になった．最近の例でいうとmRNAをモダリティにすることで，新型コロナウイルス感染症に対する今までにない迅速なワクチン開発が可能になった[1]．このモダリティの拡大は今もなお続き，従来できなかった創薬を実現するために多くの創薬モダリティが開発されている．そしてそ

のなかの1つとして近年期待を集めているものに"中分子ペプチド"がある[2]~[8]．

　環状中分子ペプチドは抗体と低分子のそれぞれの長所を併せもつ可能性があり，それゆえに抗体や低分子単独では達成できなかった創薬を実現できると期待されている．現在創薬の主流モダリティといえば低分子医薬品と抗体医薬品であるが，両者には一長一短がある．低分子は細胞膜を透過し細胞内標的にアクセスできる一方，標的タンパク質に結合するためにはタンパク質に深い結合ポケットがあることが必要になる[9]．他方抗体分子は，深いポケットがないタンパク質にも結合することができるが，膜透過性に乏しいため，細胞外の標的にその利用が限られる．おのおのがカバーで

[略語]
AUC：area under the blood concentration curve

> **※1　創薬モダリティ**
> 広くは創薬における方法・手段を表す．特に，創薬するための基盤技術や創薬に用いる分子の型を指すことが多い．

Exploring cyclic peptide macrocycles as membrane-permeable and orally bioavailable drug candidates
Atsushi Ohta/Kaori Kimura：Chugai Pharmaceutical Co., Ltd. Modality Technology Department（中外製薬株式会社モダリティ基盤研究部）

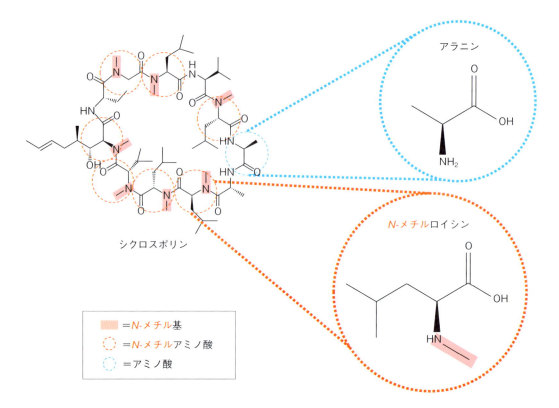

図1　シクロスポリンはN-メチルアミノ酸を7個もつ
シクロスポリンは，7個のN-メチルアミノ酸をもつ．青点線で囲まれたアラニンのようなアミノ酸はアミノ基の修飾がないのに対し，赤点線で囲まれたN-メチルアミノ酸はメチル化されたアミノ基（赤の四角で表示）をもつ．なお，メチル基ではなくアルキル基が置換基として用いられる場合は，N-アルキルアミノ酸という．

きる標的分子は全遺伝子のおおよそ20％程度と見積もられており[10]，細胞内の結合ポケットのないタンパク質はいまだ創薬困難なタフターゲットとして数多く残されていることがわかる[11]．すなわち，低分子のように細胞膜を透過し，抗体のようにポケットのないタンパク質に結合することで薬効を発揮できる両者の性質を併せもつ中分子が実現できれば，これら未攻略の細胞内タフターゲットに治療手段を与える有望なモダリティとなると考えられる．

1 "薬らしい"ペプチドとはどのようなものか

1）The rule of fiveとそれを逸脱するシクロスポリン

1997年Lipinskiらがまとめたいわゆる"The rule of five（Ro5）"[※2][12)13)]は，創薬化学を大きく進展させた．Ro5は経口吸収性の高い化合物の化学的性質をまとめた経験則であり，これにより経口吸収性を期待できる範囲を特定することができるようになり，結果として経口薬の創製が効率的になった．Ro5はその後，化合物ライブラリの設計から化合物最適化といった上流から下流までの至る所で化合物設計ガイドラインとして広く使われるようになった．

一方これを逸脱する経口薬もいくつか存在しており，その一例として天然物から発見された中分子ペプチドであるシクロスポリンが知られている（図1）[14)]．特筆すべき点としてこの分子は，分子量1,000を超えるにもかかわらず低分子のような膜透過性や経口吸収性をも

> **※2　The rule of five（リピンスキーの法則）**
> 経口医薬品として好ましい性質をもつ分子の経験則．①分子量500未満，②Clog P <5，③水素結合アクセプター数<10，④水素結合ドナー数<5，のうち3個以上を満たすことが求められる．

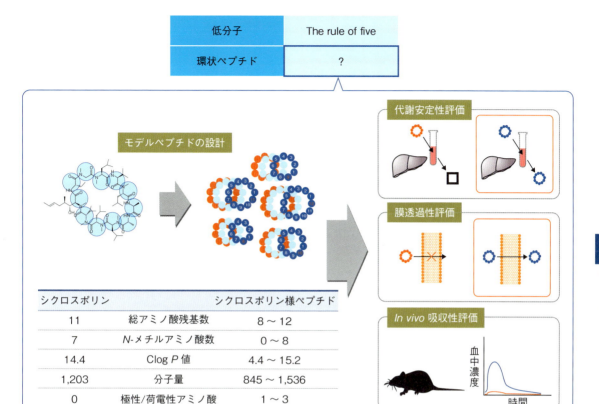

図2 環状ペプチドのDrug-likeクライテリアの解明
「The rule of five」は経口吸収性の高い低分子化合物の化学的性質をまとめた経験則である．環状ペプチドにおいても同様の経験則を得るべく，シクロスポリンの性質に類似した数百種類のモデルペプチドを合成し，経口吸収で重要である代謝安定性と膜透過性の評価を行った．さらに，そこから得られた法則性に則ったペプチドを合成し，in vivo経口吸収性も評価し，環状ペプチドのDrug-likeクライテリアの解明を試みた．

ち，抗体のようにタンパク質表面に結合しその相互作用を阻害することができるという両モダリティの長所を併せもっている．しかしながらこのような膜透過・経口投与可能な環状ペプチドの例は少なく，シクロスポリンが特別なものなのか，それともあるクラスの環状ペプチドに一般的に備わる性質なのか，一般的な性質だとするとどのような構造的特徴がそれを規定しているのか，いまだ明確な答えがなく精力的な研究が進められていた[15)〜18)]．シクロスポリンには，環状骨格やアルキル化された主鎖アミド基をもつ非天然アミノ酸（以下，N-アルキルアミノ酸）といった，いくつか特徴的な構造がみられるが（図1），われわれはこういった構造的特徴に，経口吸収性といったシクロスポリンのもつユニークな性質の鍵が隠されているのではないかと考え，研究を開始した．

2）"薬らしさ"に重要な構造的要件の特定

"薬らしい"ペプチドにはどのような構造が求められるのかを探索するためにシクロスポリン様のペプチドを複数合成し，in vitroでの代謝安定性と膜透過性を測定した[19)]．なお，経口吸収には代謝安定性と膜透過性の両方が重要であり，本稿では両者を同時に満たす性質を"薬らしさ"（= Drug-likeness）と定義している．われわれはまず，シクロスポリンの構造的特徴を，アミノ酸残基数，N-アルキルアミノ酸残基数，Clog P値（疎水性度を示す分配係数），分子量，極性アミノ酸残基数，に要素分解し，それぞれの要素にシクロスポリンに近い特徴をもつモデルペプチドを数百種類合成した（図2）．代謝安定性については，ヒト肝ミクロソーム中で，ペプチドの代謝固有クリアランス（intrinsic clearance, CL_{int}）が，シクロスポリンと同程度の値で

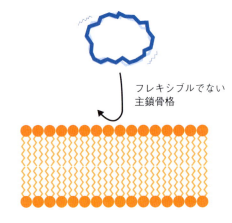
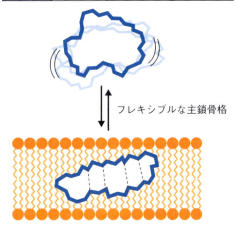

図3 膜透過性と代謝安定性を両立できるペプチド残基数
膜透過性が基準値以上のペプチドのうち，代謝安定性も基準値以上になった割合は，8残基ペプチドの場合11%であるのに対し，11残基ペプチドの場合は76%だった．8残基程度の短いペプチドは，主鎖骨格がフレキシブルでないため，疎水性の高い構造か親水性の高い構造を両立できず膜透過（あるいは代謝安定性の確保）が難しい一方で，11残基程度の長さのペプチドでは主鎖骨格がフレキシブルになり水中での親水的な構造と膜中での疎水的な構造を行き来しやすく，膜透過性をもつのではないかと考察している．

ある $100\,\mu\mathrm{L/min/mg}$ よりも小さい場合を代謝安定と定義した．CL_{int} は，未変化体減少を経時的に測定することで値を得た．細胞膜透過性は，Caco-2細胞の透過実験により評価した．Caco-2細胞は，ヒト結腸がん由来の細胞であるが，培養するとヒト小腸上皮類似細胞の単層構造を形成する．このCaco-2細胞層の透過を見ることで，単純拡散による膜透過性[※3]を評価できる．既存の分子量500以上の経口投与可能な低分子の膜透過係数（P_{app}）の値から，Caco-2 $P_{app} = 4 \times 10^{-7}$ cm/sec よりも大きい場合を膜透過性ありとした．実験の結果，評価したモデルペプチドのうち67%が代謝安定性の基準を，30%が膜透過性の基準を満たし，両方の基準を満たしたのは全体の14%だった[19]．

続いて，この実験系を用いて最適なペプチド残基数に関する解析を行い，11残基程度の長さが好ましいことがわかった．図3にあるように，8残基ペプチドの場合はDrug-likenessを満たすペプチドは11%であったのに対し，11残基のペプチドの場合76%まで増加し，さらに長くなるとこの値は低下していった[19]．残基数が増加するにつれ代謝安定性は向上する一方で膜透過性は低下するというトレードオフの傾向を示した実験事実を踏まえると，この結果は，11残基程度が両者のバランスがとれた残基数であることをあらわした結果と考えられる．一般的に，疎水性環境である膜を透過するには分子も疎水性である必要がある一方，水溶液中では代謝安定性のため親水性が好ましいと考えられている．このような環境に応じて構造を変化させ

※3 単純拡散による膜透過
膜の両側の濃度差を駆動力とし，輸送担体を介さない膜透過のメカニズム．ペプチドの膜透過としてよく知られているエンドサイトーシスを利用したものとは異なる．

る性質はしばしばカメレオン性とよばれ，シクロスポリンはカメレオン性をもつため，細胞膜を透過できると推測されている[20][21]．そのなかで，われわれは8残基程度の短いペプチドでは疎水性の高い構造か親水性の高い構造のどちらか一方しかとりづらく，その結果代謝安定性か膜透過性かどちらか一方しか満たされないのに対し，11残基程度の長さのペプチドではよりフレキシブルな主鎖骨格により水中での親水的な構造と膜中での疎水的な構造を行き来しやすいと考察している（図3）．

同様にその他の要素でも詳細な検討を行い，最終的にわれわれ独自の新たなDrug-likeクライテリアを規定するに至った．実験結果によると，N-アルキルアミノ酸残基数およびClog P値は，膜透過性とおおむね正の相関を示し，N-アルキルアミノ酸残基数は6個以上，Clog P値は12.9以上になると，膜透過性が増した[19]．荷電性側鎖を含む極性官能基の数と膜透過性の関連を評価したところ，ヒドロキシ基2つまでは膜透過性を獲得できることが示された[19]．以上をまとめたDrug-likeクライテリアを図4Aに示す．

3）Drug-likeクライテリアの妥当性評価

続けて，われわれの見出したクライテリアを満たすモデルペプチドを追加で評価することで，実際にDrug-likeクライテリアを満たすもの，さらに$in\ vivo$で経口吸収可能なペプチドが高確率で見出されることを実験的に確かめた．まず基準を満たすペプチド，すなわち11残基かつ6個以上のN-アルキルアミノ酸をもち，12.9以上のClog P値を示す環状ペプチドを追加で合成した．これらの代謝安定性と膜透過性を評価したところ全体の66％（63/95ペプチド）が基準を満たした（図4B）．はじめにランダムにつくったモデルペプチドのなかで基準を満たしたものが14％であったことを考えると，この実験結果はわれわれがDrug-likeな範囲をより特定できるようになったことを示している．続けて，マウスを用いてクライテリアを満たす13種類の多様な構造のペプチドの経口投与を行ったところ，20 mg/kgにて77％（10/13ペプチド）のペプチドが，$AUC_{inf} \geqq 10,000$ ng・h/mLの曝露量を示すことがわかった[19]．この曝露量は経口投与可能な低分子医薬品と同等の値である[19][22]．

以上の結果から，シクロスポリンは例外的な分子で

はないこと，そしてわれわれが設定したDrug-likeクライテリアを満たせば3分の2程度の割合で経口吸収可能なペプチドを設計できることが確認できた．

② 創薬への実応用：LUNA18の創製

1）経口投与可能なRAS阻害剤，LUNA18

Drug-likeクライテリアを見出したことを受け，続けてわれわれは細胞内タフターゲットであるRASへの創薬に本指針を適用し，実際に経口吸収可能なRAS阻害剤LUNA18の創製に成功した．RASはがんにおいて最も頻繁に変異する遺伝子でありがんとの関連性を示す論文も古くから枚挙にいとまがない[23]．それにもかかわらず，ポケットを攻略する低分子創薬は困難をきわめ，平面的なタンパク質表面を狙わざるをえない標的として長きにわたりタフターゲットの代表格とみなされてきた．近年，G12Cアミノ酸変異に対する共有結合阻害剤の上市を皮切りにさまざまなモダリティを使ったRAS阻害剤が報告されはじめているものの，未充足の医療ニーズが存在するきわめて重要ながん標的であることには変わりはない．われわれも環状ペプチドをモダリティとして用いたRAS阻害剤開発に挑戦しており，現在LUNA18に対する第Ⅰ相臨床試験が進行している．LUNA18は抗体のようにタンパク質表面に強い結合親和性（野生型KRASに対し$K_D = 35$ pM）で結合し，RASとSOSのタンパク質間相互作用を阻害することで薬効を発揮する[19][24]．RAS変異をもつさまざまながん細胞にLUNA18を添加すると，$IC_{50} = 0.17 \sim 2.9$ nMのレンジで細胞増殖を阻害し，RASの下流遺伝子であるERK1/2やAKTのリン酸化も実際に阻害されていることが確認された．RAS変異がんであるNCI-H441株を移植したゼノグラフトマウスを使った$in\ vivo$実験では1日1回の経口投与により，用量依存的に腫瘍が退縮していることが確認された（図5）．さらに，LUNA18はマウス，ラット，サル，イヌの4種類の動物にて20％以上のバイオアベイラビリティで経口吸収可能であることがわかった．これらはすなわち，LUNA18が分子量1,500近い環状ペプチドであるにもかかわらず，低分子のように経口吸収され，その後がん細胞の細胞内に到達し，抗体分子のようにRASのタンパク質表面に結合してその相互作用を阻害するとい

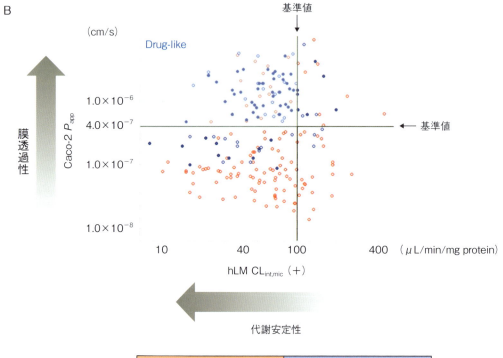

図4 環状ペプチドのDrug-likenessクライテリアとその妥当性
A) 環状ペプチドDrug-likeのクライテリア. B) Drug-likeクライテリアの妥当性. Aのクライテリアを満たさない (Clog P 値が12.9未満または N-アルキル基の数が6未満) 11残基のペプチド群 (赤) と, クライテリアを満たす (Clog P 値が12.9以上かつ, N-アルキル基の数が6以上) 11残基のペプチド群 (青) の, Drug-likenessを評価した. クライテリアを満たすペプチド群のうち, 白抜きの丸で示したプロットは, 追加合成したペプチドを示す. クライテリアを満たす分子の66%がDrug-likeな性質を示したのに対し, クライテリアを満たさない分子では13%であった (Bは文献19より引用).

う, 抗体と低分子の両方の性質を併せもっていることを示している.

2) LUNA18創製においてDrug-likeクライテリアがどう使われたか

LUNA18の創出においてわれわれはDrug-likeクライテリアをHit generationからClinical compoundの創出に至る誘導体化における各所で利用している. LUNA18はAP8784というHitペプチドに由来している (なお, AP8784はmRNAディスプレイ法を用いて取得されているが, その過程や使用したテクノロジーについては参考文献や本書の他章に詳しく記載されているため, そちらを参照いただきたい)[2)〜6) 8) 19) 24) 25)].

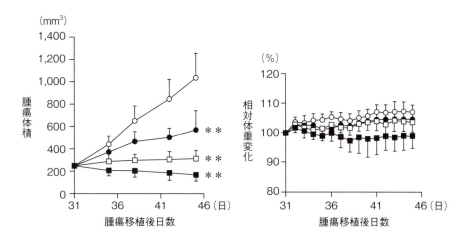

図5　LUNA18の抗腫瘍活性評価
NCl-H441細胞を播種したヌードマウス移植モデルにおける，LUNA18を1日1回14日間，連日経口投与した．溶媒群に対し，LUNA18を投与した群は用量依存的に腫瘍体積が減少し，顕著な体重減少もみられなかった．白抜き丸：溶媒群，黒塗り丸：3 mg/kgでLUNA18投与，白抜き四角：5 mg/kgでLUNA18投与，黒塗り四角：10 mg/kgでLUNA18投与（文献19から引用）．

AP8784のDrug-likeパラメータを見ると荷電性／親水性アミノ酸をもたず，N-アルキルアミノ酸数やペプチド残基数といった主鎖骨格も基準を満たしていた（**図6**）．これは，アミノ酸構成やペプチド骨格といったライブラリ設計にDrug-likeクライテリアを活用していることに起因する．その一方，AP8784はClog Pが基準値を満たしておらず，実際膜透過しなかった．これはClog Pについては誘導体化時の側鎖変換で容易に調整可能であることから，ライブラリの設計に反映させていなかったことに起因する．この不足するClog Pと膜透過性を増加させることとRASへの結合活性を増強することを目的に，側鎖変換を中心とした誘導体化が展開された結果，最終化合物のLUNA18ではClog Pは14.5と基準を満たし，結合親和性はおよそ1万倍に増強した．特筆すべきことに，1,000倍以上の活性向上をもたらす誘導体化の後でも，その活性コンフォーメーションは保たれていることがわかった．これはすなわち，Hitペプチドの段階から主鎖骨格を変えないまま，側鎖変換を中心とした誘導体化のみでLUNA18に到達できたことを示している（**図6**）．

おわりに

本稿では抗体と低分子の性質を併せもつモダリティとしての環状ペプチドに着目し，細胞内タフターゲットを狙える経口薬としてのDrug-likeクライテリアを特定する試み，さらにその基準を利用したRAS経口阻害剤LUNA18創出の例を紹介した．一連の研究により，シクロスポリンは決して例外的な分子ではなく，Drug-likeクライテリアを満たす分子であれば7割程度の確率で経口吸収可能な環状ペプチドが得られること，このDrug-likeクライテリアは実際にLUNA18という臨床候補化合物を生み出すレベルの実用性を有することが示された．

膜透過・経口投与可能な構造的要件がわかったことで，今後環状ペプチドをモダリティとした創薬手法は，細胞内タフターゲットを狙った汎用的プラットフォームと発展することが期待される．古くから生理活性ペプチドを起点とした創薬の試みがなされてきたが成功例は必ずしも多くはなかった．問題点の1つは，Hitペプチドにペプチダーゼ耐性のような"薬らしさ"を付与する過程において，多くの場合ペプチドの主鎖骨格を改変することが求められ，それが生物活性の喪失につながりやすい点であった（**図6**）．本稿で示した例では，Drug-likeな性質をHitペプチドにはじめからもたせるという逆算的な発想でこの問題にアプローチした．実際LUNA18では主鎖骨格を大きく変化させないまま，側鎖変換を中心とした誘導体化だけで1,000倍以上の活

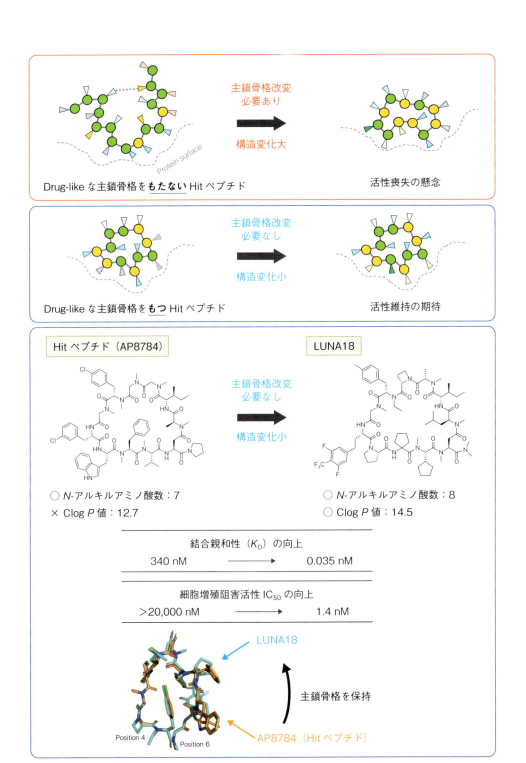

図6　環状ペプチド創薬におけるHitペプチドの主鎖骨格の重要性
Drug-likeなHitペプチドから誘導体化をはじめると，主鎖骨格改変による大幅な構造変化が加わり，元の活性を失う懸念がある．一方Drug-likeなHitペプチドから誘導体化をはじめる場合，大きな構造変化を避けることができ，活性を損なわないことが期待できる．LUNA18とHitペプチドであるAP8784の主鎖骨格の比較から構造変化の少ない誘導体化が実現できたことが確認できる〔LUNA18：シアン（PDB ID：7YV1），AP8784：オレンジ（PDB ID：7YUZ）〕（立体構造図は文献19より引用）．

性向上に成功している（**図6**）[24]．このコンセプトを使って，現在中外製薬のなかで数々の創薬プロジェクトが進行している．すでにいくつもの膜透過・経口投与可能な環状ペプチドが見出されており，今萌芽的な状況を迎えている環状ペプチド創薬に，細胞内透過や経口投与という新しいオプションが加わったと考えている．本手法により1つでも多くの細胞内タフターゲットが攻略され，今まで創薬が難しかった数々の疾患に治療手段が提供できるようになる日を待ち望んでいる．

文献

1）Polack FP, et al：N Engl J Med, 383：2603-2615, doi:10.1056/NEJMoa2034577（2020）

2）Yamagishi Y, et al：Chem Biol, 18：1562-1570, doi:10.1016/j.chembiol.2011.09.013（2011）

3）Huang Y, et al：Chem Rev, 119：10360-10391, doi:10.1021/acs.chemrev.8b00430（2019）

4）Goto Y & Suga H：Acc Chem Res, 54：3604-3617, doi:10.1021/acs.accounts.1c00391（2021）

5）van Neer RHP, et al：ACS Chem Biol, 17：2284-2295, doi:10.1021/acschembio.2c00403（2022）

6）Iskandar SE & Bowers AA：ACS Med Chem Lett, 13：1379-1383, doi:10.1021/acsmedchemlett.2c00319（2022）

7）Bissonnette R, et al：N Engl J Med, 390：510-521, doi:10.1056/NEJMoa2308713（2024）

8）Schlippe YV, et al：J Am Chem Soc, 134：10469-10477, doi:10.1021/ja301017y（2012）

9）Arkin MR, et al：Chem Biol, 21：1102-1114, doi:10.1016/j.chembiol.2014.09.001（2014）

10）Bojadzic D & Buchwald P：Curr Top Med Chem, 18：674-699, doi:10.2174/1568026618666180531092503（2018）

11）Xie X, et al：Signal Transduct Target Ther, 8：335, doi:10.1038/s41392-023-01589-z（2023）

12）Lipinski CA, et al：Adv Drug Deliv Rev, 46：3-26, doi:10.1016/s0169-409x(00)00129-0（2001）

13）Shultz MD：J Med Chem, 62：1701-1714, doi:10.1021/acs.jmedchem.8b00686（2019）

14）Faulds D, et al：Drugs, 46：377, doi:10.1007/BF03259110（1993）

15）Furukawa A, et al：Angew Chem Int Ed Engl, 59：21571-21577, doi:10.1002/anie.202004550（2020）

16）Garrigou M, et al：J Med Chem, 65：8961-8974, doi:10.1021/acs.jmedchem.2c00154（2022）

17）Räder AFB, et al：Bioorg Med Chem, 26：2766-2773, doi:10.1016/j.bmc.2017.08.031（2018）

18）Bhardwaj G, et al：Cell, 185：3520-3532.e26, doi:10.1016/j.cell.2022.07.019（2022）

19）Ohta A, et al：J Am Chem Soc, 145：24035-24051, doi:10.1021/jacs.3c07145（2023）

20）Efimov SV, et al：J Mol Struct, 1036：298-304, doi:10.1016/j.molstruc.2012.11.005（2013）

21）Wieske LHE, et al：Chemistry, 29：e202202798, doi:10.1002/chem.202202798（2023）

22）Liston DR & Davis M：Clin Cancer Res, 23：3489-3498, doi:10.1158/1078-0432.CCR-16-3083（2017）

23）Bos JL：Cancer Res, 49：4682-4689（1989）

24）Tanada M, et al：J Am Chem Soc, 145：16610-16620, doi:10.1021/jacs.3c03886（2023）

25）Murakami H, et al：Nat Methods, 3：357-359, doi:10.1038/nmeth877（2006）

＜筆頭著者プロフィール＞

太田　淳：2009年，東京大学大学院工学系研究科化学生命工学専攻，菅裕明先生ご指導のもと学位取得（工学博士）．同年中外製薬に入社し，以来中分子創薬のHit創出技術開発に従事．その後，テーマリーダーとしてLUNA18創製にかかわったほか，マネージャーとしてさまざまな中分子創薬プロジェクトに，主にHit創出の観点から関与．'23年，モダリティ基盤研究部部長，研究本部DXリーダーに就任し，中分子創薬やデジタル技術を中心としたプラットフォーム技術開発を担っている．

第3章 デリバリー・膜透過改善への取り組み

2. 生理活性ペプチドのDDS

勝見英正

> ドラッグデリバリーシステム（drug delivery system：DDS）は，薬物の体内動態を精密に制御することにより，薬物の最適な治療効果を達成するシステムまたはテクノロジーであり，生理活性ペプチドを含むバイオ医薬品などの先端的な医薬品開発において近年特に注目を集めている．本稿では，生理活性ペプチドのDDSのうち，消化管吸収改善，経皮デリバリー技術，注射後の体内動態制御の観点で，最新の研究動向やわれわれの研究について概説する．

はじめに

　ドラッグデリバリーシステム（drug delivery system：DDS）[*1]は，薬物の体内動態を精密に制御することにより薬物治療の最適化を図る投与技術の新しい概念である[1]．一方，微量で高い活性，多彩な機能を示す生理活性ペプチドは，近年のペプチド誘導体化研究の発展に伴い，次世代の創薬モダリティの1つとして再注目されており，これらのさまざまな疾患治療への応用が期待されている．しかしながら一方で，生理活性ペプチドは，低分子薬物に比べて分子量が大きいため経口投与などによる消化管吸収性に乏しく，その投与方法は注射に限定される場合が多い．また生体内での安定性，細胞・組織への移行性が乏しいなどの体内動態学的な問題があるなど，生理活性ペプチドには解決すべき課題も多いのが現状である[2]．したがって，生理活性ペプチドを疾患治療へ応用するためには，生理活性ペプチドの体内動態を制御するDDSの開発が必要不可欠である．そこで本稿では，生理活性ペプチドに関連するDDS技術のうち，消化管吸収改善，経皮デリバリー，注射後の体内動態制御の観点で，最新の研究動向やわれわれの研究を中心に紹介する．

1 吸収促進剤による生理活性ペプチドの吸収改善

　経口投与された薬物が生体内の作用部位に到達し，

[略語]
DDS：drug delivery system
hPTH1-34：parathyroid hormone（1-34）
PEG：polyethylene glycol
SNAC：sodium *N*-[8-(2-hydroxybenzoyl) amino]caprylate

> ### ※1　ドラッグデリバリーシステム（DDS）
> 投与部位から作用発現部位に至るまでの薬物の動きをトータルシステムとしてとらえ，これを各種の技術で制御することにより，最高の治療効果を得ることをめざした医薬品の投与形態，製剤が開発されている．これをドラッグデリバリーシステム（DDS）という．またDDSはこうした概念自体をあらわす言葉としても用いられる．

Drug delivery system of bioactive peptide
Hidemasa Katsumi：Laboratory of Pharmaceutics, Faculty of Pharmacy, Osaka Ohtani University（大阪大谷大学薬学部薬剤学講座）

表　各種吸収促進剤の分類

（1）界面活性剤	
ポリオキシエチレンエーテル類，ラウリル硫酸ナトリウム，サポニン，アルキルサッカライドなど	
（2）胆汁酸塩類	
グリココール酸，タウロコール酸，デオキシコール酸など	
（3）キレート剤	
EDTA，サリチル酸ナトリウムなど	
（4）脂肪酸類	
カプリン酸ナトリウム（C10），N-[8-(2-ヒドロキシベンゾイル)アミノ]カプリル酸ナトリウム（SNAC），ラウリン酸ナトリウム（C12），オレイン酸，リノール酸，混合ミセルなど	
（5）その他	
キトサン類，シクロデキストリン類，エナミン誘導体，N-アシルアミノ酸，一酸化窒素供与体，ポリアミノ酸，ポリカチオン類（ポリアルギニン，ポリエチレンイミン），クローディンモジュレーター，デンドリマーなど	

（文献3を参考に作成）

薬理効果を発現するためには，最初に消化管から吸収されることが必要である．しかしながら，生理活性ペプチドは消化管での安定性や消化管粘膜透過性が低いなどの理由により経口投与時に十分な吸収率が得られにくい．こうした生理活性ペプチドを含む難吸収性薬物の消化管および経粘膜吸収を向上させる1つの手段として，薬物の吸収性を一過性に上昇させる添加物の利用が考えられる．こうした作用を有する添加物は総称して吸収促進剤[※2]とよばれ，代表的なものに界面活性剤，胆汁酸，キレート剤，脂肪酸などがある[2) 3)]．その吸収促進機構としては，キレート剤であるethylenediaminetetraacetic acid（EDTA）などのように細胞間の接合部位に作用して細胞間隙を広げ薬物の透過を促進する機構や脂肪酸などのように細胞の脂質二重膜に作用してその流動性を高め，薬物の拡散による透過を高める機構が考えられている．臨床では，脂肪酸の一種であるカプリン酸ナトリウムがampicillinまたは

ceftizoximeの坐剤の吸収促進剤として使用されている．また最近，上市されたペプチド性の糖尿病治療薬semaglutideの経口投与型製剤には，中鎖脂肪酸由来の塩であるN-[8-(2-ヒドロキシベンゾイル)アミノ]カプリル酸ナトリウム（SNAC）が吸収促進剤として含有されるなど，脂肪酸類やその誘導体の吸収促進剤としての利用が注目されている[4)]．しかしながら，優れた促進効果を示す吸収促進剤は同時に消化管粘膜に障害を与える可能性があるため，実用化されている吸収促進剤はカプリン酸とSNACに限定されており，より有効かつ安全な吸収促進剤の開発が望まれる．

1）Labrasolおよびその関連製剤による生理活性ペプチドの消化管吸収性の改善

われわれの研究グループはこれまでに，さまざまな添加物の吸収促進効果を評価し，**表**に示す添加物が比較的有効かつ安全性の高い吸収促進剤として利用可能であることを報告している[2) 3)]．最近では，実用化が進んでいる中鎖脂肪酸を多く含むLabrasol[※3]に着目し，Labrasolやその関連製剤の吸収促進効果を系統的

※2　吸収促進剤

吸収促進剤は，消化管粘膜やその他の粘膜を透過しにくい薬物に対して，粘膜に作用しその性質を変化させることにより，薬物の透過を改善することのできる製剤添加物の総称である．実用化の例として，中鎖脂肪酸であるカプリン酸ナトリウムを吸収促進剤として添加したampicillin，ceftizoximeのような抗生物質の坐剤，その他，N-(8-[2-ヒドロキシベンゾイル]アミノ)カプリル酸ナトリウム（SNAC）を吸収促進剤として添加した糖尿病治療薬semaglutideの経口投与製剤がある．

※3　Labrasol

Labrasolは，polyglycolysed C6–C14 glyceridesを含む製剤添加物であり，溶解補助剤としてマイクロエマルジョンなどの処方に利用されている．モノ，ジ，トリグリセリドならびにポリエチレングリコール（PEG）のモノ，ジ，脂肪酸エステル，さらに遊離PEG-8を含む混合製剤として知られている．

に評価している[5)6)]．Labrasolは，polyglycolysed C6-C14 glyceridesを含む製剤添加物であり，溶解補助剤としてマイクロエマルジョンなどの処方に利用されており，難吸収性薬物の吸収改善効果についても報告されていたが，Labrasolに類似した製剤の吸収促進効果の報告例は少なく，その促進機構については不明な点が多かった．こうしたことから，われわれの研究グループは，Labrasolやその関連製剤の吸収促進効果について，ペプチド性の糖尿病治療薬insulinの消化管吸収改善効果を指標に評価を行い，中鎖脂肪酸由来のモノエステルを多く含むCapryol90がLabrasol関連製剤のなかで最も高い吸収促進効果を示すことを明らかにした[5)]．それと同時に，その吸収促進機構には細胞間隙を一時的に広げる効果や脂質二重膜の流動性の促進などが関与することも示された[6)]．また，Capryol90による消化管障害は観察されなかった．脂肪酸類は生体由来の吸収促進剤として古くから研究がなされているが，今後，こうした脂肪酸類やその誘導体の基礎研究がさらに進められることでカプリン酸やSNACに続く新たな吸収促進剤が開発されることを期待したい．

2 経皮吸収型DDS

1）生理活性ペプチドの経皮送達法

薬物の皮膚への投与は古くから行われ，多くは局所的な治療効果を目的に用いられてきたが，1970年代はじめにAlza社（2001年，Johnson & Johnson社に吸収合併）のA. Zaffaroniによる経皮吸収製剤に関する特許が公開され，1981年に乗り物酔いの防止に用いるscopolamineの経皮吸収製剤Transderm-Scopが上市されて以来，全身的な作用発現を目的とした投与方法として注目されてきた．しかしながら，皮膚は生体と環境との間にある境界バリアであり，皮膚表面に投与された薬物の吸収は，皮膚最外層の角質層により大きく制限される．なかでも，分配係数が小さい水溶性薬物や分子量が500以上の薬物および生理活性ペプチドの皮膚透過はきわめて困難であり，こうした薬物を皮膚から効率よく吸収させる新たな経皮吸収製剤の開発が強く望まれている．

一般に，薬物の経皮吸収促進法は，大きく化学的吸収促進法と物理的吸収促進法に分類される．化学的吸収促進法には，吸収促進剤やプロドラッグがあるが，角質層による透過バリアの影響が大きいことなどにより，生理活性ペプチドの経皮デリバリーでは成功例が少ないのが現状である．一方，物理的経皮吸収促進法には，①電気エネルギーを利用したイオントフォレシス[7)]，②超音波を利用したソノフォレシス[8)]，③高圧を利用して薬物の経皮透過を促進するジェットインジェクション[9)]，④アレイ状微細針により皮膚に小さな穴を開けるマイクロニードル[10)][※4]などがあり，これらの方法は，低分子のみならず比較的分子サイズが大きい生理活性ペプチドに対しても顕著な吸収促進効果を示す．①のイオントフォレシスは，皮膚に電場をかけることにより主にイオン性薬物の経皮吸収を促進する方法で，臨床においてlidocaineやfentanylの経皮吸収促進に使用されており，insulinやcalcitoninなどの生理活性ペプチドへの応用も試みられている．②のソノフォレシスは20～100 kHzの比較的低周波の超音波を利用した経皮吸収促進法であり，基礎研究を中心に多くの報告がある．その促進機構としては，脂質層の熱運動性の増大による薬物拡散性の増大やキャビテーションにより発生した気泡が皮膚表面で振動崩壊することにより生じるジェット流などが考えられている．③のジェットインジェクションは，高圧により薬液あるいは粉末薬の経皮吸収を促進する方法であり，各社で開発が進んでいる．薬液あるいは粉末薬に高圧をかけてノズルから皮膚に噴射することで，皮内や皮下に薬物を送達させることが可能であり，insulinなどの投与に応用されている．④のマイクロニードルは長さ数百ミクロンのアレイ状微細針を皮膚に適用することにより，微細針に表面塗布または内部に含有された薬物を皮膚内で放出させる経皮投与法である．2008年にはマイクロニードル商品が化粧品として製造販売されており，生理活性ペプチドを対象とした医療用マイクロニードルの開発も国内外で活発に行われている[10)]．

※4 マイクロニードル

マイクロニードルは数百μmの微細針を皮膚に適用することにより，微細針に表面塗布または内部に含有された薬物を皮膚内で放出させる経皮投与法である．マイクロニードルは金属，シリコン，ヒアルロン酸などさまざまな材料で開発されており，微細針の長さは，用途（化粧品，ワクチン，全身作用を目的とした治療用など）に応じて調整される．

2）マイクロニードルの特徴とその分類

マイクロニードルには，①薬物の分子量および脂溶性などの物理化学的性質に依存せず生理活性ペプチドのような比較的分子量が大きい薬物に対しても良好な吸収が期待できること，②構成素材および調製法により薬物の皮膚内到達部位および放出速度を制御できること，③投与に際してほとんど痛みを伴わないこと，④自己投与が可能であること，⑤イオントフォレシス，ジェットインジェクション，ソノフォレシスなどのように，投与時に特別な装置を必要としないことなど多くの利点があることから[10]，われわれの研究グループは生理活性ペプチドの経皮吸収型DDS技術としてマイクロニードルに注目している．

マイクロニードル研究は，1970年代に前述のAlza社により端緒が開かれたが[11]，製造する際に多くの技術的な問題点があり，そのため製剤化研究はなかなか進展しない状況であった．しかしながら，1990年代に電子工業における微細加工技術を応用して，Henryらがはじめてマイクロニードルを経皮吸収の研究に用いた[12]．その後，さまざまな種類のマイクロニードルが開発された．2008年には世界初のマイクロニードル商品が化粧品として製造販売されており，insulin，exenatide，interferon，parathyroid hormone（1-34），human growth hormone，erythropoietin，granulocyte-colony stimulating factor（G-CSF）などの生理活性ペプチドを対象とした医療用マイクロニードルの開発も国内外で活発に行われている．

前述のHenryらによる研究が報告されて以来，用途に応じてさまざまな素材，形状およびサイズのマイクロニードルが製造されてきた．マイクロニードルは形状から，通常の注射針と同様に針の内部に空洞がある「中空型」，針の内部に空洞がない「中実型」に大別される[13)14)]．これまでにシリコン，金属およびガラスなどを素材とした中空型および中実型マイクロニードルが数多く製造されている．

中空型は従来の注射のように薬液をマイクロニードル内部の空洞を介して皮膚に注入する方法が検討されてきたが，針の長さが短い場合や注入速度が速い場合には，注入された薬液が圧力で皮膚から漏れ出すなどの欠点がある．

中実型は，皮膚に薬液を塗布する前あるいは後にマイクロニードルで皮膚に薬物の吸収経路となる小さい穴を開ける方法や微細針表面に薬物を塗布して皮膚に適用する方法が検討されている．素材としてシリコン，金属，ガラスおよび合成高分子などがあげられるが，適用時に折れた針が皮膚内に残留する危険性が欠点としてあげられ，安全性に課題があるとされている．

こうしたことから，生体適合性に優れた素材で作製された中実型微細針に薬物を含有させたマイクロニードルの作製に注目が集まり，ポリ乳酸，poly（lactic acid-co-glycolic acid）（PLGA），マルトース，コンドロイチン硫酸，カルボキシメチルセルロースおよびデキストラン，ヒアルロン酸などを素材とするマイクロニードルが開発されている[13)～16)]．これらのマイクロニードルは皮膚適用後に皮膚中の水分で針が分解または膨潤・溶解して，針内部の薬物が皮膚内で放出される概念に基づき開発されたもので溶解型マイクロニードルとよばれている．

3）ヒアルロン酸マイクロニードルを用いた骨粗鬆症治療薬 parathyroid hormone（1-34）の経皮デリバリー

われわれの研究グループはこれまでに，生体内構成成分であり，安全性がきわめて高いヒアルロン酸に着目し，ヒアルロン酸で構成される微細針に薬物を含有させた溶解型マイクロニードルの開発研究にとり組み，insulin，exendin-4，parathyroid hormone（1-34）（hPTH1-34）[17)～19)]などの生理活性ペプチドの経皮デリバリーの可能性を報告している．**図1**はペプチド性の骨粗鬆症治療薬であるhPTH1-34を封入したヒアルロン酸マイクロニードルの形状とそのラット適用後の血漿中hPTH1-34濃度を示したものであるが，皮下注射後のそれと比較してわずかに遅く上昇する傾向を示すものの急速に増加していることがわかる[19)]．また，hPTH1-34封入ヒアルロン酸マイクロニードル適用後および皮下注射後の血中濃度下面積（AUC）はそれぞれ，1,355 ± 54および1,354 ± 484 ng・mL/minであり，hPTH1-34封入ヒアルロン酸マイクロニードル適用後の相対的バイオアベイラビリティは，100 ± 4％を示した．さらに，骨粗鬆症のラットモデルにおける治療実験において，hPTH1-34封入ヒアルロン酸マイクロニードルは，適用後の骨密度の減少を顕著に抑制した．これらのことから，ヒアルロン酸マイクロニードルによ

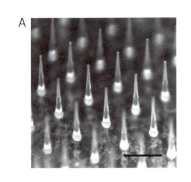
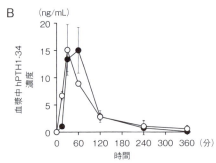

図1　ヒアルロン酸マイクロニードルによる骨粗鬆症治療薬の経皮デリバリー
A）hPTH1-34封入ヒアルロン酸マイクロニードルの顕微鏡写真（スケールバー：800μm），B）ラットへの皮下注射またはhPTH1-34封入ヒアルロン酸マイクロニードル皮膚適用後の血漿中hPTH1-34濃度推移．〇：皮下注射，●：hPTH1-34封入ヒアルロン酸マイクロニードル．（文献19よりCC BY 4.0に基づき転載）

るhPTH1-34の血中移行性や薬理効果は，皮下注射とほぼ同等であることが示された．こうしたマイクロニードルを用いた生理活性ペプチドの経皮デリバリーの実用化に向けては，投与の再現性や皮膚への安全性，注射剤と同様に無菌製剤化が求められるなどさまざまな克服すべき課題があるが，マイクロニードルは注射剤と同等の薬効が得られる次世代型の経皮吸収製剤としてその実用化が期待される．

3　注射による投与後のDDS

1）化学修飾による血中滞留性の増大

注射後に血中に移行した生理活性ペプチドを含む中高分子の体内動態は，中高分子の標的分子への親和性の他，分子量と表面電荷により決定づけられる．すなわち，分子量が40,000以下の場合には腎臓において糸球体ろ過を受けるため，血中からすみやかに消失し尿中に排泄されることが多い．また細胞膜上はシアル酸が非還元末端に結合した糖タンパク質や糖脂質が多く分布し負電荷を示すことから，中性や細胞膜の負電荷と静電気的に反発する弱負電荷の中高分子は細胞との相互作用が得られにくく，高い組織・臓器移行性を示すことは少ない．一方，正電荷を示す中高分子は負電荷を示す細胞膜と静電気的に相互作用しやすい．このような相互作用はさまざまな組織・臓器で起こると考えられるが，解剖学的に血流量や臓器サイズが大きい肝臓へ集積することが多い[20]．したがって，こうした分子量や表面電荷などの分子特性を化学修飾により調整することで中高分子の体内動態を制御することが可能となる．その一例として，水溶性高分子であるポリエチレングリコール（polyethylene glycol：PEG）修飾があげられる．すなわち，糸球体ろ過を受けやすい分子量の生理活性ペプチドは，投与後血中からすみやかに消失するが，生理活性ペプチドにPEGを結合させると，分子量の増大（糸球体ろ過の回避）や電荷遮蔽効果，生理活性ペプチドの表面にPEGの水和層が形成されることにより免疫原性が低減され，肝臓や脾臓の細網内皮系から異物認識を受けにくくなることなどにより血中滞留性が向上する．この方法は，免疫不全症の治療薬であるadenosine deaminaseの血中滞留性がPEG修飾により向上し，これにより薬効が持続化されることを報告したAbuchowskiらの研究が端緒となっており，臨床ではinterferon，granulocyte colony stimulating factor（G-CSF），phenylalanine ammonia-lyase類縁体，human growth hormone誘導体などの血中滞留性増大ひいては薬効の持続化に利用されている[21)22)]．

2）セリン修飾ポリリジンを用いた腎臓ターゲティング型DDSの開発

標的部位に選択的に薬物を送り込むターゲティング型DDSは，DDSの概念を最も端的に示す薬物投与技術であり，薬効と副作用に直結することから，医薬品の有効性・安全性の観点で重要な概念である．近年のターゲティング型DDS研究においては，がん細胞を標的とする抗体−薬物複合体などの開発が注目を集めているが，これらのバイオロジクスは分子量が15万以上

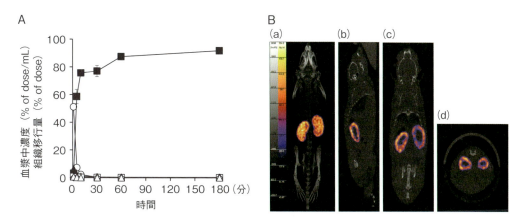

図2　セリン修飾ポリリジンを用いた腎臓ターゲティング型DDSの開発
A）マウス静脈内投与後の[111]In標識セリン修飾ポリリジンの体内動態，B）[111]In標識セリン修飾ポリリジンを静脈内投与したマウスのsingle photon emission computed tomography/computed tomography（SPECT/CT）画像，（a）3D画像，（b）矢上面，（c）冠状面，（d）横断面．○：血漿，▲：肝臓，■：腎臓，◇：脾臓，△：心臓，□：肺．
（文献24よりCC BY 4.0に基づき転載）

と大きく，生体膜を通過しにくいため治療標的が限られるなど課題も顕在化されている．一方，われわれの研究グループは最近，腎細胞がんや慢性腎臓病などの腎臓疾患治療を目的とした独自の腎臓ターゲティング型DDSの開発にとり組んでいる[23)24)]．すなわち，われわれの研究グループは平均分子量が約10,000のポリリジンにセリンを修飾させたペプチド分子がマウス静脈内投与後，腎細胞がんや慢性腎臓病の発症部位である腎臓の近位尿細管上皮細胞へ急速かつ選択的に移行することを見出し，セリン修飾ポリリジンが腎臓ターゲティング型薬物キャリアとして有用であることを報告している（**図2**）．セリン修飾ポリリジンに二官能性キレートを介して治療用放射性核種[90]Yを結合させ，腎細胞がんモデルマウスに投与したところ，[90]Yの腎臓標的化により腎臓中のがん増殖が顕著に抑制可能であることが示された[24)]．さらに最近，セリン修飾ポリリジンは生理活性ペプチドの腎臓ターゲティング型薬物キャリアとしても有用である可能性が確認されており，今後，生理活性ペプチドを含むさまざまなバイオ医薬品の腎臓標的化への活用が期待される．

おわりに

本稿では，生理活性ペプチドのDDSについて，消化管吸収改善および経皮デリバリー，注射後の体内動態制御の観点から概説した．DDSは生理活性ペプチドを含むバイオ医薬品などの先端的な医薬品開発の実用化には必須の薬物投与技術として近年，ますます注目が高まっている．また，DDSは本稿で取り上げた生理活性ペプチドの他，近年上市されたCOVID-19のmRNAワクチンなどの核酸医薬や細胞医薬の生体内デリバリーにも活用されており，DDS技術には単なる製剤（薬物を運ぶ単なる入れものや脇役）ではない，新薬以上の価値が見出されている．今後，DDSの発展により生理活性ペプチドの実用化が加速されることを期待したい．

文献

1) Hashida M：Adv Drug Deliv Rev, 157：71-82, doi:10.1016/j.addr.2020.06.015（2020）
2) Yamamoto A, et al：Pharmacol Ther, 211：107537, doi:10.1016/j.pharmthera.2020.107537（2020）
3) 山本 昌：「遺伝子医学MOOK別冊 ペプチド・タンパク性医薬品の新規DDS製剤の開発と応用」（山本 昌／編），pp30-40，メディカルドゥ，2011
4) Kommineni N, et al：Pharm Res, 40：633-650, doi:10.1007/s11095-022-03459-9（2023）
5) Ukai H, et al：Pharmaceutics, 12：462, doi:10.3390/pharmaceutics12050462（2020）
6) Ukai H, et al：Pharm Res, 37：248, doi:10.1007/s11095-020-02963-0（2020）
7) Ita K：J Drug Target, 24：386-391, doi:10.3109/1061186X.2015.1090442（2016）
8) Rao R & Nanda S：J Pharm Pharmacol, 61：689-705, doi:10.1211/jpp.61.06.0001（2009）

9）Inoue N, et al：Int J Pharm, 391：65-72, doi:10.1016/j.ijpharm.2010.02.019（2010）

10）勝見英正，他：オレオサイエンス，17：567-574，doi:10.5650/oleoscience.17.567（2017）

11）Gerstel MS & Place VA：Drug delivery device, US Patent, US-3964482-A（1976）

12）Henry S, et al：J Pharm Sci, 87：922-925, doi:10.1021/js980042+（1998）

13）権 英淑，他：「遺伝子医学MOOK別冊 ペプチド・タンパク性医薬品の新規DDS製剤の開発と応用」（山本 昌／編），p214，メディカルドゥ，2011

14）Katsumi H, et al：Yakugaku Zasshi, 134：63-67, doi:10.1248/yakushi.13-00221-3（2014）

15）Kang NW, et al：Expert Opin Drug Deliv, 18：929-947, doi:10.1080/17425247.2021.1828860（2021）

16）Katsumi H, et al：J Pharm Sci, 101：3230-3238, doi:10.1002/jps.23136（2012）

17）Liu S, et al：J Control Release, 161：933-941, doi:10.1016/j.jconrel.2012.05.030（2012）

18）Liu S, et al：Mol Pharm, 13：272-279, doi:10.1021/acs.molpharmaceut.5b00765（2016）

19）Naito C, et al：Pharmaceutics, 10：215, doi:10.3390/pharmaceutics10040215（2018）

20）西川元也：「今日のDDS・薬物送達システム」（高橋俊雄，橋田 充／編），pp125-135，医薬ジャーナル社，1999

21）Tartibi HM, et al：Pediatrics, 137：e20152169, doi:10.1542/peds.2015-2169（2016）

22）Booth C & Gaspar HB：Biologics, 3：349-358（2009）

23）Matsuura S, et al：Proc Natl Acad Sci U S A, 115：10511-10516, doi:10.1073/pnas.1808168115（2018）

24）Katsumi H, et al：Pharmaceutics, 14：1946, doi:10.3390/pharmaceutics14091946（2022）

＜著者プロフィール＞

勝見英正：2004年3月京都大学大学院薬学研究科修士課程修了（橋田 充教授主宰）．'06年3月同大学院博士課程中退．'06年4月京都薬科大学薬剤学分野（山本 昌教授主宰）助手（助教）．'10年1月京都大学 博士（薬学）取得．'13年9月British Columbia大学研究留学．'16年4月京都薬科大学薬剤学分野 准教授．'24年4月大阪大谷大学薬学部薬剤学講座 教授，現在に至る．専門：生物薬剤学，ドラッグデリバリーシステム．

第3章 デリバリー・膜透過改善への取り組み

3. 受動的に膜を透過するペプチド型中分子
―環状ペプチドとペプトイド

森本淳平

> ペプチドは，医薬品として大きな期待を集めているモダリティであるが，親水性が高い構造であるがゆえに，受動的に細胞膜を透過することが難しく，経口投与や細胞内タンパク質の標的化が難しいという課題を抱えている．そのため，受動的膜透過性の高いペプチドを創出する分子設計指針の確立が強く求められている．本稿では，受動的膜透過性の高いペプチド性中分子を創出する戦略について，天然由来のペプチドに学ぶ分子設計と人工的な中分子を創造するという2つのアプローチを紹介する．

はじめに

　ペプチドは，抗体に代表されるタンパク質性薬剤のように広い相互作用面で疾患関連タンパク質と相互作用できる一方で，タンパク質性薬剤に比べると圧倒的に分子サイズが小さい．このような特徴から，ペプチドは，経口投与可能で細胞内のタンパク質も標的化することのできる可能性を秘めた創薬モダリティとして，期待されている．しかしながら，タンパク質性のアミノ酸から構成される通常のペプチドは，親水性の高い分子であるため，実際にはほとんどの配列が，脂質二重膜で構成される細胞膜を透過することができない．このため，腸管吸収性が悪く，経口投与が難しい．ま

た，細胞膜を透過できないため，細胞内に存在する多数の疾患治療標的タンパク質を標的化することも難しい．

　一方で，天然由来のペプチドのなかには，高い受動的膜透過性を示すペプチドが存在する．例えば，Cyclosporin A（CsA）は，分子量1,000を超えるサイズの大きなペプチドであるにもかかわらず，高い細胞膜透過性を示すことが知られている．近年，構造解析技術と膜透過性評価系を駆使することで，こうしたペプチドが高い膜透過性を発揮する構造的基盤の理解が進んできた．そして，それによって，高い受動的膜透過性を示すペプチドを人工的に生み出すことが可能になりつつある．また，ペプチドの構造を改変することで，受動的膜透過性の高い人工中分子を創出しようとする試みも発展してきている．本稿では，これらの研究について紹介することを通じて，経口投与可能で細胞内タンパク質を標的化可能なペプチド性薬剤の創出についての研究状況をお伝えしたい．

［略語］
Abu：a-aminobutyric acid
Bmt：(E)-2-butenyl-4-methyl-threonine
GPCR：G protein-coupled receptor（Gタンパク質共役型受容体）
MDM2：mouse double minute protein 2

Passively membrane-permeable peptide-based middle-sized molecules—Cyclic peptides and peptoids
Jumpei Morimoto：Department of Chemistry and Biotechnology, Graduate School of Engineering, The University of Tokyo
（東京大学大学院工学系研究科化学生命工学専攻）

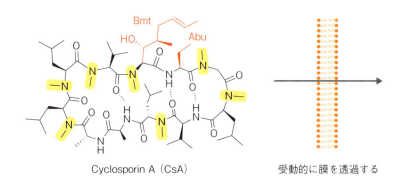

図1 受動的膜透過性を示す環状ペプチドCsA
タンパク質性アミノ酸にはみられない側鎖の構造を赤色で示している．Nメチル化された窒素は黄色でハイライトしている．また，水素結合は点線で示している．

1 受動的膜透過性を示す環状ペプチド

1）CsAが示す受動的膜透過性の構造基盤

CsAは，土壌中の真菌が産生する環状ペプチドで，受動的に膜を透過して細胞内に入り，シクロフィリンと結合してカルシニューリンの働きを阻害する（図1）．CsAの構造中には，タンパク質性アミノ酸にはみられない特殊な構造が多数含まれている．まず，側鎖には，BmtとAbuという2つの特殊なアミノ酸残基の構造が含まれている（図1の構造式中に赤色で表示した部分）．また，主鎖には，多数のNメチル化されたアミド結合が存在することがわかっている（図1の構造式上で黄色にハイライトした部分）．こうした特殊な構造は，シクロスポリンが示す高い膜透過性においてどのような役割を担っているだろうか．

まず，CsAの側鎖については，これまでのさまざまな研究から，受動的膜透過を実現するうえで必須なものは存在しないことが示されている．われわれが2023年に報告した論文では，CsAのアミノ酸側鎖を1つずつ除去した誘導体を合成し，それらの膜透過性評価を行うことで，それぞれの側鎖が膜透過性に必須であるかどうかを調べている[1]．その結果，いずれの側鎖を除去した場合でも，膜透過性が著しく低下することはなかった．このことは，CsAの側鎖が，BmtやAbuなどの特殊なアミノ酸構造も含めていずれも，高い受動的膜透過性を示すのに必須の構造ではない，ということを示している．また，LokeyらもCsAの側鎖が変化した誘導体をいくつか評価しているが，これらの誘導体の受動的膜透過性は側鎖の脂溶性と相関していることが示されている[2]．このことからも，特定の側鎖構造が膜透過性に重要というわけではなく，CsA全体として適切な範囲の脂溶性の構造となっていれば，受動的に膜を透過できるのだと考えられる．

一方で，CsAの主鎖の構造については，膜透過性発揮のために重要であることが示されている．ペプチドの主鎖を構成するアミド結合は，水素結合ドナーとアクセプターをもっており，水と水素結合を形成するため，ペプチドが脂質二重膜へ侵入するのを困難にしている．CsAの主鎖アミド結合に目を向けると，高度にNメチル化されており，全体の水素結合ドナーの数が少なくなっていることがわかる．CsAは11残基のペプチドであるが，合計11個の主鎖アミド結合のうち，実に7個がNメチル化されており，主鎖に含まれる水素結合ドナーの数はわずか4つに抑えられている．さらに，CsAは，膜中では水素結合ドナーを内側に向けた閉じた立体配座を形成することが知られている．この立体配座においては，Nメチル化されていないアミド水素が，すべて分子内で水素結合を形成している．これによって，溶媒に露出している主鎖のアミド水素はゼロとなり，脂溶性の高い三次元構造を実現して脂質二重膜中に入っていくのではないかと考えられる．

これらのことから，CsAは，ペプチドの基本構造である一方で受動的膜透過性を下げる要因となっている主鎖アミド結合から，Nメチル化という修飾によって水素結合ドナーを巧みに除去し，それによって高い受動的膜透過性を実現していると考えられる．こうした

A
B

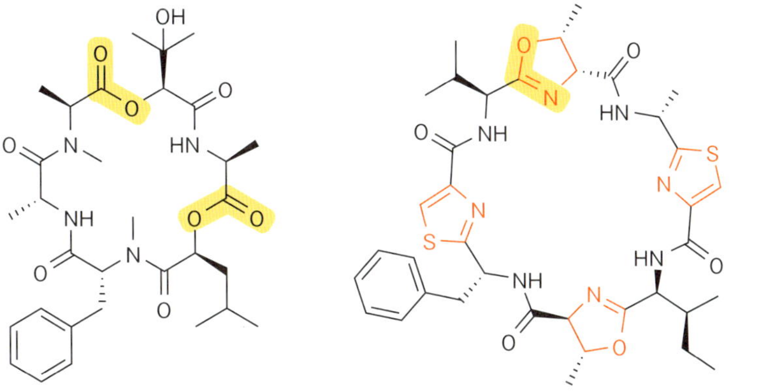

Guangomide A
Patellamide C

図2　アミド結合以外の特殊な主鎖骨格を含む天然由来の環状ペプチド
A）エステル結合を有する環状ペプチド．B）ヘテロ環構造を有する環状ペプチド．

天然由来のペプチド構造に学ぶことで，受動的膜透過性の高いペプチドを人工的に生み出すことができると期待できる．次項ではこのようなとり組みについて紹介する．

2）天然由来のペプチドに学ぶ環状ペプチドの受動的膜透過性向上手法

前項で解説したように，CsAのような天然由来の膜透過性の高いペプチド構造において，Nメチル化など，主鎖アミド結合の修飾が頻繁にみられる．これにより，溶媒に露出したアミド水素の数が低減し，高い膜透過性が達成されていると考えられる．このなかでも，CsAにみられるようなアミドのNメチル化に着目し，受動的膜透過性の高いペプチドを人工的に創出しようとする試みは，これまで非常に活発に行われてきている．そのような代表的な研究として，まず，Kesslerらは，ソマトスタチンアナログの環状ペプチドをNメチル化することによって，膜透過性を向上させ，経口吸収性をあげられることを示している[3]．また，LokeyらのグループやCraikおよびFairlieらのグループは，脂溶性環境で溶媒に露出したアミド水素を選択的にNメチル化することで，膜透過性の高い環状ペプチドを創出できることを示している[4][5]．さらに，最近になって，中外製薬のグループが，進化分子工学の技術を活用することで，細胞膜を透過して細胞内のタンパク質機能を制御するNメチルペプチドを創出することにも成功している（第3章–1参照）[6][7]．

天然物由来のペプチドのなかには，Guangomide Aのように，環状構造中にエステル結合を含むペプチドも多数存在する（**図2A**の構造式上で黄色にハイライトした部分）．エステル結合も，Nメチルアミド結合と同様に，水素結合ドナーをもたないアミド結合の等価体と見なすことができる．そのため，膜中で分子表面に露出するアミド結合をエステル結合に置換することで，高い膜透過性を実現できるのではないかと考えられる．2023年に，われわれは，環状ペプチド中のアミド結合をエステル結合に置換することで，膜透過性を大きく向上できることを示した[8]．また，ペプチド配列によっては，アミド-エステル置換を施した場合の方が，同じ位置のアミド結合をNメチル化するよりも大きく膜透過性を向上できる場合やその逆の傾向を示す場合があることも見出し，これら2つの主鎖アミド改変手法が，相補的に利用できることが示されたと言える．

Patellamide Cのようなペプチドは，主鎖の中にオキサゾリンやチアゾールといったヘテロ環構造を含んでいる（**図2B**構造式中に赤色で表示した部分）．一見，アミド結合と大きく違った構造に見えるが，これもアミド結合の水素結合ドナーが失われた構造となっていると見做すことができ（**図2B**の構造式上で黄色にハイライトした部分），受動的膜透過に有利であると考え

られる．実際に，Patellamide Cは高い膜透過性を示すことが示されている[9]．これに着想を得て，Yudinらのグループは，膜透過性の低い環状ペプチドの主鎖アミド結合をヘテロ環構造に置換することで高い膜透過性を示すものを創出することに成功している[10]．これらのペプチドは，ヘテロ環上の窒素や酸素のようなヘテロ原子が，水素結合アクセプターとして働くことでも水素結合ドナーの数を減らすことに寄与しており，複合的な理由から高い膜透過性を実現していると言える．

最近，Chatterjeeらのグループは，天然由来のペプチドにもみられる構造であるチオアミド構造を主鎖に導入することで，環状ペプチドの膜透過性を向上させることに成功している[11]．チオアミド構造の導入は，前述の他の特殊構造の導入とは異なり，アミド結合の水素結合アクセプター側を置換することで受動的膜透過性を向上させる戦略であると言える．

こうした複数の主鎖改変技術を総合的に用いることで，今後，受動的膜透過性の高い環状ペプチドの人工的な創出が加速していくことが期待される．

2 受動的に膜を透過する人工中分子"ペプトイド"

これまで述べてきたようなペプチドの構造を一部改変するようなアプローチとは別に，ペプチド全体の骨格構造を丸ごと変えてしまうことで，薬剤としての機能においてペプチドよりも優れた人工中分子を創出しようという試みも活発に行われている．そのなかで，高い受動的膜透過性を示す人工的な中分子としては，ペプトイドとよばれる分子が最も注目されているといえる（**図3**）[12]．ペプトイドは，1992年にZuckermannらが報告した分子で，アミノ基上に多様な官能基を有するアミノ酸のオリゴマーである（**図3**）．前セクションで登場した主鎖アミドがNメチル化されたペプチドのように，ペプトイドはアミド窒素上にアルキル基が導入されているため，水素結合ドナーをもたず，ペプチドに比べて高い受動的膜透過性を示すことがわかっている[13]．

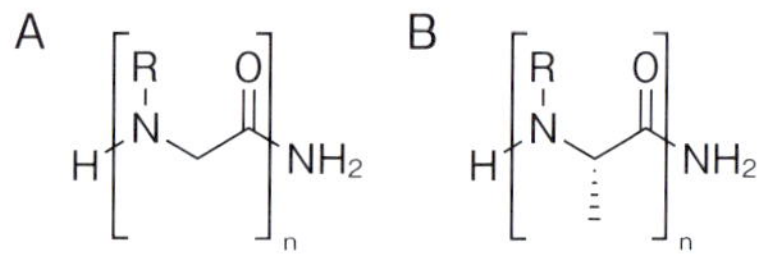

図3　ペプトイドの一般構造式
一般的には，**A**に示すオリゴグリシンの窒素上にさまざまな官能基が導入された分子をペプトイドとよぶ．**B**のように主鎖がアラニンなどグリシンとは異なるアミノ酸で構成されるペプトイドも報告されている．

1）タンパク質に結合するペプトイドの探索・設計技術の発展

こうした受動的膜透過性の高さから，細胞内タンパク質を標的とした薬剤候補物質としてのペプトイドの可能性に注目が集まり，これまでに，タンパク質に結合するペプトイドを創出する手法の開発がさまざま行われてきた．

ペプトイドは，固相合成法を用いて多様な配列を迅速に合成することが可能であるため，大規模なペプトイドライブラリーを構築して，そのライブラリーのなかからタンパク質に結合する配列を選択する手法が発達してきた．Zuckermannらは，1994年に，2量体あるいは3量体のペプトイドの小規模なライブラリー（約5,000配列）のなかから，GPCRに結合するリガンドの取得に成功した[14]．その後，Kodadekらのグループが，2003年に，one-bead one-compound[※1]の手法を利用することで，大規模なペプトイドのライブラリー（約80,000配列）のなかから，標的タンパク質に結合するペプトイドを迅速に取得できることを示した[15]．これらの研究を起点として，タンパク質に結合するペプトイドが次々と報告されることとなった．また，ライブラリースクリーニングのアプローチとは別に，タンパク質構造を基にした分子設計によってタンパク質に結合するペプトイドを創出する手法も報告されている．2018年には，Kirshenbaumらが，インシリコ[※2]でタンパク質に結合するペプトイドを設計する手法を報告

※1　one-bead one-compound
1ビーズに1種類の化合物が合成された状態で調製される大規模化合物ライブラリーの形態．直径100 μm程度のサイズのマイクロビーズを使うことで，100万種類を超える種類の化合物からなるライブラリーを調製することができる．

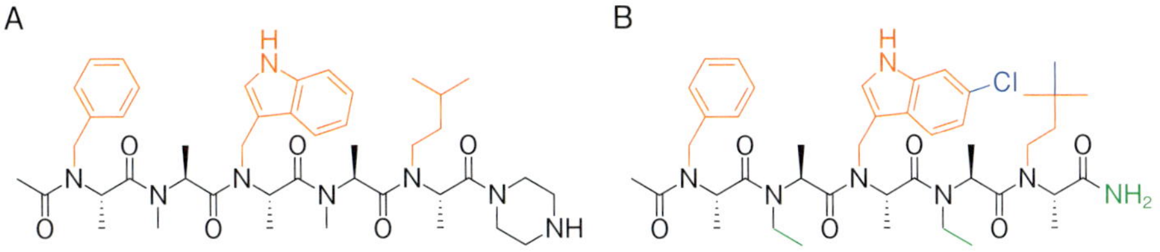

図4　MDM2に結合するペプトイドの構造

A）最初に設計されたペプトイドの構造．p53のPhe19，Trp23，Leu27の3つのアミノ酸残基を模倣した部分を赤色で示している．**B**）構造最適化されたペプトイド．MDM2への結合親和性向上のために導入した構造を青色で，膜透過性向上のために導入した部分を緑色で，それぞれ示している．

している[16]．また，われわれのグループも，同時期に，タンパク質に結合するペプトイドの合理設計を報告している[17]．

2）MDM2阻害剤を例とした ペプトイド性阻害剤探索の実例

　ここで，われわれの研究を一例として，細胞内タンパク質を標的としたペプトイド性薬剤候補分子の設計と構造最適化のプロセスを紹介したい．2019年に，われわれは，がん治療標的として有名なMDM2タンパク質に対して結合するペプトイドの設計を報告した．MDM2は，細胞のアポトーシスを司るp53とよばれるタンパク質に結合して分解を誘導することで知られるタンパク質である．MDM2タンパク質のp53結合サイトに競合的に結合する化合物は，がん治療薬として働くと期待されている．われわれは，MDM2のこの部分に結合するペプトイドを設計した．具体的には，p53中のMDM2結合面を構成するアミノ酸残基のうち，MDM2への結合に寄与が大きい3つのアミノ酸残基Phe19，Trp23，Leu27に着目して，これらのアミノ酸側鎖に対応する官能基を導入したペプトイドを設計した（**図4A**）．設計した分子を合成して評価したところ，期待通り，p53と競合的にMDM2に結合することが確かめられた．しかしながら，その阻害活性や膜透過性は十分でなく，細胞内のMDM2-p53相互作用の阻害は達成できなかった．そこで，われわれは，MDM2との相互作用にかかわる置換基の構造を最適化する（**図4B**構造式中に青色で表示した部分）とともに，ペプトイ

ドの脂溶性を上げるための構造改変を加える（**図4B**構造式中に緑色で表示した部分）ことで，最終的に細胞内で機能するペプトイドを創出することに成功した．このように，ペプトイドはペプチドよりも高い膜透過性を示すことは確かであるが，細胞内標的の阻害を実現するためには，低分子を用いた創薬で行われるのと同様に，阻害活性や物性を考慮したリード化合物の構造最適化がやはり必要である．

　設計したペプトイドが，設計通り標的タンパク質に結合しているかどうかを確かめるため，われわれは，前項で述べたMDM2結合ペプトイドについて，MDM2との複合体の結晶構造を取得した[18]．結晶構造中で，ペプトイドは，設計通り，p53のアミノ酸側鎖を模倣した3つの官能基をMDM2のp53結合サイトに向ける形で相互作用していることが明らかとなった．また，主鎖の構造はほとんど相互作用には関与しておらず，これらアミド窒素上の3つの官能基の支配的な寄与によって相互作用が達成されていることがわかった．このことは，ペプトイドのスクリーニングや設計において，さまざまな官能基をアミド窒素上に有するペプトイドを合成して評価する戦略の妥当性を示しているといえる．こうしたアミド窒素上のさまざまな官能基は，アルデヒドやアルコールなどの安価で容易に入手できる試薬を用いて導入できるため，タンパク質リガンドの探索や構造最適化を簡便かつ迅速に行うことが可能である点がペプトイドの利点の1つであるといえる．

3）ペプトイド創薬の展望

　このように，ペプトイドが1992年に最初に報告されてから20年余がたった今，細胞内タンパク質を標的とした薬剤候補となるようなペプトイドの創出手法が成熟してきている．いまだ，薬剤として承認されたペプ

> **※2　インシリコ**
> 生命科学研究において，計算機を用いたシミュレーションや解析を行う研究手法のことをさす．

実験医学　Vol. 43　No. 2（増刊）2025　　155　（289）

トイドは存在しないが，今後，本稿で紹介したような研究が発展し，ペプトイドを活用した人工中分子創薬が加速していくと期待している．

おわりに

本稿で紹介したように，ペプチドの受動的膜透過性という物性に着目した天然由来ペプチドの研究や人工的な分子設計のアプローチによって，高い受動的膜透過性を示す中分子の創出が実現されるようになってきた．今後，こうした高い受動的膜透過性を示す中分子の構造基盤の解明がより一層進み，さらに，こうした構造基盤を考慮した分子設計が確立していくことによって，これまで標的化困難だった細胞内のさまざまな標的タンパク質に対しての創薬が加速度的に発展していくと確信している．

文献

1) Ono T, et al：RSC Adv, 13：8394-8397, doi:10.1039/d3ra01358h（2023）
2) Naylor MR, et al：J Med Chem, 61：11169-11182, doi:10.1021/acs.jmedchem.8b01259（2018）
3) Biron E, et al：Angew Chem Int Ed Engl, 47：2595-2599, doi:10.1002/anie.200705797（2008）
4) White TR, et al：Nat Chem Biol, 7：810-817, doi:10.1038/nchembio.664（2011）
5) Wang CK, et al：Proc Natl Acad Sci U S A, 111：17504-17509, doi:10.1073/pnas.1417611111（2014）
6) Tanada M, et al：J Am Chem Soc, 145：16610-16620, doi:10.1021/jacs.3c03886（2023）

7) Ohta A, et al：J Am Chem Soc, 145：24035-24051, doi:10.1021/jacs.3c07145（2023）
8) Hosono Y, et al：Nat Commun, 14：1416, doi:10.1038/s41467-023-36978-z（2023）
9) Ahlbach CL, et al：Future Med Chem, 7：2121-2130, doi:10.4155/fmc.15.78（2015）
10) Saunders GJ & Yudin AK：Angew Chem Int Ed Engl, 61：e202206866, doi:10.1002/anie.202206866（2022）
11) Ghosh P, et al：Nat Commun, 14：6050, doi:10.1038/s41467-023-41748-y（2023）
12) Simon RJ, et al：Proc Natl Acad Sci U S A, 89：9367-9371, doi:10.1073/pnas.89.20.9367（1992）
13) Kwon YU & Kodadek T：J Am Chem Soc, 129：1508-1509, doi:10.1021/ja0668623（2007）
14) Zuckermann RN, et al：J Med Chem, 37：2678-2685, doi:10.1021/jm00043a007（1994）
15) Alluri PG, et al：J Am Chem Soc, 125：13995-14004, doi:10.1021/ja036417x（2003）
16) Schneider JA, et al：Nat Commun, 9：4396, doi:10.1038/s41467-018-06845-3（2018）
17) Morimoto J, et al：J Am Chem Soc, 141：14612-14623, doi:10.1021/jacs.9b04371（2019）
18) Yokomine M, et al：Chem Sci, 15：7051-7060, doi:10.1039/d4sc01540a（2024）

＜著者プロフィール＞

森本淳平：2012年に東京大学大学院工学系研究科で環状ペプチドの研究を行い，博士号（工学）を取得．その後，米国スクリプス研究所に留学し，ペプトイドの免疫学応用に関する研究を行った．'15年に東京大学大学院工学系研究科で助教に着任し，現在に至る．中分子の機能とその発動のゆえんとなる構造ダイナミクスに興味をもって研究を行っている．

第3章 デリバリー・膜透過改善への取り組み

4. 局在性小分子・ペプチドによる タンパク質局在制御

築地真也，王　笑桐

タンパク質の細胞内局在は，細胞機能を制御する重要な因子である．そのため，タンパク質の細胞内局在を変えることのできる化合物は，従来の酵素活性・相互作用の制御化合物とは異なる機序で作用する新しいケミカルバイオロジーツールや薬剤としての展開が期待される．われわれは，細胞内の特定のオルガネラや膜領域に自発的に局在化する小分子や中分子ペプチド（「局在性リガンド」）を用いることで，タンパク質の細胞内局在を制御できることを実証してきた．本稿では，タンパク質局在制御を可能にする局在性リガンドの分子設計と応用例，さらに次世代創薬モダリティとしての展望と課題について述べる．

はじめに

　細胞内はさまざまなオルガネラや膜によって高度に区画化されており，タンパク質はそれぞれが決められた場所に局在している．キナーゼやGEF/GAP，転写因子などの多くは，刺激や細胞の環境変化に応答して局在場所を変化させ，さまざまな生化学プロセスや情報伝達を時空間的に制御する[1]．近年では，がんや神経変性疾患をはじめとする疾患において，タンパク質の局在異常が原因となるものが多数報告されるようになった[2]．このように，タンパク質の「細胞内局在」は，細胞機能を制御する重要な因子である．一方，現在のケミカルバイオロジーや創薬研究では，標的タンパク質に結合してその「酵素活性」あるいは「相互作用」を調節・阻害する小分子や中分子ペプチド（リガンド）の開発が中心となっている．タンパク質の細胞

[略語]

eDHFR：*Escherichia coli* dihydrofolate reductase（大腸菌ジヒドロ葉酸還元酵素）

EGF：epidermal growth factor

EGFP：enhanced green fluorescent protein

ERK：extracellular signal-regulated kinase

GAP：GTPase-activating protein（GTPアーゼ活性化タンパク質）

GEF：guanine nucleotide exchange factor（グ

アニンヌクレオチド交換因子）

PKC：protein kinase C

PM：plasma membrane

PMA：phorbol 12-myristate 13-acetate

SLIPT：self-localizing ligand-induced protein translocation

TMP：trimethoprim（トリメトプリム）

Protein localization control by subcellular-targeted small molecules and peptides
Shinya Tsukiji[1) 2)] /Xiaotong Wang[1)]：Department of Life Science and Applied Chemistry, Graduate School of Engineering, Nagoya Institute of Technology[1)] /Department of Nanopharmaceutical Sciences, Graduate School of Engineering, Nagoya Institute of Technology[2)]（名古屋工業大学大学院工学研究科工学専攻ソフトマテリアルプログラム[1)]／名古屋工業大学大学院工学研究科共同ナノメディシン科学専攻[2)]）

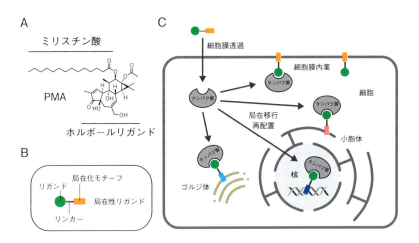

図1 局在性リガンドの基本設計・原理
A）天然物PMAの分子構造．B）局在性リガンドの基本設計．小分子や中分子ペプチドに局在化モチーフを連結することで局在性リガンドを創製できる．C）局在性リガンドによるタンパク質局在制御の概念図．局在性リガンドは細胞膜を透過後，局在化モチーフが指定する場所へ標的タンパク質を再配置する．

内局在を制御する化合物は，従来の酵素活性・相互作用の制御化合物とは異なる機序で作用する新しいタイプの化学ツールや創薬モダリティを提供するものと期待される．例えば，タンパク質の局在制御化合物は，シグナル分子の局在移行を誘導して情報伝達を活性化する技術や，局在異常タンパク質の局在修復に基づいた治療薬などへの展開が期待される．しかし，タンパク質に結合してその局在を変えることのできる化合物というのは，その設計戦略自体が確立されておらず，長年手付かずの状態であった．

そのようななか，われわれは，タンパク質の細胞内局在を制御する化合物の開拓をめざし，細胞内の特定のオルガネラや膜領域に自発的に局在化する小分子や中分子ペプチド（「局在性リガンド」）の開発に取り組んでいる[3)〜8)]．まだ萌芽的な段階ではあるものの，細胞膜やオルガネラに対する局在性リガンドを創製し，それらを用いることで標的タンパク質の細胞内局在を制御できることを実証した．局在性リガンドを利用することでオルガネラ特異的シグナル操作も可能であった．本稿では，われわれの成果を中心に，局在性リガンドの分子設計と応用例，さらに次世代創薬モダリティとしての展望と課題について概説する．

1 タンパク質局在制御化合物の設計戦略

タンパク質局在制御化合物を開発するヒントとなったのは，天然物のホルボール12-ミリステート13-アセテート（PMA）である．PMAは，プロテインキナーゼC（PKC）のC1ドメインに結合するホルボール部位と，膜に親和性をもつミリスチン酸部位から構成されている（図1A）[9)]．そのため，PMAは細胞膜を透過後，細胞質中のPKCと結合しつつ，ミリスチン酸の作用によってPKCを細胞膜上にアンカリングする（すなわちPMAは，PKCを細胞膜上へ再配置する局在制御薬として働き，これによりPKCは活性化する）．このことは，標的タンパク質に対するリガンドを特定のオルガネラ上に配置することができれば，そのタンパク質をリガンドの局在化部位にリクルートできることを示している．われわれは，この概念を一般化するため，図1Bに示すモジュール設計を考案した[3)]．この設計では，細胞内の特定のオルガネラや膜に結合する合成分子を「局在化モチーフ」として用い，それを対象リガンドにリンカーを介して連結する．こうすることで，得られたキメラ型リガンドは，その局在化モチーフが指定する部位に自発的に局在化しつつ，標的タンパク質をリクルートすることができる（図1C）．また，この設計では，用いるリガンドと局在化モチーフを自由に組合

わせることで，原理上，さまざまな標的タンパク質や標的部位に対する局在性リガンドを創製することができる．

2 局在性小分子を用いたタンパク質局在制御

われわれは，局在性リガンドの概念実証をめざし，既存のタグタンパク質に対する局在性リガンドの創製研究から着手した．具体的には，大腸菌由来ジヒドロ葉酸還元酵素（eDHFR）とそのリガンドである小分子トリメトプリム（TMP）のペアを用いた．TMPはeDHFRに対して数nMオーダーの解離定数で結合する一方，動物細胞由来のDHFRに対しては親和性が1,000倍以上低い[10]．そのため，局在性TMPリガンドは動物細胞に内在するDHFRによる影響は受けず，外来発現させたeDHFR融合タンパク質の局在を特異的に制御できる（図2A）．

1）細胞膜内葉

細胞内情報伝達系のほとんどは，細胞膜受容体の直下，すなわち細胞膜内葉（インナーリーフレット）上で活性化する．そのため，タンパク質を細胞膜内葉にリクルートする技術は，さまざまなシグナル分子・経路を特異的に活性化・操作する汎用的ツールとなる．そこで，われわれは，細胞膜内葉に対する局在性TMPリガンドの創製に取り組んだ．細胞膜内葉に局在するSrcファミリータンパク質は，N末端にミリスチン酸－グリシン－システイン（myrGC）からなるリポペプチドを有している[11]．このmyrGCモチーフは，ゴルジ体表面でCys側鎖にパルミトイル基が修飾され，その後，小胞輸送を経由して，細胞膜内葉に移行・局在化する．そこで，myrGCリポペプチドを局在化モチーフとして採用し，これにリンカーを介してTMPを連結したmgcTMPを設計・合成した（図2B）[3]．緑色蛍光タンパク質を融合したeDHFR（eDHFR-EGFP）を発現したHeLa細胞の培養液にmgcTMPを添加したところ，eDHFR-EGFPは細胞質から細胞膜内葉へ移行した（図2B：一部ゴルジ体への局在化もみられる）．この結果より，局在性を付与した小分子リガンドを用いることで，標的タンパク質の細胞内局在を制御できることが実証された．

詳細は参考文献[12][13]に譲るが，われわれは，局在化モチーフのさらなる改良[5]とeDHFRのエンジニアリング[6][8]を行うことで，任意のタンパク質を細胞膜内葉に特異的に局在化させることのできる「SLIPT-PM」システムを開発することに成功している[8]．このシステムは，受容体直下のさまざまなシグナル分子・経路を特異的に活性化するための汎用的ツールとして，現在，国内外の細胞生物学者に利用されている[14][15]．

2）ゴルジ体

われわれはさらに，myrGC骨格中の3つのアミド結合をすべてN-メチル化したmgc^{3Me}TMPが，ゴルジ体特異的な局在性リガンドとして機能することを見出した（図2C）[7]．mgc^{3Me}TMPは任意のeDHFR融合タンパク質をゴルジ体表面にリクルートすることができ，この特性を利用することで，ゴルジ体膜の脂質（ホスファチジルイノシトール4-リン酸）の特異的枯渇やゴルジ体Rasの活性制御が可能であった[7]．

3）小胞体

小胞体の膜は，コレステロールが少なく，不飽和脂肪酸が多いため，比較的疎水性の高い化合物は小胞体膜に蓄積しやすい[16][17]．われわれは，この性質を利用して，小胞体膜に対する局在性リガンドを開発した[4]．脂肪酸であるオレイン酸を局在化モチーフとして組込んだoleTMP（図2D）は，eDHFR融合タンパク質を細胞質から小胞体膜上（厳密には，小胞体膜とゴルジ体膜を含むエンドメンブレン）に再配置する局在性リガンドとして機能した（図2D）．このシステムを用いることで，小胞体膜上のRasを活性化することも可能であった[4]．

局在性リガンドは，タンパク質を本来の局在化部位から別の部位へ強制的に移行させる局在阻害剤としても利用できる（図2E）．タンパク質キナーゼERKは，増殖因子受容体の刺激に応答して，細胞質から核内へ移行する[18]．実際に，eDHFRを融合したERKを細胞に発現させ，増殖因子EGFで刺激すると，eDHFR融合ERKは細胞質から核内に移行し，核内に1時間以上留まる様子が観察された（図2F上）．一方，EGF刺激後の細胞をoleTMPで処理すると，核局在していたeDHFR融合ERKが核外から排出され，小胞体にトラップされた（図2F下）[4]．このことは，oleTMPがタンパク質の能動輸送を阻害できることを示している．

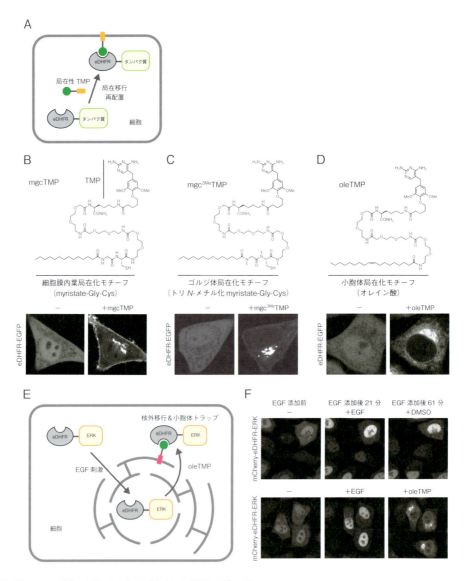

図2 細胞膜やオルガネラ膜に対する局在性小分子リガンド
A）eDHFR融合タンパク質を用いた実験系の概念図．任意のタンパク質にeDHFRを融合したものを細胞に発現させることで，eDHFR融合タンパク質の局在を局在性TMPリガンドによって汎用的に制御できる．B）細胞膜内葉局在性TMPリガンドの分子構造とeDHFR-EGFPの局在制御．mgcTMPの添加前と添加後20分（5μM）の共焦点イメージング画像．C）ゴルジ体局在性TMPリガンドの分子構造とeDHFR-EGFPの局在制御．mgc3MeTMPの添加前と添加後10分（10μM）の共焦点イメージング画像．D）小胞体局在性TMPリガンドの分子構造とeDHFR-EGFPの局在制御．oleTMPの添加前と添加後20分（5μM）の共焦点イメージング画像．E）小胞体局在性リガンドを用いたタンパク質の核外排出・小胞体トラップの概念図．F）mCherry-eDHFR-ERKを発現した細胞のEGF刺激．上：mCherry-eDHFR-ERKはEGF刺激後，1時間以上は核内に留まる．下：EGFで刺激した細胞にoleTMPを作用させることで，核内移行したmCherry-eDHFR-ERKを（小胞体トラップにより）核外へ排出できる．

核輸送タンパク質であるインポーチンの阻害剤を用いるアプローチでは，インポーチンが制御する一連のタンパク質群の核移行がまとめて阻害される[19]．これに対し，oleTMPを用いたタンパク質の小胞体トラップ技術は，特定のタンパク質の核移行を特異的に阻害することができるため，今後，核内タンパク質の機能解析のための新しい手法としての利用が期待される．

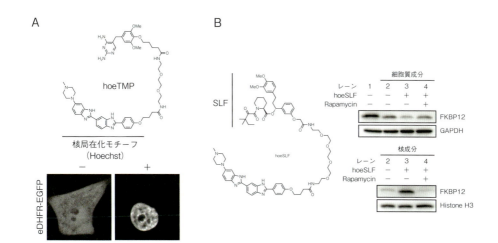

図3 細胞核に対する局在性小分子リガンド
A) 核局在性TMPリガンドの分子構造とeDHFR-EGFPの局在制御. hoeTMPの添加前と添加後90分（5 μM）の共焦点イメージング画像. B) 核局在性SLFリガンドの分子構造と内在性FKBP12の局在制御. インタクトなHeLa細胞をhoeSLF（5 μM）で2時間処理し, 細胞質成分と核成分に分画後, それぞれのフラクション中のFKBP12をウエスタンブロッティングで解析した結果. ラパマイシン存在下では内在性FKBP12の核移行が抑制されることから, hoeSLFが内在性FKBP12に直接結合してその核移行を誘導していることが示された.

4）細胞核

オルガネラ表面の膜に対する局在性リガンドだけでなく, タンパク質を核内に移行させる局在性リガンドを開発することも可能であった. 核は遺伝情報（DNA）の貯蔵庫であることを踏まえ, DNA結合性化合物を核に対する局在化モチーフとして利用した. 具体的には, 核染色剤として知られるHoechst 33342を採用し, これにTMPを連結したhoeTMPを設計・合成した（**図3A**）[3]. eDHFR-EGFPを発現した細胞をhoeTMPで処理すると, 細胞全体に分布していたeDHFR-EGFPが核内に効率よく収納されることが明らかとなった（**図3A**）. さらに, FKBP12に結合する小分子SLFをリガンドとする核局在性リガンドhoeSLFを用いると, 細胞に内在するFKBP12の核内移行を誘導することができた（**図3B**）[3]. このことは, 局在性リガンドの方法論が細胞内在性タンパク質の局在制御にも適用できることを実証するものである.

前述のeDHFR-EGFP（46 kDa）やFKBP12（12 kDa）はサイズが小さいため, 核膜孔を自由拡散によって出入りすることができ, 核内でhoeTMPによってDNA上に捕捉されるものと考えられる. では, 拡散では核膜孔を通れないような大きなタンパク質を標的とした場合, hoeTMPによる核内移行は難しいのではないであろうか？ 詳細は割愛するが, 核膜孔を通れないサイズのeDHFR融合タンパク質（120 kDa）であっても, hoeTMPによって核内に再配置させられることを確認している（未発表データ）. この性質を利用すれば, サイズの制限なく, 今後さまざまなタンパク質の核内移行や核内隔離による活性操作が実現できるものと期待される.

3 局在性中分子ペプチド

これまで示したように, 細胞内局在性を付与した小分子リガンドを用いることで, タンパク質の細胞内局在制御が可能になりつつある. この原理を中分子ペプチドに展開することは次なる大きな課題であろう. 特に, 細胞内情報伝達やエピジェネティクスに関与するタンパク質の多くは, SH2ドメイン, SH3ドメイン, WWドメイン, ブロモドメインなどをはじめとするペプチド結合ドメインをモジュール的に有しており, これらのドメインに対する特異的ペプチド配列が数多く同定されている[20]. また近年では, 菅らが開発したRaPIDシステムなどの*in vitro*セレクション技術の発展により, さまざまなタンパク質に特異的に結合する特殊環状ペプチドの創製が加速している[21]. したがっ

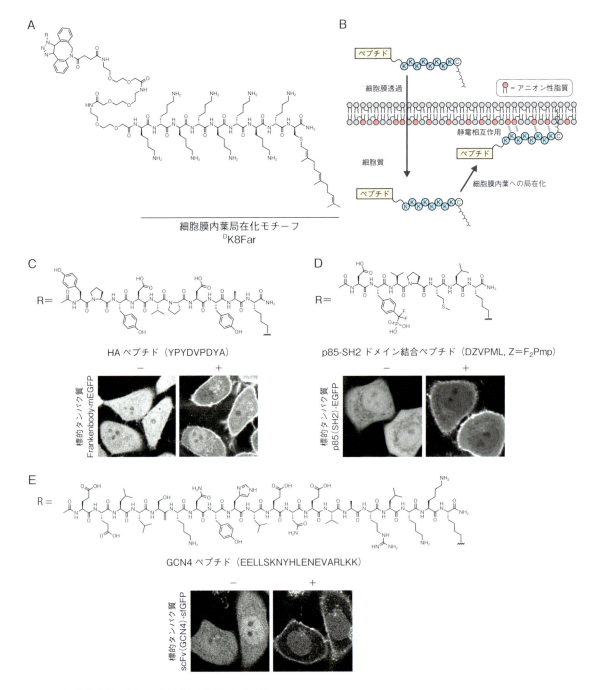

図4 細胞膜内葉に対する局在性中分子ペプチド
A）細胞膜透過性と細胞膜内葉局在性を併せもつ ᴰK8Farリポペプチドミメティクス．B）ᴰK8Farモチーフの推定局在化メカニズム（本文参照）．C）ᴰK8Farモチーフに連結したHAペプチドの配列・構造と細胞内局在制御．Frankenbody-mEGFPを発現させた細胞．ペプチドコンジュゲートの添加前と添加後60分（5μM）の共焦点イメージング画像．D）ᴰK8Farモチーフに連結したp85-SH2ドメイン結合ペプチドの配列・構造と細胞内局在制御．p85(SH2)-EGFPを発現させた細胞．ペプチドコンジュゲートの添加前と添加後60分（2.5μM）の共焦点イメージング画像．E）ᴰK8Farモチーフに連結したGCN4ペプチドの配列・構造と細胞内局在制御．scFv(GCN4)-sfGFPを発現させた細胞．ペプチドコンジュゲートの添加前と添加後60分（10μM）の共焦点イメージング画像．

て，それらのタンパク質ドメイン特異的ペプチドや特殊環状ペプチドに細胞内局在性を付与することで，（小分子リガンドでは狙うことが困難な）さまざまな細胞内在性タンパク質の局在制御とそれによる活性操作が可能になるであろう．一方，言うまでもなく，小分子リガンドと異なり，中分子ペプチドの多くは細胞膜を透過しない．そのため，局在性中分子ペプチドの開発においては，細胞膜透過性の問題を解決することが最初の難関となる．われわれは，さまざまなタイプの局在化モチーフを開発する過程において，細胞膜を透過して細胞質に侵入できる性質と，細胞膜内葉に特異的に局在する性質を合わせもつ「^{D}K8Far」モチーフを見出した（**図4A**：未発表データ）．このモチーフは，D体Lysの8回くり返し（^{D}K8）配列とファルネシル化Cysから構成されたリポペプチドミメティクスである．まだメカニズムは十分検証できていないが，このモチーフは，一部のポリアルギニンなどの膜透過性ペプチドで見られるのと同様に[22]，細胞膜の局所から細胞内に侵入する挙動が観察されている．また，局在性に関しては，過去の知見から[6][8][23][24]，ファルネシル基の膜への結合に加え，カチオン性の^{D}K8配列と細胞膜内葉上のアニオン性脂質（ホスファチジルセリン，ホスファチジルイノシトール 4-リン酸，ホスファチジルイノシトール 4,5-二リン酸など）との静電相互作用によって細胞膜内葉特異性を獲得しているものと考えられる（**図4B**）．^{D}K8Far モチーフに HA ペプチド（9残基）を連結し（HA-^{D}K8Far），それを mEGFP 融合 Frankenbody（HA に結合する一本鎖抗体[25]）の発現細胞に作用させたところ，Frankenbody-mEGFP の細胞膜移行が観察された（**図4C**）．この結果は，HA-^{D}K8Far が細胞膜を透過して細胞膜内葉に局在することを示している．また，^{D}K8Far モチーフをリン酸化アナログペプチド（p85-SH2 ドメイン結合ペプチド，6残基）[26]や GCN4 ペプチド（19残基）[27]に連結したところ，すべてのコンジュゲートが細胞膜を透過し，細胞膜内葉に対する局在性中分子ペプチドとして機能することが明らかとなった（**図4D，E**）．まだ予備的段階ではあるものの，^{D}K8Far モチーフは特殊環状ペプチドの細胞内導入と細胞膜内葉局在化にも適用できることや，還元切断性のジスルフィド結合を利用すると，中分子ペプチドを細胞膜に局在化させた後に細胞質に放出すると

いったこともできることを確認している（データ非掲載）．今後より詳細な評価とさらなる構造最適化・改良が必要ではあるものの，^{D}K8Far モチーフやその誘導体を用いることで，さまざまな局在性中分子ペプチドの創製への道が開かれつつある．

おわりに

本稿で紹介したように，タンパク質に結合する小分子や中分子ペプチドに細胞内局在性を付与することで，タンパク質の局在制御化合物を創製できるようになった．まだ萌芽的な段階ではあるものの，局在性小分子・ペプチドの方法論は，タンパク質の局在制御を原理とする新しい（従来の酵素活性・相互作用の制御化合物ではなしえない）ケミカルバイオロジー技術や創薬モダリティの創出につながることが期待される．例えば，①タンパク質の再配置により下流経路を誘導するシグナル活性化剤，②タンパク質を本来働く場所から別の場所へ隔離することで機能を抑える局在阻害剤，③局在異常タンパク質の局在を修復することで作用する治療薬，などが考えられる．われわれは，このような局在性リガンドに基づいた創薬アプローチを「トランスロケーション創薬」や「局在分子創薬」として捉え，その開拓に向けて鋭意研究を進めている．

一方，局在性小分子・ペプチドの方法論を発展させるためには課題もある．まず，新規リガンドの探索である．特に，前述の①と③のような化合物を創製する場合，標的タンパク質に結合はするものの，その酵素活性などの本質的な活性・機能は阻害しないようなサイレントリガンドが重要になってくる．最新の小分子・ペプチドスクリーニング技術などを活用することで，さまざまなタンパク質に対するサイレントリガンドを拡充することは今後の重要な課題である．もう一つの課題は，新規局在化モチーフの探索である．われわれは，細胞膜内葉，小胞体，ゴルジ体，核内DNAに対する局在化モチーフを見出すことに成功したが，まだまだ狙えない場所の方が圧倒的に多い．細胞内でタンパク質はさまざまなオルガネラ・場所に局在し，生命現象を時空間的に制御してることを考えると，狙うべき細胞内部位は実に多様である．今後，さまざまなオルガネラ・細胞内部位に対する局在化モチーフを拡充

することも，局在性リガンドの方法論の発展には不可欠である[28].

文献

1) Teruel MN & Meyer T：Cell, 103：181-184, doi:10.1016/s0092-8674(00)00109-4（2000）
2) Hung MC & Link W：J Cell Sci, 124：3381-3392, doi:10.1242/jcs.089110（2011）
3) Ishida M, et al：J Am Chem Soc, 135：12684-12689, doi:10.1021/ja4046907（2013）
4) Nakamura A, et al：Biochemistry, 59：205-211, doi:10.1021/acs.biochem.9b00807（2020）
5) Nakamura A, et al：ACS Chem Biol, 15：837-843, doi:10.1021/acschembio.0c00014（2020）
6) Nakamura A, et al：ACS Chem Biol, 15：1004-1015, doi:10.1021/acschembio.0c00024（2020）
7) Sawada S, et al：Chem Commun (Camb), 56：15422-15425, doi:10.1039/d0cc06908f（2020）
8) Suzuki S, et al：Cell Chem Biol, 29：1446-1464.e10, doi:10.1016/j.chembiol.2022.06.005（2022）
9) Wang QJ, et al：J Biol Chem, 274：37233-37239, doi:10.1074/jbc.274.52.37233（1999）
10) Miller LW, et al：Nat Methods, 2：255-257, doi:10.1038/nmeth749（2005）
11) Resh MD：Biochim Biophys Acta, 1451：1-16, doi:10.1016/s0167-4889(99)00075-0（1999）
12) 築地真也：生体の科学，74：595-601，doi:10.11477/mf.2425201798（2023）
13) 築地真也：実験医学，42：1750-1756，doi:10.18958/7511-00005-0001658-00（2024）
14) Hino N, et al：Dev Cell, 57：2290-2304.e7, doi:10.1016/j.devcel.2022.09.003（2022）
15) Deguchi E, et al：Cell Rep, 43：114986, doi:10.1016/j.celrep.2024.114986（2024）
16) Meinig JM, et al：Angew Chem Int Ed Engl, 54：9696-9699, doi:10.1002/anie.201504156（2015）
17) van Meer G, et al：Nat Rev Mol Cell Biol, 9：112-124, doi:10.1038/nrm2330（2008）
18) Chang L & Karin M：Nature, 410：37-40, doi:10.1038/35065000（2001）
19) Jans DA, et al：Curr Opin Cell Biol, 58：50-60, doi:10.1016/j.ceb.2019.01.001（2019）
20) Seet BT, et al：Nat Rev Mol Cell Biol, 7：473-483, doi:10.1038/nrm1960（2006）
21) Goto Y & Suga H：Acc Chem Res, 54：3604-3617, doi:10.1021/acs.accounts.1c00391（2021）
22) Hirose H, et al: Mol Ther, 20：984-993, doi: 10.1038/mt.2011.313（2012）
23) Yeung T, et al: Science 319, 210-213, doi:10.1126/science.1152066（2008）
24) Hammond GRV, et al: Science, 337: 727-730, doi:10.1126/science.1222483（2012）
25) Zhao N, et al：Nat Commun, 10：2947, doi:10.1038/s41467-019-10846-1（2019）
26) Burke TR Jr, et al：Biochemistry, 33：6490-6494, doi:10.1021/bi00187a015（1994）
27) Tanenbaum ME, et al：Cell, 159：635-646, doi:10.1016/j.cell.2014.09.039（2014）
28) 吉井達之，築地真也：現代化学，581：60-65（2019）

＜著者プロフィール＞
築地真也：2001年九州大学大学院工学研究科博士後期課程修了．米国ニューヨーク州立大学バッファロー校，東京大学，京都大学を経て，'10年に長岡技術科学大学にて独立．'15年より現職．新しい概念・原理に基づいたケミカルバイオロジー・創薬技術の開拓に取り組んでいる．

王　笑桐：2022年4月に築地研究室に配属となり，現在，博士前期（修士）課程2年在学中．'25年4月より博士後期課程進学予定．中分子ペプチドの細胞内送達と局在化に基づいた新たな創薬モダリティの開発をめざしている．

| 第3章 | デリバリー・膜透過改善への取り組み |

5. 小腸吸収・脳関門透過を促進するDDSキャリア

伊藤慎悟

ペプチドや抗体医薬などのバイオ医薬品は，従来の低分子医薬品では実現できなかった治療効果を発揮しうることから，アンメットメディカルニーズを満たす医薬品として期待されている．また，リポソームやミセル化ナノ粒子は，低分子医薬品だけでなく，バイオ医薬品や核酸医薬などのドラッグデリバリーシステム（DDS）としても注目されている．一方で，バイオ医薬品は中分子もしくは高分子化合物であり，ナノ粒子は直径20～100 nmの大きさであるため，組織関門を容易に透過できないことが，経口製剤化や組織選択的デリバリーシステム開発において大きな問題となっている．この問題を解決するため，われわれは，in vitro細胞透過実験による環状ペプチド提示phage libraryのスクリーニング法を構築し，バイオ医薬品やナノ粒子の小腸および血液脳関門（blood-brain barrier：BBB）透過を可能にする環状ペプチドを同定した（図1）．本稿では，小腸透過およびBBB透過環状ペプチドの同定と，それを用いた組織関門透過技術の開発について紹介する．

はじめに

インスリン[※1]は，カナダの医師フレデリック・バンティングとその助手チャールズ・ベストによって100年前に発見された膵臓から分泌されるペプチドであり[1]，現在，インスリン注射製剤を用いたインスリン療法による糖尿病治療が自己注射によって可能となっている[2]．しかし，発見当初から期待されていた経口投与は，依然として実現していない．インスリンの経口投与には，小腸での「消化酵素による分解」と「きわめて低い透過性」という2つの大きな障壁があり，これらを克服する技術はいまだ開発されていない．この

［略語］

BBB：blood-brain barrier（血液脳関門）
CD98hc/SLC3A2：CD98 heavy chain
CPP：cell-penetrating peptide（細胞膜透過ペプチド）
DDS：drug delivery system（ドラッグデリバリーシステム）
GLUT1/SLC2A1：glucose transporter 1/solute

carrier family 2 member 1
hiMCS-BBB：human immortalized microvascular cell spheroid blood-brain barrier（ヒト不死化脳毛細血管内皮細胞スフェロイド型血液脳関門モデル）
TAT：transactivator of transcription

DDS carriers that promote small intestine absorption and blood-brain barrier penetration
Shingo Ito：Department of Pharmaceutical Microbiology, Faculty of Life Sciences, Kumamoto University〔熊本大学大学院生命科学研究部（薬学系）微生物薬学分野〕

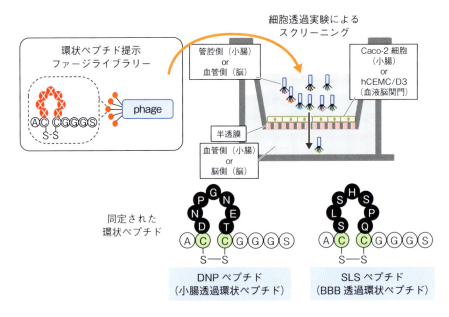

図1 ヒト小腸または血液脳関門を透過する環状ペプチドの同定

課題は，インスリンに限らず，バイオ医薬や核酸医薬などの中・高分子創薬モダリティを用いた経口投与薬の開発全般に共通している．また，血液脳関門（blood-brain barrier：BBB）[※2]は末梢と中枢を隔てる組織関門であり，その実態は脳毛細血管内皮細胞である[3]．BBBは，バイオ医薬や核酸医薬などの中・高分子創薬モダリティや，薬剤を内包したナノ粒子などの高分子医薬の脳内送達を阻む大きな障壁となっており，BBB透過技術が世界的に待望されている[4]．われわれは，生体内に存在する組織関門を透過するペプチドを「組織関門透過ペプチド」と定義し，このペプチドの同定およびそれを用いた創薬研究を展開している．そこで本稿では，独自に見出したDNPペプチドを用いた経口インスリンの開発および，BBB透過環状ペプチドを用いたナノ粒子の開発について述べる．

1 小腸透過環状ペプチドの同定

経口投与された中・高分子創薬モダリティは，小腸における「消化酵素による分解」と「きわめて低い透過性」という2つの障壁により，ほとんど吸収されない．そこでまず，小腸の管腔側から血液側への高分子化合物の経細胞輸送を促進させるために，小腸を透過する「組織関門透過ペプチド」である「小腸透過ペプチド」を同定することを試みた．この小腸透過ペプチドの同定には，ファージを高分子化合物のモデルと見立て，標的親和性と安定性に優れた環状ペプチドをランダムに提示させたファージディスプレイを使用した．このファージディスプレイをヒト小腸透過予測で最も汎用されている *in vitro* Caco-2細胞透過実験によってスクリーニングし，高分子化合物の小腸透過を可能にする小腸透過環状ペプチドを同定する戦略を採用した（図1）．実際に，環状ペプチド提示ファージライブラリー〔Ph.D.-C7C Phage Display Peptide Library（New England Biolabs）〕をCaco-2細胞透過実験でスクリーニングした結果，C-DNPGNET-C（C-Cジスル

※1 インスリン
インスリンは，膵臓のランゲルハンス島のβ細胞から分泌されるホルモンで，体内の血糖値を低下させる役割をもつ．糖尿病患者にはインスリンが不足または機能不全のため，外部からインスリンを投与することで血糖値を管理する．

※2 血液脳関門（BBB）
血液脳関門（BBB）は，物質の侵入を防ぐ物理的障壁であると同時に，脳への選択的供給や不要物質の排出を行う動的なインターフェースである．BBBは薬物の脳内送達を著しく制限するため，薬物開発における重要な課題となっている．

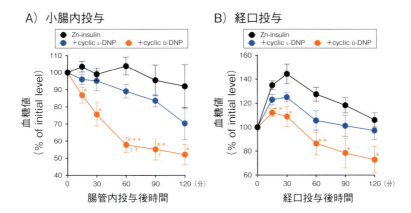

図2 L体およびD体アミノ酸で合成したDNPペプチドと亜鉛インスリンの腸管内（A）および経口（B）共投与による血糖降下作用
グラフは文献6より引用.

フィド結合，環状L-DNPペプチド）を同定した[5]（**図1**）．次に，同定されたDNPペプチド提示ファージ（DNP-phage）を用いた検証の結果，DNP-phageはCaco-2細胞およびマウス小腸を透過し，その輸送機序にマクロピノサイトーシスを介した経細胞輸送機構が関与することが明らかになった[5]．一方で，DNPペプチドはCaco-2細胞に曝露しても密着結合の低下や細胞毒性が認められず，また，マウスへの単回投与でも小腸や組織の障害は観察されなかった[6]．これらの結果から，経細胞輸送により高分子化合物の小腸透過を促進するDNPペプチドを同定することに成功した．

2 小腸透過環状ペプチドを用いた経口インスリンの開発

DNPペプチドを用いた経口インスリン開発には，「添加剤」「化学結合」「遺伝子組換え」の3つの方法がある．本稿では，DNPペプチドを添加剤としてインスリンと共投与した結果を紹介する[6]．インスリンの経口吸収の障壁は「消化酵素による分解」と「きわめて低い透過性」である．インスリンは2つの亜鉛分子と6つのインスリン分子で6量体を形成し，単量体よりも安定で酵素耐性が高い．実際，マウス小腸におけるインスリン6量体の消失半減期は4倍に延長され，インスリン6量体化により分解が抑制された．DNPペプチドはマクロピノサイトーシスを誘導することから[5]，イ

ンスリン6量体（35 kDa）の小腸透過を促進すると予測された．そこで，L-DNPペプチドに加えて消化酵素耐性を意図してD体アミノ酸に置換したD-DNPペプチドを合成し，それらによるインスリン6量体の小腸透過を検討した．その結果，D-DNPペプチドはL-DNPペプチドよりもインスリン6量体の小腸透過を促進し，血糖値を低下させた（**図2**）．さらに，経口投与によってもD-DNPペプチドはL-DNPペプチドよりも血糖値の低下が確認された（**図2**）．加えて，糖尿病モデルマウスでも血糖降下作用が確認された．多くのインスリン注射製剤は亜鉛を含むインスリン6量体として合成されている．そこで，既存のインスリン注射製剤にD-DNPペプチドを添加し経口投与した結果，亜鉛インスリン6量体と同様に血糖値が低下した[6]．これにより，D-DNPペプチドを既存のインスリン注射剤に添加するだけで，経口インスリン製剤の開発が可能であることが示唆された．

3 BBB透過環状ペプチドの同定

これまでにバイオ医薬やナノ粒子の脳内送達技術として，脳毛細血管内皮細胞に高発現するトランスフェリン受容体[7,8]やグルコーストランスポーター1（GLUT1/SLC2A1）[9]，CD98 heavy chain（CD98hc or SLC3A2）[10]，Angiopep-2[11]を標的とした技術が開発されてきている．特に，トランスフェリン受容体を標

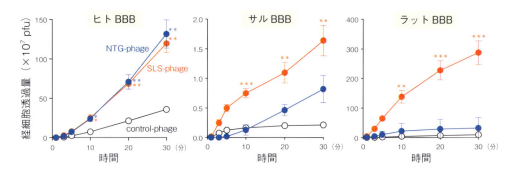

図3　BBB透過環状ペプチド提示ファージのヒト，サル，ラットBBBモデル細胞透過
グラフは文献14より引用．

的とした抗体と患者において欠損している酵素（イズロン酸-2-スルファターゼ）の融合タンパク質であるイズカーゴは，JCRファーマによって開発され，ムコ多糖症II型（ハンター症候群）の治療薬として使用されている[7),12)]．一方で，既知分子を標的としたバイオ医薬・ナノ粒子の脳内送達技術開発には限界がある．細胞膜透過ペプチド（CPP）※3であるHIV-1ウイルス由来のTATや，アルギニンに富む膜透過ペプチドであるR8は，結合体および複合体形成によって高分子化合物やナノ粒子の細胞内への内在化を促進する．しかし，これらCPPは強い正電荷を帯びており細胞透過が難しい[13)]．そこで，われわれはBBBを透過する能力をもつBBB透過ペプチドを同定するために，in vitroヒトBBBモデル細胞としてhCMEC/D3細胞を用い，環状ペプチド提示ファージライブラリーのスクリーニングを行った（図1）．その結果，ヒトBBB透過環状ペプチドとしてSLSHSPQ（SLSペプチド）およびNTGSPYE（NTGペプチド）が同定された[14)]．次に，SLSペプチドおよびNTGペプチドを提示するファージを用いてin vitroヒトBBB透過を検証したところ，両ペプチドがファージのヒトBBB透過を約3倍促進することが確認された．一方，医薬品開発においては，動物試験と臨床試験が実施されるため，BBB透過ペプチドは種差が小さい方が望ましい．サルおよびラットの in vitro BBB透過モデルを用いた検討では，SLSペプチドは両モデルでファージの経細胞輸送を約3倍促進したが，NTGペプチドでは有意な促進がみられなかった（図3）[14)]．以上の結果から，SLSペプチドをBBB透過ペプチドとして同定し，今後の解析に用いることとした．

SLSペプチドがヒトBBBを透過するかをヒト不死化脳毛細血管内皮細胞，アストロサイトおよびペリサイトを用いた階層スフェロイド型ヒト不死化血液脳関門モデル（hiMCS-BBB）を用いて検討した[15),16)]．その結果，蛍光標識SLSペプチドは脳毛細血管内皮細胞を透過し，スフェロイド中心部から検出された[16)]．また，SLSペプチドは抗transferrin抗体よりも高い透過能を示す可能性が示唆された．これにより，SLSペプチドはヒトに応用可能なBBB透過環状ペプチドであることが確認された．

SLSペプチドのBBB透過経路を検討した結果，in vitro試験ではSLSペプチドはヒトBBBモデル細胞の密着結合に影響を与えないことが確認された[14)]．一方，SLSペプチド提示ファージはヒトBBBモデル細胞に取り込まれ，その取り込みはマクロピノサイトーシス阻害剤によって低下し，vitronectin感受性分子が関与していることが示唆された[14)]．さらに，モネンシンによる経細胞輸送の促進が確認された[14)]．したがって，SLSペプチドは，vitronectin感受性分子を介して細胞内に内在化し，その後，エクソソーム分泌経路を経て細胞外に輸送される新しいトランスサイトーシス経路を通じて，BBBを透過すると考えられる．

> **※3　細胞膜透過ペプチド（CPP）**
> 細胞膜透過ペプチド（CPP）は，細胞膜を越えて物質を細胞内に取り込む性質をもつ短鎖のペプチドで，薬物や遺伝子を細胞内に導入するための輸送媒体として利用される．

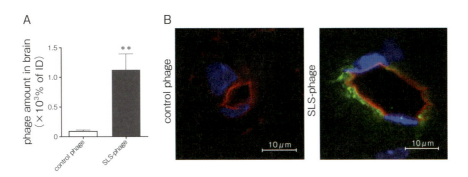

図4 SLSペプチド提示ファージのマウス脳移行
A) 脳内に移行したファージ量(投与後60分). B) 抗ファージ抗体を用いたマウス脳免疫染色〔青:核,緑:ファージ,赤:レクチン(血管マーカー)〕. (文献14より転載)

4 BBB透過環状ペプチドによるナノ粒子の脳内送達

　SLSペプチドの利点は,これまで,BBBを通るのが不可能だと考えられていた大きさの高分子化合物を脳内に送達できる点にある. 実際,SLSペプチドが*in vivo*でファージの脳内送達を促進するかを検討したところ,マウスではファージの脳移行量が12倍に増加し,脳実質側でも検出された(**図4**). これにより,SLSペプチドは*in vivo*でマウスのBBBを透過し,高分子化合物を脳内に輸送できることが示唆された. そこで,ナノ粒子の一種であるリポソームに着目し,SLSペプチドがリポソームの脳内送達を促進するかどうかを検討した[14]. まず,SLSペプチドをリポソームに簡便に修飾するため,ステアリン酸標識SLSペプチドを合成した. 次に,このペプチドを蛍光標識リポソームに混合して,SLSペプチド修飾リポソーム(SLSリポソーム)を合成した. この際,SLSリポソームの粒子径は約140 nmであった. SLSリポソームを用いた*in vitro* BBB取り込み実験では,SLS修飾リポソームは非修飾リポソームに比べてhCMEC/D3細胞内への内在化および経細胞透過が有意に増加した. また,SLSリポソームは*in vitro*のサルおよびラットのBBBモデルでも透過が確認された(**図5**). これらの結果から,SLSペプチド修飾によりリポソームのBBB透過が促進されることが示唆された. 今後は,リポソームに治療薬を搭載し,中枢疾患治療に有効な量の薬物をSLSペプチド修飾リポソームで脳内送達できるかを検討する予定である.

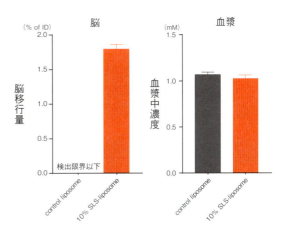

図5 SLSペプチド修飾リポソームのマウス脳移行
マウスにステアリン酸結合SLSペプチドを修飾したリポソームを静脈内投与し,投与後60分における脳内量(A)および血漿中濃度(B)を測定した. (文献14より引用)

おわりに

　われわれは,独自のファージライブラリーを透過実験によってスクリーニングする戦略から,高分子医薬品の小腸吸収を促進させる環状DNPペプチドとBBB透過を促進させる環状SLSペプチドを同定した. 今後は,同定した環状ペプチドを用いた経口および脳移行型バイオ医薬品・核酸医薬品の創薬を展開し,最終的に「飲んで脳に効くバイオ医薬品・核酸医薬品」創薬へと発展させたいと考えている. 最後に,本研究は熊本大学大学院生命科学研究部微生物薬学分野で行った

成果であり，大槻純男教授をはじめ，研究室の皆様に深く感謝申し上げる．

文献

1) Banting FG, et al：Can Med Assoc J, 12：141-146（1922）
2) Sims EK, et al：Nat Med, 27：1154-1164, doi:10.1038/s41591-021-01418-2（2021）
3) Obermeier B, et al：Nat Med, 19：1584-1596, doi:10.1038/nm.3407（2013）
4) Pardridge WM：Drug Discov Today, 12：54-61, doi:10.1016/j.drudis.2006.10.013（2007）
5) Yamaguchi S, et al：J Control Release, 262：232-238, doi:10.1016/j.jconrel.2017.07.037（2017）
6) Ito S, et al：Mol Pharm, 18：1593-1603, doi:10.1021/acs.molpharmaceut.0c01010（2021）
7) Sonoda H, et al：Mol Ther, 26：1366-1374, doi:10.1016/j.ymthe.2018.02.032（2018）
8) Kariolis MS, et al：Sci Transl Med, 12：eaay1359, doi:10.1126/scitranslmed.aay1359（2020）
9) Anraku Y, et al：Nat Commun, 8：1001, doi:10.1038/s41467-017-00952-3（2017）
10) Chew KS, et al：Nat Commun, 14：5053, doi:10.1038/s41467-023-40681-4（2023）
11) Demeule M, et al：J Pharmacol Exp Ther, 324：1064-1072, doi:10.1124/jpet.107.131318（2008）
12) Okuyama T, et al：Mol Ther, 29：671-679, doi:10.1016/j.ymthe.2020.09.039（2021）
13) Guidotti G, et al：Trends Pharmacol Sci, 38：406-424, doi:10.1016/j.tips.2017.01.003（2017）
14) Yamaguchi S, et al：J Control Release, 321：744-755, doi:10.1016/j.jconrel.2020.03.001（2020）
15) Furihata T, et al：Fluids Barriers CNS, 12：7, doi:10.1186/s12987-015-0003-0（2015）
16) Kitamura K, et al：Mol Pharm, 19：2754-2764, doi:10.1021/acs.molpharmaceut.2c00120（2022）

＜著者プロフィール＞
伊藤慎悟：2006年に東北大学大学院薬学研究科を修了．東北大学にてJST研究員（SORST）を経て，'07年に東北大学大学院薬学研究科の助教に着任．'10年からカナダ国立研究所に留学し，'12年に熊本大学大学院生命科学研究部（薬学系）の助教に就任，'18年に同准教授に昇任．現在，組織関門透過ペプチドを用いたDDS基盤技術の開発と，輸送タンパク質の異常が引き起こす疾患発症機序の解明に取り組んでいる．

第4章 疾患治療への応用・将来の創薬への課題

1. 骨形成・骨再生を促進するペプチド医薬

久保優里，陳德容，謝倉右，青木和広

> われわれは，BMP-2とは異なるメカニズムで局所の骨形成を促進するペプチド医薬を開発してきた．TNF-αのアンタゴニストとして開発されたW9ペプチドやOPGを模したOP3-4ペプチドは，RANKLに結合することが明らかになり，開発当初は骨吸収抑制作用に着目された．2018年Nature誌でRANKLに結合する分子がRANKLの細胞内ドメインを介して，骨芽細胞の初期分化を促進することが明らかとなった．本稿では，RANKLに結合する中分子ペプチドの骨形成・骨再生作用について述べる．

はじめに

現在，骨形成を促進する医薬品には，骨粗鬆症治療薬のPTH製剤・teriparatide（フォルテオ，テリボン）や抗スクレロスチン抗体・romosozumab（イベニティ）があげられる．これらの薬剤は，全身の骨形成を上昇させる薬剤であり，局所の骨形成・骨再生を上昇させる薬剤としては認可を受けていない．局所の骨再生作用に関しては，teriparatideは顎骨壊死に陥った骨を再生させる報告があり[1]，romosozumabはインプラント

周囲の骨欠損が修復され，抜歯窩の歯槽骨欠損が回復するなど局所の骨量を増加させるエビデンスはあるが[2]，いずれも全身投与の場合であり，足場材料を用いて局所に直接薬剤を徐放させるなど，局所のみに薬剤を適応させる骨造成法は臨床応用されていない．一方，局所の骨形成・骨再生を促す薬剤にはBMP-2（INFUSE Bone Graft，NOVOSIS），PDGF-BB（GEM 21S），bFGF（リグロス），エナメル基質由来タンパク質（エムドゲイン），などがあげられ，ハイドロキシアパタイトやコラーゲンとの複合材等を足場材料

［略語］

bFGF：basic fibroblast growth factor（塩基性線維芽細胞成長因子）

BMP-2：bone morphogenetic protein-2

OPG：Osteoprotegerin

PDGF：platelet-derived growth factor（線維芽細胞増殖因子）

PTH：parathyroid hormone（副甲状腺ホルモン）

RANK：receptor activator of NF-κB

RANKL：receptor activator of NF-κB ligand

TNF-α：tumor necrosis factor-α（腫瘍壊死因子）

Peptide drugs that promote bone formation and regeneration

Yuri Kubo[1,2] /De Rong Chen[1] /Cang You Xie[3] /Kazuhiro Aoki[1] : Department of Basic Oral Health Engineering, Graduate School of Medical and Dental Sciences, Institute of Science Tokyo[1] /Department of AI Technology Development, Graduate School of Medical and Dental Sciences, Institute of Science Tokyo[2] /Department of Oral Pathology, Graduate School of Medical and Dental Sciences, Institute of Science Tokyo[3]（東京科学大学大学院医歯学総合研究科口腔基礎工学分野[1] /東京科学大学大学院医歯学総合研究科 AI技術開発分野[2] /東京科学大学大学院医歯学総合研究科口腔病理学分野[3]）

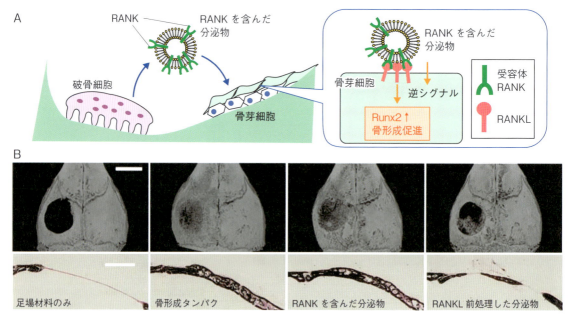

図1　成熟破骨細胞由来のRANK発現分泌小胞が局所の骨形成を促進
A）RANKを含んだ分泌物（成熟破骨細胞由来のRANK発現分泌小胞）は，骨芽細胞膜上のRANKL分子に結合し，RANKL逆シグナルを入力することで骨形成が促進される．RANKを含んだ分泌物のRANKL前処理により，骨形成は抑制された．B）上：マウス頭蓋骨マイクロCT像（スケールバー＝2 mm），下：欠損中央部あたりの組織切片（スケールバー＝1 mm）（Bは文献3より引用）．

として販売されている．このなかでも整形外科領域でも歯科領域でも米国や韓国などで使用されているBMP-2は，最も強力に骨形成を促進させる薬剤である．整形外科領域においては，骨癒合不全や前方腰椎椎体間固定術などに臨床応用され，歯科領域では，インプラント治療前の骨量不足を補ったり，歯周病による歯槽骨欠損部を造成させたり，顎顔面領域の骨量造成に使用されている．臨床では，動物に比べ高用量が必要であり，BMP-2の適応部位に炎症や腫脹が現れ，ラットにおいては骨肉腫の報告もあることから，日本における薬剤承認は得られていなかった．しかしながら，近年，半減期の短さから異所性骨石灰化の可能性が低いことが明らかとなり，再度BMP-2の国内使用承認に向けて治験が進んでいる．本稿では，BMP-2の使用量を抑えても骨形成を安定して導くことができる新たな骨形成・骨再生ペプチド医薬の現状と未来展望に関して述べる．

1 骨吸収から骨形成へのカップリング因子とRANKL逆シグナル

1）骨吸収と骨形成のカップリング

骨はダメージを受けた骨を吸収し，弾性に富む新生骨で置き換えるリモデリングというメカニズムにより，健康な状態を維持している．骨吸収が亢進すると骨形成も亢進することは古くから知られており，骨吸収と骨形成のカップリング現象が存在する．このリモデリングの重要なステップの一つである骨吸収の亢進から骨形成の亢進過程において，骨吸収を担う破骨細胞から，骨形成を担う骨芽細胞へはたらきかける何らかの因子が必要と考えられ，多くの研究者が探索を進めてきた．この骨吸収から骨形成への橋渡し因子をカップリング因子とよぶが，破骨細胞由来の因子や骨基質由来の因子などさまざまな因子が同定されている．2018年にわれわれは *Nature* 誌に成熟破骨細胞になると分泌をはじめる新規のカップリング因子を報告した[3]．破骨細胞が多核化し骨吸収能が増してくると，RANK分子を脂質2重膜上に発現した小胞の分泌が亢進する．

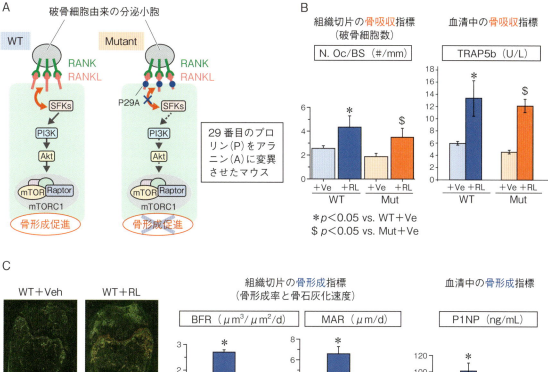

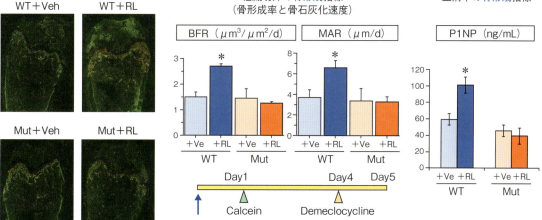

図2　骨吸収から骨形成へのカップリング現象におけるRANKL細胞内ドメインの役割
A）RANKL逆シグナル経路とRANKL変異マウス（Mutant）．SFKs：Srcファミリーキナーゼ，PI3K：ホスファチジルイノシトール3-キナーゼ，WT：野生型マウス．B）RANKL投与によりRANKL変異マウス（Mut）でも野生型マウス（WT）と同様に骨吸収指標が上昇．＋Ve：溶媒投与コントロール群，＋RL：RANKL投与群．C）RANKL投与により野生型マウス（WT）のみ骨形成が上昇する．左パネル：大腿骨遠心部非脱灰切片の蛍光顕微鏡像：Calceinは緑色蛍光，Demeclocyclineは黄色蛍光を発する．いずれの蛍光発色部位も，中央あるいは中央下のパネルに示したそれぞれの色素の投与時に骨形成していた部位を示す．WTでは，RANKL投与により蛍光色素が光る範囲が増えているが，MutではほとんどI変わらない．P1NP：I型プロコラーゲン-N-プロペプチド（文献3を参考に作成）．

この分泌小胞は，骨芽細胞膜上のRANKL分子に結合し，骨芽細胞の初期分化を促進させることから，新規のカップリング因子と考えられた（**図1A**）．

マウスの頭蓋骨欠損モデルを用いて，この破骨細胞由来の分泌小胞をゼラチンハイドロゲルに含浸させ徐放させると，驚くことに新生骨で欠損が満たされた（**図1B**）．

2）RANKL逆シグナルによる骨形成促進作用の証明

RANKLに結合する分子が直接骨芽細胞分化を促進させるか否かを明らかにするために，RANKL細胞内ドメインのアミノ酸を変異させたマウスを作出し，

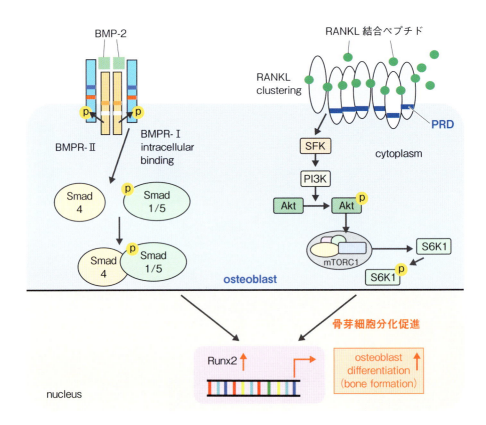

図3　BMP-2とRANKL結合ペプチドの相乗作用メカニズム
RANKL：receptor activator of NF-κB ligand, PRD：proline-rich domain, SFKs：Src-family kinases, PI3K：phosphatidylinositol 3-kinase, mTORC1：mammalian target of rapamycin complex 1, S6K1：ribosomal protein S6 kinase beta-1, Runx2：runt-related transcription factor 2, BMPR：BMP receptor, Smad：mothers against decapentaplegic homolog（文献3, 14, 17, 18を参考に作成）.

RANKLを介した細胞機能の有無を検討した．RANKLは分泌タンパク質でもあり，その細胞内ドメインは細胞外ドメインに比べて短く，膜型RANKLの細胞内ドメインの役割は不明であった．われわれは，RANKL細胞内ドメイン29番目のプロリンをアラニンに変えたP29Aマウスが，野生型と比べて骨量が低下し，骨形成が落ちていることを見出した．また，破骨細胞由来の分泌小胞がカップリング因子として働き，RANKLに結合後，膜型RANKLの細胞内ドメインを介して骨形成を活性化させているならば，P29Aの変異により，カップリング現象が認められなくなると予想された．このため，P29Aマウスと野生型マウスにそれぞれRANKLを投与することによりリモデリング活性を亢進させ，骨吸収を意図的に亢進させたマウスを骨形態計測学的に比較してみたところ，P29Aマウスでは骨吸収のみ亢進し，骨形成の亢進が認められなかった（**図2**）．このことから，RANKLは，骨吸収を活性化させるリガンドとしての働きだけでなく，破骨細胞由来のカップリング因子を受けとる受容体としての働きも担っていることが明らかとなり，このRANKL細胞内ドメインを介して骨形成を促進させるシグナルをRANKL逆シグナルと呼ぶようになった．RANKL逆シグナルも含めてRANKLに関するトピックは，日本薬理学会総会で九州大学の兼松先生と座長を務めた『RANKL分子を介した骨代謝制御，その生理・病理・薬理』というシンポジウムの特集として日本薬理学雑誌にまとめられている[4)～7)]．4人の演者の先生方の素晴らしい総説となっており，ぜひ参考にしてほしい．

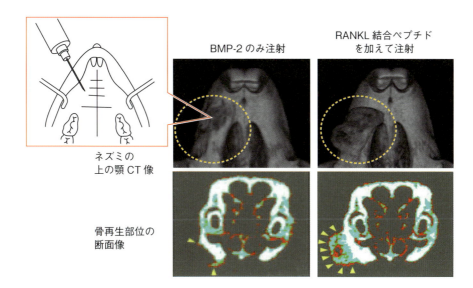

図4　BMP-2とRANKL結合ペプチド併用注射による骨造成法
マウス上顎骨の黄色点線部分にゼラチンハイドロゲルに含浸させた薬剤を注射したところ，BMP-2のみでは注射で流れた足場材料の形にしか骨造成されないが，RANKL結合ペプチドとの併用により厚みのある骨造成が認められた（文献13より引用）．

2 RANKL逆シグナルを活性化させるRANKL結合ペプチド

　RANKL逆シグナルを介して骨芽細胞分化を促進させ，骨形成を高める機能を有する骨芽細胞膜上のRANKL分子は，骨形成促進薬開発のターゲット分子として考えられる．実際，RANKL結合ペプチドのW9とOP3-4は骨芽細胞分化促進作用を有し，BMP-2誘導の骨形成を相乗的に増加させる作用が認められた．RANKL逆シグナルは，RANKLの細胞内ドメインとSrc family kinaseとが結合することによりmTORシグナルを活性化させ，Runx2発現を上昇させる経路である．このため，BMP-2によるRunx2発現促進をRANKL逆シグナルという別経路によりさらに高める働きがあると考えられている（図3）．

　RANKL結合ペプチドであるW9ペプチドは，TNF-αがTNF1型受容体に結合するループ構造に似せて設計された中分子ペプチドであり，30年前には，TNF-αのアンタゴニスト作用から，関節リウマチ治療薬として期待され開発されたペプチドである[8]．2006年にW9はTNF-αだけでなく，RANKLにも結合することを明らかにし，抗TNF-α抗体よりも，関節リウマチ

モデルにおける骨量減少を食い止めることができることを示した[9]．W9とOP3-4両者は，骨芽細胞分化促進作用において似たような作用を示すが，OPG※上のRANKL結合部位から設計されたOP3-4には，OPGと同様に炎症抑制作用は認められない[10]．また，BMP-2のみでは，骨形成が誘導できない少量のBMP-2にOP3-4を添加すると頭蓋骨欠損モデルにおいて，BMP-2作用の増強が認められる[11]．OP3-4の骨形成促進作用は，歯牙抜歯モデル[12]，上顎骨注射モデル[13]においても発揮された（図4）．

3 RANKL逆シグナル活性化のための条件

1）RANKL結合ペプチドとOPGとの違い

　抗RANKL抗体であるdenosumab（プラリア，ランマーク）やOPGには，骨形成促進作用は報告されてい

> ※ **OPG**
> RANKのデコイ受容体であり，RANKLに結合することにより破骨細胞分化や活性化を抑えるタンパク質．膜貫通領域がなく，骨芽細胞，血管内皮細胞などから分泌される．

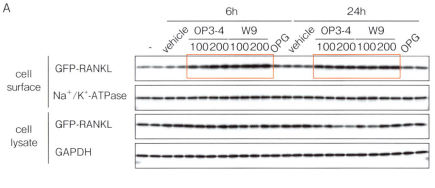

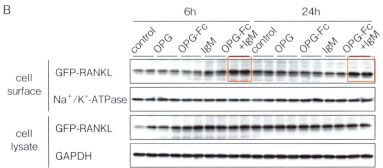

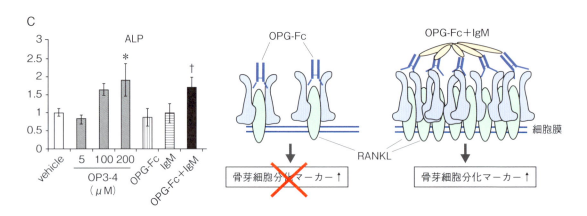

図5　RANKL逆シグナル活性化に必要な2つの条件：RANKL結合ペプチドとOPGとの比較

A）条件1：膜RANKL輸送量の増加．ST2細胞にGfp-mouse-Rankl導入2日後に，試薬を加えた．細胞は試薬添加6時間後と24時間後に表面タンパク質をビオチン化し収集．膜RANKLは抗GFP抗体を使用して検出．Na^+/K^+-ATPaseは代表的な細胞表面タンパク質として使用．赤枠は膜RANKLの上昇を示す．OP3-4およびW9：100または200 μM，OPG：20 ng/mL（破骨細胞分化を抑制できる濃度で調整）．B）条件2：RANKL分子のクラスター化誘導による膜へのRANKL輸送増加．Gfp-mouse-Ranklを導入したST2細胞を溶媒control，OP3-4，OPG-Fc，IgMのぞれぞれの添加，あるいはOPG-Fc添加1時間後にIgMを，5量体をつくる架橋試薬として用いた群（赤枠）を示す．C）条件2：RANKLクラスター化誘導によるOPG-Fcの骨芽細胞分化促進．骨芽細胞初期分化マーカーであるアルカリフォスファターゼ（ALP）のmRNA発現レベル（/GAPDH）比較．データ：平均±SD，＊：$p<0.05$ vs vehicle，†：$0.05<p<0.1$ vs vehicle（t-test with Bonferroni correction）（Cのグラフは文献14より引用）．

ないことから，RANKLに結合するすべての分子が骨形成を促進するわけではないことがわかる．それでは，RANKL逆シグナルを活性化させる条件とはどのようなものなのだろうか．われわれは，RANKL逆シグナル活性化のためには，骨芽細胞膜上のRANKL分子の蓄積とRANKL分子のクラスター化という2つの条件が必要であることを明らかにした[14]．RANKL結合ペプチドの骨形成促進作用の解析をはじめたころ，東京大学医学部付属病院薬剤部では，本間雅博士らを中心にRANKLの細胞膜への輸送がRANKをコートしたビーズにより亢進する現象をとらえていた[15] [16]．このため，当時薬剤部長の鈴木洋史教授にお願いし，本間博士のチームとの共同研究がはじまった．RANKLを導入したST2細胞にOP3-4を添加すると6時間後から，骨芽細胞の膜RANKL量の増加を認めるが，OPGは添加24時間後でも増加を認めなかった．RANKL結合ペプチドの添加により，細胞全体のRANKL発現量は同様であったことから，膜へのRANKL輸送がRANKL結合ペプチドによって亢進したことが明らかであった（**図5A**）．このように，膜RANKL量の変化に着目してRANKL結合ペプチドとOPGとの違いを明らかにした[14]．

また，原子間力顕微鏡を用いた観察により，RANKL分子がクラスター化しやすい性質をもっていることが明らかになったが，RANKL分子のクラスター化は，RANKL結合ペプチドの添加によっては阻害されなかった．一方，OPG分子の添加によりOPGがRANKL分子の周りに密着し動き回ることで，RANKL分子のクラスター化を阻害していた．このことから，RANKLのクラスター化が阻害されるとRANKL逆シグナルが働かないことが示唆された[14]．

2）RANKLクラスター化誘導によるOPGによる骨芽細胞分化促進作用

RANKL遺伝子を導入したST2細胞を用いて，OPGであっても，クラスター化を人工的に誘導させれば，RANKL結合ペプチドと同様に分化が促進するか否かを検討した．OPG-FcもOPGと同様に逆シグナルを入力しないが，OPG-FcをIgMにより5量体化させ，人工的にRANKLのクラスター化を誘導したところ，RANKL結合ペプチドと同様に膜RANKL量が増加し，骨芽細胞分化マーカーの上昇が認められた（**図5B**）．

このことは，OPGであってもRANKLのクラスター化を誘導すれば骨芽細胞分化を促進することを示しており，RANKLのクラスター化が逆シグナル活性化に必須であることを証明している（**図5C**）．

おわりに

RANKLに結合するペプチド医薬の骨形成促進メカニズムを主に述べてきたが，RANKL逆シグナルは，骨吸収から骨形成へのカップリング因子の解明から明らかになったシグナル経路である．破骨細胞が活発に骨吸収をはじめると骨芽細胞へ骨をつくる準備を促す過程でRANKを発現した細胞外小胞が一役を演じる．このため，RANKL結合ペプチドを骨形成促進薬として開発することは，カップリング因子の製剤化ともいえる．今後，RANKL結合ペプチドを局所の骨形成を促進するペプチド医薬として開発するためには，薬理学的検討に加えて，効率的に骨を誘導できる足場材料の検討も必須である．**図4**で示した非侵襲的に骨が必要な部位に注射をして骨造成する方法も開発が進んでいる．今後，臨床応用に向けてさらに検討を重ねたい．

文献

1）Cheung A & Seeman E：N Engl J Med, 363：2473-2474, doi:10.1056/NEJMc1002684（2010）
2）Lee SY, et al：Trauma Case Rep, 37：100595, doi:10.1016/j.tcr.2021.100595（2022）
3）Ikebuchi Y, et al：Nature, 561：195-200, doi:10.1038/s41586-018-0482-7（2018）
4）Yasuda H：Folia Pharmacol Jpn, 158：247-252, doi:10.1254/fpj.22127（2023）
5）Honma M：Folia Pharmacol Jpn, 158：253-257, doi:10.1254/fpj.22145（2023）
6）Ono T：Folia Pharmacol Jpn, 158：258-262, doi:10.1254/fpj.22110（2023）
7）Ando Y & Tsukasaki M：Folia Pharmacol Jpn, 158：263-268, doi:10.1254/fpj.22122（2023）
8）Takasaki W, et al：Nat Biotechnol, 15：1266-1270, doi:10.1038/nbt1197-1266（1997）
9）Saito H, et al：Arthritis Rheum, 56：1164-1174, doi:10.1002/art.22495（2007）
10）Kato G, et al：Arthritis Res Ther, 17：251, doi:10.1186/s13075-015-0753-8（2015）
11）Sugamori Y, et al：Bioessays, 38：717-725, doi:10.1002/bies.201600104（2016）
12）Arai Y, et al：Eur J Pharmacol, 782：89-97, doi:10.1016/j.ejphar.2016.04.049（2016）

13) Uehara T, et al：J Dent Res, 95：665-672, doi:10.1177/0022034516633170（2016）

14) Sone E, et al：Biochem Biophys Res Commun, 509：435-440, doi:10.1016/j.bbrc.2018.12.093（2019）

15) Kariya Y, et al：J Bone Miner Res, 24：1741-1752, doi:10.1359/jbmr.090409（2009）

16) Kariya Y, et al：J Bone Miner Res, 26：689-703, doi:10.1002/jbmr.268（2011）

17) Katagiri T, et al：Nat Commun, 14：2960, doi:10.1038/s41467-023-38746-5（2023）

18) Rashed F, et al：Front Cell Dev Biol, 9：648084, doi:10.3389/fcell.2021.648084（2021）

＜著者プロフィール＞

久保優里：2020年東京医科歯科大学歯学部口腔保健学科卒業，'22年同大学院修士課程修了（口腔保健学），'22年〜同大学院AI技術開発分野博士課程，現在に至る．中分子ペプチドを用いた骨形成促進薬の開発のほか，唾液を用いた心身の関連研究に注力している．

陳德容：2022年台北医学大学歯学部口腔医学科卒業，'23年東京医科歯科大学大学院口腔基礎工学分野修士課程，現

在に至る．企業や母校の研究者と共同して局所的な骨形成促進薬の開発に取り組んでいる．

謝倉右：2019年台北医学大学歯学部口腔医学科卒業，'22年東京医科歯科大学大学院修士課程修了（口腔保健学），'22年〜同大学院口腔病理学分野博士課程，現在に至る．CAD/CAM技術を応用した骨再生材料の開発や，中分子ペプチドを用いた骨形成促進薬の開発，骨形成促進ペプチドを用いた骨再生基材の開発研究にも取り組んでいる．

青木和広：1988年東京医科歯科大学歯学部歯学科卒業，'92年同大学院修了（歯科薬理学），'95年同大学院歯科薬理学教室 助手，'97〜'99年Yale大学医学部細胞生物学教室（R. Baron）博士研究員，2009年東京医科歯科大学大学院硬組織薬理学分野 准教授，'10〜'12年文部科学省学術振興局学術調査官併任，'17年同大学院口腔基礎工学分野 教授，現在に至る．日本骨形態計測学会理事．中分子ペプチドの臨床応用に向けて四半世紀取り組んできた．最近では，統合医療，東西医学の融合に向けた研究を始めている．

第4章 疾患治療への応用・将来の創薬への課題

2. ナトリウム利尿ペプチドとペプチド医薬

小川治夫, 古谷真優美, 錦見俊雄, 南野直人

ナトリウム利尿ペプチドは, 膜結合型グアニル酸シクラーゼ受容体に結合し細胞内cGMPを上昇して機能する. 強い利尿・降圧作用を有するANPとBNPは急性心不全の治療に, 内軟骨性骨化を促進するCNPは軟骨無形成症の治療に利用されている. いずれも血中半減期は短いが, 現在は内在ペプチドもしくはそれを少し変化させた形で使用されている. 本稿ではこれまでの医薬品開発状況をまとめるとともに, 解明されたANP結合受容体の精密立体構造について記載した. この構造情報を活用して, 高活性・高選択性のペプチド誘導体や低分子化合物の作出が可能となると期待される.

はじめに

ヒトをはじめとする哺乳類のナトリウム利尿ペプチド (NP) には, 心房性 (A型) ナトリウム利尿ペプチド (ANP), 脳性 (B型) ナトリウム利尿ペプチド (BNP), およびC型ナトリウム利尿ペプチド (CNP)

の3種が存在する (図1). ANPは心房にきわめて高濃度に存在し, ヒト心房より精製, 構造決定された. 一方, BNPはブタ脳より精製されBrain NPと命名されたが, ヒトでは脳にほとんど存在せず, 心室で活発に産生される. 脳より精製されたCNPは消化管, 骨などに幅広く存在するが, 組織濃度はきわめて低い. 哺乳

[略語]

ACE: angiotensin-converting enzyme (アンジオテンシン変換酵素)
ANP: atrial (A-type) natriuretic peptide 〔心房性 (A型) ナトリウム利尿ペプチド〕
ARNI: angiotensin receptor/neprilysin inhibitor (アンジオテンシン受容体/ネプリライシン阻害薬)
BNP: brain (B-type) natriuretic peptide 〔脳性 (B型) ナトリウム利尿ペプチド〕
CNP: C-type natriuretic peptide (C型ナトリウ

ム利尿ペプチド)
GC: guanylyl cyclase (グアニル酸シクラーゼ)
NP: natriuretic peptide (ナトリウム利尿ペプチド)
NPR: natriuretic peptide receptor (ナトリウム利尿ペプチド受容体)
RAAS: renin-angiotensin-aldosterone system (レニン・アンジオテンシン・アルドステロン系)

Natriuretic peptides and their drug development : Present and future
Haruo Ogawa[1] /Mayumi Furuya[2] [3] /Toshio Nishikimi[4] [5] /Naoto Minamino[6] [7] : Department of Structural Biology, Graduate School of Pharmaceutical Sciences, Kyoto University[1] /Kyoto University Research Administration Center[2] /Asubio Pharma Co. Ltd.[3] /Wakakusa-Tatsuma Rehabilitation Hospital[4] /Department of Cardiovascular Medicine, Kyoto University Hospital[5] /National Cerebral and Cardiovascular Center Research Institute[6] /Protein Research Foundation[7] (京都大学大学院薬学研究科構造生物薬学分野[1] /京都大学学術研究展開センター (前)[2] /アスビオファーマ株式会社 (元)[3] /わかくさ竜間リハビリテーション病院[4] /京都大学医学部循環器内科[5] /国立循環器病研究センター研究所[6] /蛋白質研究奨励会[7])

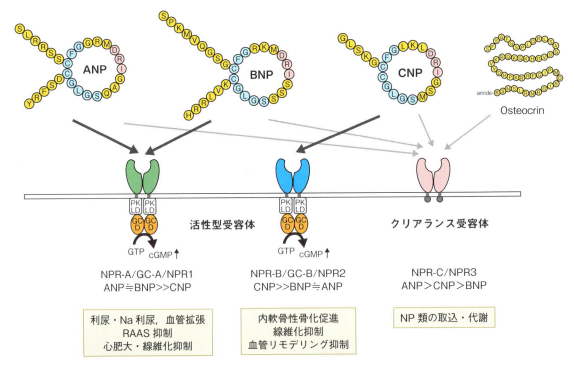

図1　ナトリウム利尿ペプチドと受容体，機能
ANPとBNPはNPR-A，CNPはNPR-Bに結合し，細胞内cGMPを増加して作用する．ナトリウム利尿ペプチド3種に共通して代謝を促進するNPR-Cが存在し，ネプリライシンによる分解とともに代謝の中核を担う．NPR-Cに結合する内在ペプチド，Osteocrinも存在する．PKLD：protein kinase-like domain，GCD：guanylyl cyclase domain．

類のANP，BNP，CNPのアミノ酸配列を図2に示した[1]．これらは相同性が高く活性発現に必須の17残基の環状構造を有し，ANPとBNPは膜結合型グアニル酸シクラーゼ（guanylyl cyclase：GC）※1受容体であるNPR-A，CNPはNPR-Bに結合し，細胞内cGMPを増加して作用を発揮する．ANPとBNPは循環器系を中心に発現するNPR-Aを介して血管拡張作用，利尿・Na利尿作用などを惹起し，レニン-アンジオテンシン-アルドステロン系（RAAS）と拮抗しつつ血圧や体液量を調節する．同じNPR-Aに作用するBNPでは，動物種間の配列の相違が大きい．NPR-Bも生体内に幅広く発現するが，CNPの機能は骨や血管など限られた組織でしか解明されていない．GC構造を含まないクリアランス受容体NPR-Cも存在し，ネプリライシンなどによる酵素分解とNPR-Cによる細胞内取り込み，腎臓からの排泄が，NP類の代謝経路である．NPR-Cは腎臓や心臓，肺などに多く発現し，3種のNPに対する親和性の違いは小さく，いずれのNPも効率的に代謝される[2)～4)]．NPR-Cに対する内在性結合ペプチドのオステオクリンも存在し，骨では機能している（図1）[5]．NP類については，発見から機能解明，医薬品や診断法の開発に日本人研究者が大きく貢献してきた．

1　ANPとBNPの臨床応用と医薬品開発

ANPはNa利尿作用と血管拡張作用を併せもつことから，宮崎医科大学での発見直後より[6]，重症高血圧症，浮腫性疾患，心不全などに対する臨床応用が期待された．しかし，ANPの生理作用に合致し，臨床試験

> **※1　膜結合型グアニル酸シクラーゼ受容体**
> 図1記載のNPR-A（GC-A），NPR-B（GC-B）以外に，guanlyinやuroguanylinの受容体GC-Cがあり，腸上皮に発現して水電解質代謝を制御する．これらの生理活性ペプチドのみがcGMPを上昇して機能を発現する[44]．

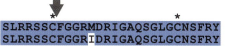

図2 哺乳類ナトリウム利尿ペプチドと関連ペプチドのアミノ酸配列
ANPの活性型分子は28残基のα-ANPで，齧歯類では1残基の置換がある．BNPは動物種間で置換が非常に多く，活性型分子も32残基が主体であるが，齧歯類では45残基である．CNPは活性型分子として22残基のCNP-22と53残基のCNP-53が存在し，主体はCNP-53である．医薬品化されたvosoritide，キメラペプチドに使用されたヘビ毒由来DNPの配列も記した．⬇：neprilysinの主要切断部位．ANPとCNPは環状構造部ですみやかに切断され失活する．BNPは環状構造部での切断は遅く，N末端テイルのMV間で先に切断される[4]．この他，インスリン分解酵素やエキソペプチダーゼ類による消化も受ける．＊）環状構造を形成するシステイン残基．N末端テイル/C末端テイルは，NPの環状構造部からN末端側あるいはC末端側に伸びるペプチド鎖を示す．

で有効性を検証しうる適応症を見出すのは容易ではなかった．複数のパイロット臨床試験より急性心不全が候補となり，京都大学グループが重症心不全患者への持続静脈内投与により心機能改善効果を認めたことも契機となり[7]，開発適応症が急性心不全に決定された．遺伝子組換え法で製造したヒトANP（一般名carperitide）の臨床試験が行われた結果，日本では1995年に急性心不全（慢性心不全の急性増悪を含む）の治療薬として承認，上市された．急性心不全においては，臨床分類（Forrester分類）を基に強心薬，血管拡張薬，利尿薬が使用されていたが，血管拡張，利尿の両作用を有する内在ホルモンは軽症から重症まで幅広く使用可能で，シャープな切れ味が実感された．一方，当初推奨された0.1γ（μg/kg/min）（最大用量0.2γ）を投与すると，症状改善とともに血圧低下が多く経験された．そのため，早期減量の必要性から0.05γ程度からの開始例も多くなった．内因性ANPは心房圧低下により分泌も低下するため，ANPの分泌過剰による血圧低下は起こらないが，治療薬としてANPを高用量投与する際には，血圧への注意が必要である．その後，心保護，臓器保護作用，神経体液性因子（交感神経系，RAAS）抑制作用などの多面的な効果も示され[8]，低用量（0.0125〜0.025γ）でも有効であることがわかり，急性心不全治療薬として医療現場で定着した．肺うっ血や浮腫を伴う急性心不全や慢性心不全の急性増悪時におけるANP投与は，日本の心不全ガイドラインでも推奨されている[9]．

BNPについては，ヒト型BNPの特許を保有する米国Scios社（現Johnson & Johnson社）が，日本のANP開発を後追いする形で，遺伝子組換え法で製造したヒトBNPを急性心不全治療薬として開発した．血管拡張薬よりも早く症状が改善するため開発は早く進み[10]，BNP（一般名nesiritide）は日本のANP上市6年後の2001年に米国で承認された．米国のガイドラインに記載され使用は広まったが，腎機能が低下する副作用や死亡率の増加などの問題点が指摘された．腎機

能低下は主に投与や管理の拙さに起因すると考えられたが，製薬会社の強引な販売手法（根拠のない慢性心不全への外来投与）も問題であった[11]．その後，大規模臨床研究で副作用の問題は解決されたが，短期的な死亡率や再入院率などを改善しないことも判明し[12]，米国ではその後製造中止となった[13]．

一方，京都大学グループはBNPが心室から分泌され，血中濃度が心不全の重症度とよく相関し，重症例ではANPを上回る相関を見出した[14]．これを契機として，BNPおよびBNP前駆体N末端断片の測定キットが心不全診断薬として開発され，心不全の診断，予後評価の最も優れた指標として世界で汎用されている．

宮崎医科大学での発見にはじまり，京都大学を中心とした臨床研究，国内企業の開発研究により，ANPが急性心不全治療薬として開発・上市され，さらにBNPは心不全診断薬としても結実した．産学連携のトランスレーショナルリサーチとして，1980年代の先駆的な成功例といえよう．

2 CNPの臨床応用と医薬品開発

CNPの利尿・降圧作用はANP/BNPに比べて弱く，当初その生理的意義は不明であった．遺伝子改変マウスなどを用いた解析より，CNPが成長板軟骨の内軟骨性骨化を促進し，骨の伸長に重要な因子であることがわかり，軟骨無形成症[※2]の治療の可能性が示された[15]．これに興味をもった米国BioMarin社は，CNPの皮下投与製剤による軟骨無形成症治療薬の開発をめざした．CNPの内在活性型分子はCNP-22とCNP-53であるが，CNP-22は分解酵素ネプリライシンできわめて分解されやすく，血中半減期が数分と短い．分子量3,000以上のN末端/C末端延長ペプチドはネプリライシン耐性をもつことから，CNP-53のC末端側37残基のCNP-37のN末端にPro-Glyを付加した類縁体を創薬候補とした（一般名vosoritide）[16]．1日1回の皮下注射で骨伸長効果が確認され，初の軟骨無形成症治療薬として，

> **※2　軟骨無形成症**
> 線維芽細胞増殖因子受容体3（FGFR3）遺伝子の機能獲得型変異により発症する．CNPは軟骨細胞のFGFR3の下流シグナルを阻害して軟骨細胞を増殖・分化させる．FGFR3経路を対象にした医薬品開発も開始された[18]．

2021年に欧米で承認された．日本では成長ホルモン製剤が世界で唯一，軟骨無形成症にも承認されていたが効果は十分ではなく，2022年にvosoritideが上市された．さらに関連疾患である軟骨低形成症や他の成長障害についても，臨床試験が開始された（**表**）[17]．

軟骨無形成症の治療薬が開発された意義は，小児医療領域では大きい[18]．軟骨無形成症では低身長症という直接的問題だけでなく，大後頭孔狭窄，脊柱管狭窄症などの合併症によるQOL低下が課題であった．vosoritideの早期投与開始により合併症の軽減効果も期待され，評価が開始されている[19]．

3 分解阻害薬の臨床応用と医薬品開発

ANPの開発研究では，短期間の静脈内投与で治療可能な急性心不全が適応症となった（**1**参照）．一方，慢性心不全や高血圧への応用も期待されたが，内在ペプチドは経口投与に適さず，慢性的な経静脈投与も困難である．そこでANPの分解に最も寄与するネプリライシンの阻害薬が開発された．多くの製薬会社が薬剤を合成・評価したが，上市に至らなかったのは薬効が弱かったためである．ネプリライシン阻害薬によりANPとともにアンジオテンシンⅡなど血管収縮/抗利尿作用を有するペプチドの濃度も増加するために，効果が減弱すると推定された．そこでアンジオテンシン変換酵素（ACE）とネプリライシンの両者を阻害するomapatrilatが開発された[20]．心不全の臨床試験でもACE阻害薬単独よりもわずかに予後の改善が認められ，高血圧症でもACE阻害薬よりも降圧活性が優れていた[21] [22]．しかし，副作用として血管浮腫が増加するため，FDAの承認が得られず開発が中止された．ブラディキニンを分解するネプリライシンとACEの両方をomapatrilatは阻害し，組織のブラディキニン濃度が上昇して血管浮腫の頻度が増加すると考えられた．これを克服したのがアンジオテンシン受容体/ネプリライシン阻害薬（ARNI，一般名sacubitril/valsartan）である．アンジオテンシンⅡ受容体をブロックしANPなどの血管拡張/利尿ペプチドの血中濃度も上昇させるため，慢性心不全の第一選択薬であるACE阻害薬よりも予後改善効果が上回った[23]．現在では，心不全の第一選択薬としてガイドラインでも位置付けられている[24]．実際，

ARNI投与により血中ANPは上昇してcGMPも増加し，左室駆出率や左室拡大の改善とも関係することが報告されている[25]．

4 ナトリウム利尿ペプチドや受容体を対象とする創薬研究

NPや受容体を対象とする医薬品および候補を**表**にまとめた．ANPとBNPは強力な生理作用を有し，内在ペプチドが医薬品として臨床応用されてきた．急性心不全の治療では，ペプチド医薬のもつ易分解性などの問題点より有用性や安全性が評価された結果と考えられる．CNPでは軟骨無形成症患者への長期継続投与の必要性から，限定的に改変されたvosoritideが各国で承認された．

創薬研究が最も進んでいるのはCNP/NPR-B系である（**表**：1〜4）．ネプリライシン抵抗性を有するCNP-37を基盤にvosoritideが開発されたが，幼児期から思春期までの長期間投与を要することから，N末端へのアミノ酸付加や疎水性修飾，PEGなどとの結合，微粒子化などにより分解抑制や徐放化が進められ，Ascendis Pharma社のTransCon CNP臨床第Ⅱ相試験では，1週間1回の皮下投与で有効と報告された[17) 26)]．さらに改良を加え2週〜1月に1回の皮下投与で有効な薬剤も開発されつつある[27)]．CNP-22の徐放化や誘導体化を進め，がん組織における血管構造の正常化による治療効果増大，あるいは抗線維化などの治療薬開発も試みられている（**表**：5，6）[28) 29)]．

ANP/BNP/NPR-Aを対象に，Mayo Clinicグループは環状構造部を変化せずに，N末端/C末端テイルを疾患で同定された配列や既知ペプチドの配列に置換し，分解を抑制し機能を強化，特異化したキメラペプチドを作出した．ヘビ毒由来のDNPのC末端テイルをCNPに結合したcenderitideも，同じ展開である（**表**：7〜10）[30) 〜34)]．BNPのN末端テイルをアンジオテンシン[1-7]と置換したハイブリッドペプチドでは，Dualアゴニストなどの薬剤開発の可能性も示された（**表**：11）[35)]．長年のNP研究より蓄積されたデータを活用し，内在活性型NPを基盤に機能強化などを図る中分子創薬は，今後もNP創薬のうえで重要な柱と考えられる．

NPR-Aを用いたスクリーニングによる低分子量アゴ

ニスト探索で，岩城らはtriazine系とquinazoline系の化合物を見出し，前者は2量体化で活性が向上した点が興味深い（**表**：12，13．**6**参照）[36) 37)]．Mayo Clinicグループは，NPR-A/NPR-Bへのリガンド結合と作用を強化するアロステリック調節化合物を見出し，一方は経口投与が可能であった（**表**：14，15）[38) 39)]．最近，小川らによりANP/NPR-Aの精密立体構造解析結果が公表され，これまで不可能であったリガンド・受容体の立体構造情報に基づく創薬が大きく発展すると期待される（**5**参照）．

既開発品のなかで医療上の意義が大きかったのはARNIである（**3**，**表**：16）[23) 〜25)]．内在活性ペプチドの場合，主要分解酵素の阻害が有効であった[4)]．この他，インスリン分解酵素やエクソペプチダーゼによる消化も受け，ANPはC末端テイルの分解でも活性を失うため，これらの分解酵素阻害も有効と考えられる（**図2**）[40)]．一方，内因性オステオクリンがNP類の活性を強化する事実は（**図1**）[5)]，NP特異的な代謝経路であるNPR-Cの結合阻害も有望な創薬標的であることを示す．低分子量NPR-C結合阻害薬が開発されれば，代謝阻害による内在NP類の作用強化が可能となり，ARNIなどの分解酵素阻害薬との併用も有効と考えられる．

5 ANPとNPR-A複合体の精密立体構造解析

京都大学の小川らは，立体構造解析を通してNPR-Aによるリガンド認識機構とリガンド結合に伴う膜貫通シグナル伝達機構の解明に取り組んできた．2004年には，NPR-Aの細胞外のリガンド結合部位とANPとの複合体構造を報告している[41)]．「2回対称」に向き合った2分子のNPR-Aが1分子のANPを認識することを示すとともに，既報のapo状態の構造[42)]との比較から，「2回対称」に向き合う2分子のNPR-Aが1分子のANPの結合に伴い回転運動を起こすことが，膜内へのシグナル伝達の本質であることを明らかにした[41)]．しかし，当時の分解能の低い構造情報では，アミノ酸配列上で対称性が全くないANPが，「2回対称」に配置した2分子のNPR-Aに認識される機構の本質解明には至らなかった．その後，立体構造解析の分解能が飛躍

表　ナトリウム利尿ペプチドと受容体を対象にした創薬研究

No.	名称	研究開発機関	標的分子	構造と特徴	適応症/病態	開発段階	文献など
1	vosoritide	BioMarin	NPR-B	Pro-Gly-CNP-37 分解抑制，1日ごとの投与	軟骨無形成症 軟骨低形成症 特発性低身長症 Turner Syndrome SHOX Deficiency	上市 Phase 3 Phase 2 Phase 2 Phase 2	16,17
2	BMN333	BioMarin	NPR-B	長期作用性CNP誘導体 （構造詳細不明）	軟骨無形成症をはじめとする各種成長障害	前臨床	17
3	TransCon CNP	Ascendis Pharma	NPR-B	CNP-38-Lys^{26}＝linker-（10 kDa PEG）x4 1週ごとの投与	軟骨無形成症	Phase 2	26
4	PLX138	ProLynx	NPR-B	[Gln^{6,14}]CNP-38-N末端＝linker-PEG系ハイドロジェル微粒子 2週ごとや1月ごとの投与	軟骨無形成症	前臨床	27
5	PHIN-1314	PharmaIN	NPR-B	CNP-22-N末端＝ステアリン酸-(Lys)$_4$-(Gly)$_3$ がん組織血管正常化，抗線維化，抗炎症	がん，線維症，炎症性疾患	前臨床	28
6	徐放性CNP	University of Tronto	NPR-B	CNP-22をオリゴウレタンナノ粒子に組込，poly-Lys/heparinでコーティング 長半減期	心線維化	研究段階	29
7	MANP	Mayo Clinic	NPR-A	家族性心房細動の変異型ANP，C末端5残基置換し12残基延長 ANP作用増強	難治性高血圧など	Phase 2	31
8	ASBNP.1	Mayo Clinic	NPR-A	BNPスプライスバリアントのN末端側42残基 血圧降下作用無	心不全	Phase 1	32
9	CRRL269	Mayo Clinic	NPR-A	BNPのN末端テイル/C末端テイルをurodilatin型*に置換 血圧降下作用無	急性腎障害	前臨床	33
10	cenderitide	Mayo Clinic	NPR-A/NPR-B	CNP-22-C末端＝DNPのC末端テイル18残基 NPR-A/NPR-B両方に作用	心不全	臨床試験開始現状不明	34
11	NPA7	Mayo Clinic	NPR-A/MasR	BNPのN末端テイルをangiotensin[1-7]に置換 MasRにも作用	心不全，高血圧症	前臨床	35
12	compound 7c, 13a	Asubio Pharma	NPR-A	triazine系化合物を2量体化 ヒトANPの約1/20の強活性，ラット*in vivo*利尿活性有	うっ血性心不全	不明	36
13	compound 55b, 56b	Asubio Pharma	NPR-A	quinazoline系/pyridopyrimidine系化合物 ラットNPR-Aへの活性強く，ラット*in vivo*利尿活性有	心不全，高血圧症	不明	37
14	MCUF-651	Mayo Clinic	NPR-A	NPR-Aアロステリック調節化合物 リガンド結合と作用を強化，経口投与可能	心血管疾患，腎疾患，代謝性疾患	研究段階	38
15	MCUF-42	Mayo Clinic	NPR-B	NPR-Bアロステリック調節化合物 リガンド結合と作用を強化	心線維化，心血管疾患	研究段階	39
16	sacubitril/valsartan	Novartis	ANP/CNP/(BNP)	neprilysin inhibitor＋angiotensin receptor blocker ACE阻害薬より予後改善	慢性心不全	上市	23〜25

＊）urodilatinはANPのN末端に前駆体の4残基が延長したペプチドで，腎で主に発現．
「構造と特徴」欄：＝はペプチドと他の構造の結合部位を示す．

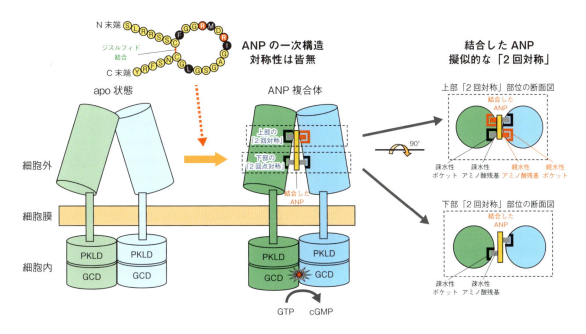

図3 NPR-AのANPの結合に伴う構造変化
NPR-Aは1回膜貫通型受容体で，細胞外に基質結合部位を，細胞内にPKLD（protein kinase-like domain）と触媒部位であるGCD（guanylyl cyclase domain）をもち，2量体で機能する．ANPの結合に伴い細胞外ドメインが四次構造の変化を起こす結果，細胞内のGCDが活性化しGTPをcGMPへ変換する．ANPの一次構造は対称性を一切もたないが，NPR-Aに結合したANPは擬似的な「2回対称」構造を形成する．

的に向上し，ANPだけではなくさまざまなリガンドとの複合体の構造決定とそれらの構造情報の効果的な組合わせにより，より精密な立体構造の構築が可能となり，2024年に詳細が報告された（**図3**）[43]．驚くべきことに，ANPの環状構造部の上下に「擬似的な2回対称」が存在し，上部では2つの親水性アミノ酸残基と2つの疎水アミノ酸残基が交互に突き出た擬似的な2回対称構造をとり，それぞれ受容体側の親水性アミノ酸残基で構成されたポケットと疎水性アミノ酸残基で構成されたポケットに入り込んでいた．また下部では，2つの疎水性アミノ酸残基が擬似2回対称の関係にあり，受容体側の疎水性アミノ酸残基で構成されたポケットに入り込んでいた（**図3**）．つまり，一次配列上では一見して対称性のないANPが擬似的な2回対称をもつ立体構造へと変化することで，「2回対称」に配置された2分子のNPR-Aへ巧みに結合していたのである．これがNPR-AのANPの認識機構の本質であり，リガンドの結合に伴う受容体の大きな構造変化を可能にする原動力であると推定された．一方，ANPのC末端テイルはNPR-Aとの間で強固なβシートを形成してい

た[41) 43)]．ANPがC末端消化で活性を消失することを考え併せると，このC末端テイルでの結合は分子の回転運動を適切な位置で安定的に支える働きを担っていると推測される．この研究により，NPR-AによるANPの認識機構とANP結合に伴う構造変化についての理解が，格段に向上した．

6 精密立体構造解析に基づく創薬展開

ANPや類縁ペプチドの配列を基に多くのキメラペプチドが創製され，医療への応用が試みられてきた（**表**）[30)]．これらは実験データの蓄積より考案されたもので，立体構造による裏付けは一切無い．これに対して，小川らの報告したANP/NPR-Aの精密立体構造は，構造を基盤とした創薬に対して多くの手掛かりや論理的な根拠を与えるものである（**図3，4**）．創薬分子の骨格としては，特に環状構造の上・下部での対称構造を模した分子が有用かつ効果的と考えられる．両端に塩基性や疎水性グループがあり程よい長さで直線的なスペーサーをもつ分子が，2つのNPR-Aの対称的

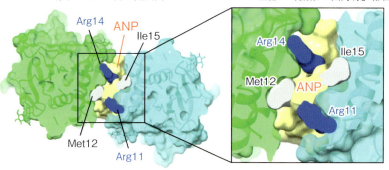
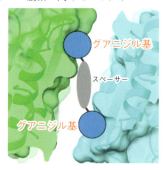

図4 NPR-Aに結合したANPの「擬似2回対称」部位とその創薬応用への可能性
ANPの上部「擬似2回対称」部位の断面図と結合したANP付近の分子を上から見た拡大図．緑色と青色がNPR-Aの2分子で，結合したANPを黄色で示す．ANPの「擬似2回対称」を構成する親水性残基（Arg11とArg14）を青色で，もう一方の「擬似2回対称」を構成する疎水性残基（Met12とIle15）を灰色で示した．構造を元にした創薬の1つのアイディアを右に示した．

なポケット間の距離を固定して回転させ，NPR-Aを活性化状態に固定するイメージである（図4）．そのような観点で，大規模化合物スクリーニングとその後の構造展開から得られたNPR-Aの強力なアゴニストの分子構造は（表：12）[36]，完全な2回対称をもつと同時に両端にグアニジル基が位置することから，たいへん興味深い．立体構造解析による検証は必要であるが，NPR-Aのアゴニストとして立体構造情報と照らし合わせて実に理に適った分子構造である．ANP/NPR-A複合体だけではなく，類縁のNPR-BやNPR-Cのリガンド認識機構の理解も，構造情報を基盤とした創薬を可能とするためには重要である．NPR-BとNPR-Aでのリガンド結合部位間の配列一致度は40％強とたいへん高く，それぞれのポケットを構成する配列も保存されているが，NPR-BはANPに類似するCNP（環状部17残基中5残基が異なる）を認識するという異なるリガンド選択性を示す．両受容体でのポケットの微妙な位置関係がリガンド認識の違いを生み出すのかもしれない．逆に，クリアランス受容体として機能するNPR-Cにはリガンド選択性はほぼ存在しないため，NPR-A/NPR-BとNPR-Cのリガンド認識機構の違いの解明も必要である．これらすべての理解が，NPR-Aにのみ結合しNPR-B/Cには結合しない薬剤の開発などの創薬展開に繋がると考えられる．ただし，開発されるアゴニストが2つのNPR-Aに結合し必要十分な回転運動を惹起するには，2つのNPR-Aの6つのポケットに結合して活性化状態に固定し，さらにANPのC末端テイルが担うと考えられる回転運動の適切な位置での安定的な維持も必要である．低分子化合物ではこの条件を満足してNP類と同等の活性強度を発揮できない可能性もあり，環状ペプチドなども含めた多様な素材を利用して創薬開発を行うことも必要と考えられる．

おわりに

過去40年間の創薬研究は，実験的に得られた情報に基づき目的とするアゴニストを合成して研究が進められてきた．小川らにより報告されたANP/NPR-Aの精密立体構造解析情報に基づき，合理的にアゴニストをデザインすることが可能となった．今後，NPR-BやNPR-Cとさまざまなリガンドとの結合様式が明らかにされることで，立体構造情報基盤は飛躍的に充実し，目的とする医薬品のデザイン・合成が論理的に可能になると期待される．NP/NPR/cGMP系には，血管拡張作用やNa利尿作用，RAAS阻害作用に加えて心筋細胞肥大抑制，線維化抑制，血管機能正常化，代謝改善，炎症抑制などの有益な作用が数多く報告されているため，この調節系に対する創薬の進展に大きな期待が寄せられている．

文献

1） Minamino N & Nishikimi T：「Handbook of Biologically

Active Peptides」（Kastin AJ, ed），pp1415-1422, doi:10.1016/B978-0-12-385095-9.00192-5（2013）

2）Pandey KN：Peptides, 26：901-932, doi:10.1016/j.peptides.2004.09.024（2005）

3）Potter LR, et al：Endocr Rev, 27：47-72, doi:10.1210/er.2005-0014（2006）

4）Potter LR：FEBS J, 278：1808-1817, doi:10.1111/j.1742-4658.2011.08082.x（2011）

5）Kanai Y, et al：J Clin Invest, 127：4136-4147, doi:10.1172/JCI94912（2017）

6）Kangawa K & Matsuo H：Biochem Biophys Res Commun, 118：131-139, doi:10.1016/0006-291x(84)91077-5（1984）

7）Saito Y, et al：Circulation, 76：115-124, doi:10.1161/01.cir.76.1.115（1987）

8）Nishikimi T, et al：Cardiovasc Res, 69：318-328, doi:10.1016/j.cardiores.2005.10.001（2006）

9）Tsutsui H, et al：Circ J, 83：2084-2184, doi:10.1253/circj.CJ-19-0342（2019）

10）Colucci WS, et al：N Engl J Med, 343：246-253, doi:10.1056/NEJM200007273430403（2000）

11）Topol EJ：N Engl J Med, 353：113-116, doi:10.1056/NEJMp058139（2005）

12）O'Connor CM, et al：N Engl J Med, 365：32-43, doi:10.1056/NEJMoa1100171（2011）

13）Kittleson MM：Circ Heart Fail, 11：e005440, doi:10.1161/CIRCHEARTFAILURE.118.005440（2018）

14）Mukoyama M, et al：J Clin Invest, 87：1402-1412, doi:10.1172/JCI115146（1991）

15）Yasoda A, et al：Nat Med, 10：80-86, doi:10.1038/nm971（2004）

16）Wendt DJ, et al：J Pharmacol Exp Ther, 353：132-149, doi:10.1124/jpet.114.218560（2015）

17）BioMarin社webページ（https://www.biomarin.com/products-and-pipeline/research-pipeline/）

18）Ozono K, et al：Endocr J, 71：643-650, doi:10.1507/endocrj.EJ24-0109（2024）

19）Wrobel W, et al：Int J Mol Sci, 22：5573, doi:10.3390/ijms22115573（2021）

20）Nawarskas JJ & Anderson JR：Heart Dis, 2：266-274（2000）

21）Packer M, et al：Circulation, 106：920-926, doi:10.1161/01.cir.0000029801.86489.50（2002）

22）Kostis JB, et al：Am J Hypertens, 17：103-111, doi:10.1016/j.amjhyper.2003.09.014（2004）

23）McMurray JJ, et al：N Engl J Med, 371：993-1004, doi:10.1056/NEJMoa1409077（2014）

24）Heidenreich PA, et al：Circulation, 145：e876-e894, doi:10.1161/CIR.0000000000001062（2022）

25）Murphy SP, et al：JACC Heart Fail, 9：127-136, doi:10.1016/j.jchf.2020.09.013（2021）

26）Breinholt VM, et al：J Pharmacol Exp Ther, 370：459-471, doi:10.1124/jpet.119.258251（2019）

27）Schneider EL, et al：Proc Natl Acad Sci U S A, 119：e2201067119, doi:10.1073/pnas.2201067119（2022）

28）Lu Z, et al：Sci Transl Med, 16：eadn0904, doi:10.1126/scitranslmed.adn0904（2024）

29）Siqueira NM, et al：Biomacromolecules, 24：3149-3158, doi:10.1021/acs.biomac.3c00210（2023）

30）Ichiki T, et al：Biology (Basel), 11：859, doi:10.3390/biology11060859（2022）

31）Chen HH, et al：Hypertension, 78：1859-1867, doi:10.1161/HYPERTENSIONAHA.121.17159（2021）

32）Meems LMG & Burnett JC Jr：JACC Basic Transl Sci, 1：557-567, doi:10.1016/j.jacbts.2016.10.001（2016）

33）Chen Y, et al：Circ Res, 124：1462-1472, doi:10.1161/CIRCRESAHA.118.314164（2019）

34）Kawakami R, et al：Clin Pharmacol Ther, 104：546-552, doi:10.1002/cpt.974（2018）

35）Meems LMG, et al：Hypertension, 73：900-909, doi:10.1161/HYPERTENSIONAHA.118.12012（2019）

36）Iwaki T, et al：Bioorg Med Chem, 25：1762-1769, doi:10.1016/j.bmc.2017.01.026（2017）

37）Iwaki T, et al：Bioorg Med Chem, 25：6680-6694, doi:10.1016/j.bmc.2017.11.006（2017）

38）Sangaralingham SJ, et al：Proc Natl Acad Sci U S A, 118：e210938611, doi:10.1073/pnas.2109386118（2021）

39）Ma X, et al：PNAS Nexus, 3：pgae225, doi:10.1093/pnasnexus/pgae225（2024）

40）Ralat LA, et al：J Biol Chem, 286：4670-4679, doi:10.1074/jbc.M110.173252（2011）

41）Ogawa H, et al：J Biol Chem, 279：28625-28631, doi:10.1074/jbc.M313222200（2004）

42）van den Akker F, et al：Nature, 406：101-104, doi:10.1038/35017602（2000）

43）Ogawa H & Kodama M：FEBS J, 291：2273-2286, doi:10.1111/febs.17104（2024）

44）Kuhn M：Physiol Rev, 96：751-804, doi:10.1152/physrev.00022.2015（2016）

<筆頭著者プロフィール>

小川治夫：京都大学大学院薬学研究科准教授．専門は構造生物学．1997年東京工業大学大学院生命理工学研究科博士課程単位取得退学，東京大学助手，5年間の米国での修行（クリーブランドクリニックラーナー研究所，ネバダ州立大学），東京大学定量生命科学研究所准教授を経て2021年より現職．「膜受容体の細胞外での基質結合が膜を隔てて細胞内に伝達される機構」に興味をもち，NPRを中心に膜受容体の機能構造解析に従事．

| 第4章 | 疾患治療への応用・将来の創薬への課題 |

3. 進化する2型糖尿病・肥満症に対するペプチド創薬
—GIP/GLP-1デュアルアゴニストの登場

安田拓真，池口絵理，矢部大介

> GIPとGLP-1は，食事に含まれるさまざまな栄養素に応答して消化管内分泌細胞から分泌されるホルモンであり，血糖依存的にインスリン分泌を促進することから，インクレチンと総称される．GIP，GLP-1はインスリン分泌促進作用に加えて多面的作用を発揮するが，特に薬理学的濃度で投与した場合，著明な減量効果を発揮することが知られている．わが国では，若い世代の肥満や2型糖尿病の急増に伴い，血糖改善に加え肥満を是正する治療薬への関心が高まっている．このような背景のなか，GIPとGLP-1の作用に基づく肥満2型糖尿病や肥満症に対する治療薬の開発が進められてきた．近年のペプチド創薬技術の進歩から，GIPとGLP-1の両受容体を活性化するチルゼパチドが開発され，既存の薬剤を上回る血糖改善および減量効果を有することから注目を集めている．

はじめに

　消化管から分泌され，膵β細胞からのインスリン分泌を促進する物質はインクレチンと総称される．現在までに，glucose-dependent insulinotropic polypeptide（GIP）とglucagon-like peptide-1（GLP-1）の2つの消化管ホルモンがインクレチンとして認められている．GIPおよびGLP-1は，血糖依存的にインスリン分泌を促進し高血糖を是正するだけでなく，薬理学的

濃度で投与すると食欲抑制を介して減量効果を発揮する．そのため，急増する肥満2型糖尿病や肥満症の治療標的として注目されている．特に，単一のペプチドでありながらGIP受容体とGLP-1受容体の両者を活性化するチルゼパチドは，肥満2型糖尿病や肥満症の治療を大きく変革する可能性が期待されている．一方，生理学的濃度のGIPは脂肪組織へのエネルギー蓄積を促進し，肥満を助長することから，肥満症の治療薬としてGIP受容体中和抗体にも注目が集まっている．本稿では，GIP，GLP-1の作用を整理するとともに，GIP/GLP-1受容体作動薬であるチルゼパチドの分子構造や薬理学的特性，臨床データについて概説するとともに，GIP受容体中和抗体についても述べる．

[略語]
Aib：aminoisobutylate（アミノイソ酪酸）
GIP：glucose-dependent insulinotropic polypeptide
GLP-1：glucagon-like peptide-1

The emergence of GIP/GLP-1 dual agonists through advancing peptide drug discovery for type 2 diabetes and obesity
Takuma Yasuda/Eri Ikeguchi/Daisuke Yabe：Department of Diabetes, Endocrinology and Nutrition, Kyoto University Graduate School of Medicine（京都大学大学院医学研究科糖尿病・内分泌・栄養内科学）

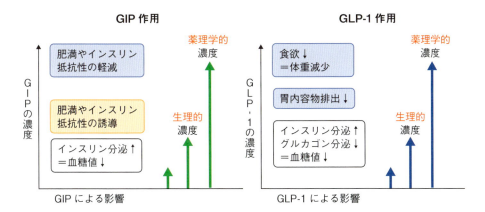

図1 生理学的濃度と薬理学的濃度におけるGIP，GLP-1の作用

内因性のGIPは，膵β細胞に発現するGIP受容体を活性化し，血糖依存的にインスリン分泌を刺激する（左，GIPの作用）．また，内因性のGIPは高脂肪食下で脂肪組織へのエネルギー蓄積を促進するため，肥満を助長し，インスリン抵抗性を惹起する作用を有する．一方，薬理学的濃度で投与した場合，GIPは減量効果を発揮し，インスリン抵抗性を是正する．内因性のGLP-1は，膵β細胞に発現するGLP-1受容体を活性化し，血糖依存的にインスリン分泌を刺激すると考えられてきたが近年は消化管近傍の求心性迷走神経を介してインスリン分泌を制御している可能性も指摘されている（右，GLP-1の作用）．また，内因性のGLP-1は，膵δ細胞からのソマトスタチン分泌を介して膵α細胞からのグルカゴン分泌を抑制し，血糖改善効果を発揮する．さらに，GLP-1は消化管近傍の求心性迷走神経を介して食欲抑制効果を発揮することも示されている．薬理学的濃度で投与した場合，GLP-1は胃内容物排出を遅延させることで食後の血糖上昇を抑制するとともに，中枢神経系に直接作用して食欲抑制作用を発揮する（文献18をもとに作成）．

1 GIP，GLP-1の作用

　GIPとGLP-1は，7回膜貫通型Gタンパク質共役受容体であるGIP受容体およびGLP-1受容体に結合し，膵β細胞からの血糖依存的インスリン分泌を増強することで血糖低下作用を発揮するとされる（**図1**）[1]．ただし，末梢血中において生理的活性を有するGLP-1の濃度はきわめて低い．このため，GLP-1は消化管近傍の求心性迷走神経を介してインスリン分泌を制御している可能性が指摘されている[2,3]．また，GLP-1は膵δ細胞からのソマトスタチン分泌を介して膵α細胞からのグルカゴン分泌を抑制し，胃内容物排出を遅延させることで食後の血糖上昇を抑制するが，これらの作用も求心性迷走神経を介していると考えられる[4,5]．一方，末梢血中において生理活性を有するGIPの濃度を踏まえると，GIPは膵β細胞に直接作用していると考えられる[2]．近年，GIPが食後に膵α細胞からのグルカゴン分泌を促進することでインスリン分泌を増強しうる可能性を指摘する報告があり，今後の検証が待たれる[6]．

　GIP受容体およびGLP-1受容体はさまざまな臓器や細胞に発現しており，多様な作用が報告されている[7]．GIP受容体欠損マウスやGIP欠損マウスを用いた解析では，GIPが脂肪組織に作用してインスリンと共同で脂肪蓄積を増加させることが明らかにされている[8,9]．また，GIP受容体は骨格筋間質に存在する脂肪細胞へ分化しうるfibro/adipogenic progenitor（FAP）にも発現しており，その活性化が筋肉の霜降り化を助長し，加齢に伴う筋量および筋力の低下の原因として注目されている[10]．一方，GIP過剰発現マウスやGIP受容体作動薬を用いた研究では，GIPが食欲中枢に直接作用するほか，脂肪組織から分泌されるレプチンの血中濃度を増加させることで間接的に食欲抑制効果を発揮することが示されている（**図2**）[11,12]．さらに，GIP受容体欠損マウスにおける骨代謝障害から，GIPが骨芽細胞を活性化し破骨細胞を抑制することで骨形成を促進する可能性が示唆されている[13]．実際に，GIP受容体の機能に影響を与えるアミノ酸置換を有する閉経後女性で骨折リスクが上昇することが報告されている[14]．

　GLP-1は，求心性迷走神経に発現するGLP-1受容体を活性化し，中枢神経系を介して食欲抑制効果を発揮する[15]．さらに，GLP-1受容体は視床下部や延髄にも

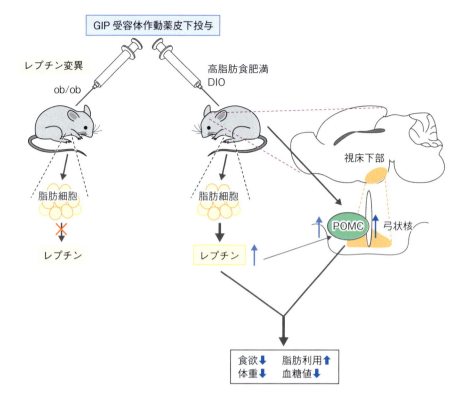

図2　薬理学的濃度によるGIPシグナルの活性化による代謝改善効果
GIPが食欲中枢に直接作用するほか，脂肪組織から分泌されるレプチンの血中濃度を増加させることで間接的に食欲抑制効果を発揮する（文献12をもとに作成）．

発現しており，脳室近傍の上衣細胞に発現するGLP-1受容体を介して脳内に取り込まれたGLP-1受容体作動薬が食欲を抑制することが示されている[16]．近年，GLP-1の食欲抑制作用が延髄孤束核のGLP-1受容体の活性化によるものであること，またGLP-1受容体作動薬に関連する嘔気や嘔吐などの消化器症状が最後野のGLP-1受容体の活性化に起因する可能性が指摘されている[17]．さらに，GLP-1は慢性炎症の抑制，血管内皮機能の改善，血圧や血清脂質の改善を通じて心血管保護作用や腎保護作用を有する[8]．GIPおよびGLP-1は，生理的濃度と薬理学的濃度で作用が異なることが指摘されており，後述するGIP/GLP-1デュアルアゴニストの作用を考えるうえで，この点に留意する必要がある（**図1**）[18]．

2 チルゼパチドの開発とpreclinical studies

薬理学的濃度でのGIPおよびGLP-1が有する顕著な血糖改善作用や体重減少効果に着目し，多くの企業や研究機関がGIPとGLP-1のアミノ酸配列を基盤としたGIP/GLP-1デュアルアゴニストの開発を進めてきた[19]．現在，日本においても肥満2型糖尿病治療に革新をもたらしているイーライ・リリー社が開発したGIP/GLP-1デュアルアゴニストのチルゼパチドは，39個のアミノ酸から構成されており，N末端側がGIP，C末端側がGLP-1受容体作動薬であるエキセナチドに類似した構造を有する（**図3**）[20]．さらに，20位のリジンに脂肪酸を結合させることで内因性アルブミンとの結合が可能となり，これにより血中半減期が延長され，週1回の皮下投与で血中濃度を維持することが可能である[20]．

in vitro の研究では，cAMP産生を指標としてGIP受

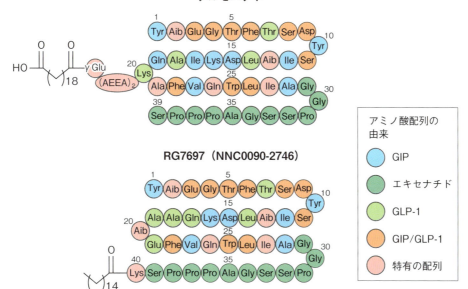

図3　GIP/GLP-1デュアルアゴニストの構造
チルゼパチドは39個のアミノ酸から構成され，RG7697と同様にN末端側はGIP，C末端側はエキセナチドと類似した構造を有する．20位のリジンにスペーサーである2-aminoethoxyethoxyacetate[(AEEA)$_2$]を介して脂肪酸が結合することで，内因性アルブミンとの結合により血中半減期を延長させている．RG7697（NNC0090-2746）は40個のアミノ酸から構成され，N末端側がGIPペプチド，C末端側がエキセナチドに類似した構造となっており，2位と20位にアミノイソ酪酸（Aib）を置換することで，DPP4による生理的分解を低下させ，らせん構造を安定化させている．さらに，40位のリジンにアシル化された脂肪酸が結合することで内因性アルブミンとの親和性が高まり，血中半減期を延長させている．Viking Therapeutics社が開発中のVK2735およびRoche社が開発中のCT-388については，構造に関する情報が公開されていない．

容体およびGLP-1受容体への親和性を評価した結果，チルゼパチドはGIP受容体に対してGIPと同等の活性を示したが，GLP-1受容体に対する活性はGLP-1よりも低いことが確認されている[20]．しかし，チルゼパチドはGLP-1受容体のバイアス型アゴニストとして機能し，β-arrestin経路の活性化を抑制しつつ，cAMP経路を選択的に活性化する特性をもつ．このため，GLP-1受容体を介した作用が in vitro と in vivo で異なる可能性が指摘されている[21]．マウスモデルを用いた研究では，チルゼパチドがGIP受容体およびGLP-1受容体を介してグルコース応答性インスリン分泌を誘導することが示されている[20]．さらに，チルゼパチドは脳内のGIP受容体およびGLP-1受容体を活性化して食欲抑制効果を発揮するほか，インスリン感受性を改善することも示されている[22]．慢性高血糖状態では，薬理学的濃度のGLP-1投与によりインスリン分泌が増強される一方で，GIPではインスリン分泌が増強されないことが報告されている[23]．GIP受容体およびGLP-1受容体の活性化は，Gsを介して血糖依存的にインスリン分泌を増強するが，この作用は慢性高血糖状態において減弱する．しかしながら，GLP-1受容体はGqを介しても血糖依存的にインスリン分泌を増強することが明らかにされており（GIP受容体にはGqを介したインスリン分泌増強作用は認められない），この機構が慢性高血糖状態におけるGIPとGLP-1の作用の違いを説明する分子メカニズムとして注目されている[24]．興味深いことに，インスリン治療による慢性高血糖状態の是正により，GIPのインスリン分泌増強作用が回復することが報告されている[25]．したがって，慢性高血糖状態にある2型糖尿病において，チルゼパチドによる血糖改善効果は，初期には主にGLP-1シグナルを介したものであり，慢性高血糖状態が是正された後には，GLP-1シグナルとGIPシグナルの協調による効果が発揮されると理解することができる．

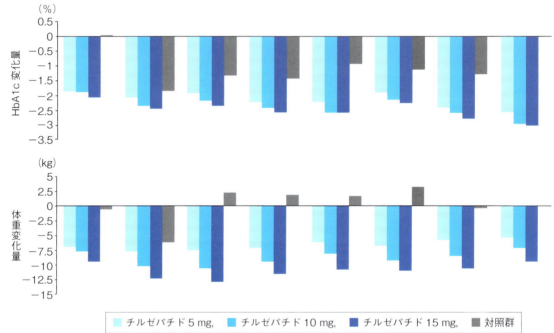

図4 チルゼパチドによる血糖改善・減量効果
SURPASSプログラムにおいて，異なる用量（5 mg，10 mg，15 mg）のチルゼパチド投与群と対照群のHbA1c低下量が比較された．すべての検討において，チルゼパチド投与群は対照群と比較してHbA1cが有意に低下している．加えて，チルゼパチド投与群では対照群と比較して有意に体重が低下している．

3 チルゼパチドのclinical studies

preclinical studiesにおいて一定の安全性が確認されたことを受け，2型糖尿病および肥満症の治療薬としての臨床応用に向けた臨床開発試験が実施されてきた．特に2型糖尿病を対象としたPhase 3試験であるSURPASSプログラムでは，チルゼパチドの血糖改善および減量効果に関する有効性と，消化器関連有害事象を含む安全性について検討されている．このプログラムでは，肥満を合併する2型糖尿病患者を対象に，単独療法や種々の経口糖尿病治療薬，インスリン注射との併用療法が評価された（**図4**）．わが国で実施されたSURPASS J-monoおよびSURPASS J-comboから，他民族と同様に，肥満を合併する2型糖尿病患者においてチルゼパチドが有効かつ安全な治療選択肢となり得ることが示唆された[26)27)]．

SURPASS J-monoにおいて，チルゼパチドのHbA1c改善効果および減量効果はGLP-1受容体作動薬である

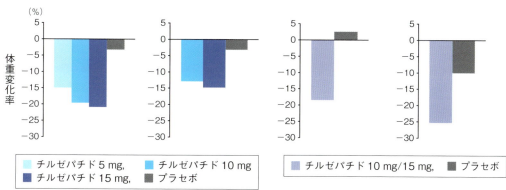

図5 チルゼパチドによる減量効果

SURMOUNTプログラムにおいて，異なる用量（5 mg，10 mg，15 mg）のチルゼパチド投与群と対照群の減量効果が比較された．すべての検討において，チルゼパチド投与群は対照群と比較して体重が有意に低下している．

デュラグルチドをはるかに上回り，52週間の単独療法により，ベースラインに比して2.4〜2.8％のHbA1c改善と8〜14％の減量効果が認められている[26]．また，SURPASS J-monoのサブスタディでは，一部の施設でリクルートされた被験者に対して食事負荷試験や体組成評価が行われ，チルゼパチドはデュラグルチドに比して著明な食前後の血糖改善効果を発揮した．この効果は，食後早期のインスリン分泌障害およびグルカゴン過剰分泌の是正によるものと考えられる[28]．さらに，著明な減量効果のほとんどが体脂肪重量の減少であることも確認されている．

SURPASS J-comboでは，さまざまな経口糖尿病治療薬を使用している2型糖尿病患者を対象に52週間のチルゼパチド投与が行われ，ベースラインに比して2.5〜3.0％のHbA1c改善と5〜13％の減量効果が認められている[27]．さらに，SURPASS J-monoおよびSURPASS J-comboでは，チルゼパチド投与を受けた被験者の約6割が血糖正常化（HbA1c 5.7％未満）を達成しており，これは非常に興味深い結果である[26,27]．日本糖尿病学会では2013年に熊本宣言として，血糖正常化の目標をHbA1c 6.0％未満と示しているが，従来の治療薬で低血糖なく血糖正常化を達成することは容易ではなかった．しかし，チルゼパチドにより血糖正常化が容易に達成されることから，今後，合併症の発症および重症化予防における血糖正常化の意義の検討が期待される．

SURPASSプログラムでは，前述の2つの試験に加えて，SURPASS-1から-5試験までのグローバル試験が行われている．これらの試験では，GLP-1受容体作動薬セマグルチドとの比較，基礎インスリンであるインスリングラルギンとの比較，インスリンへの追加療法としての有効性および安全性の評価，さらに心血管リスクの高い被験者における有効性および安全性の評価が目的とされている．心血管イベントに対するチルゼパチドの効果については，SURPASS-CVOT試験が進行中であり，その結果が待たれる．

2型糖尿病を対象としたSURPASSプログラムとは別に，肥満症を対象としたSURMOUNTプログラムも注目されている（**図5**）．SURMOUNT-1試験では，肥満（BMI≥30）または過体重（BMI≥27）で少なくとも1つの肥満関連疾患を有する成人を対象に72週間のチルゼパチド投与が行われ，15〜21％の減量効果が確認されている[29]．SURMOUNT-2試験は，肥満または過体重を合併する2型糖尿病を対象として実施され[30]，SURMOUNT-3試験では生活習慣介入による減量後[31]，SURMOUNT-4試験ではVLCD（very low calorie diet）による急激な減量後の体重減少維持効果が評価されている[32]．

チルゼパチドの安全性については，SURPASSプログラム全体を通して約70％の有害事象が報告されているが，治療中断に至った有害事象は10％以下であった[32]．有害事象の大半は嘔気，嘔吐などの消化器関連であった．cAMP産生を指標とした*in vitro*の検討では，GLP-1受容体に対する親和性はGLP-1に比べてチルゼパチドの方が弱いとされる．しかしながら，これを踏まえても，チルゼパチドはセマグルチドに比べて数倍高い濃度でGLP-1受容体を活性化していると推測される．それにもかかわらず，チルゼパチドで嘔気や嘔吐などの消化器症状の発生頻度が低い理由については，チルゼパチドが延髄の孤束核および最後野に存在するGABA作動性ニューロンのGIP受容体を活性化し，制吐作用を発揮することが関与していると考えられている[33]．また，メタ解析において，胆石発症率および血中リパーゼ値がコントロール群と比較して有意に高い一方で，胆嚢炎や膵炎の発症率は1％未満で有意差がないことが確認されている[32]．低血糖発症率は，インスリンを使用しない場合には2％以下であるが，インスリンまたはSU薬を併用すると10％前後に増加することから，低血糖予防および対処に関する教育サポートが必要である[34]．さらに，著明な減量効果が非肥満症例において低栄養や老年症候群のリスクを高める可能性があることも指摘されている．このため，2024年5月に日本糖尿病学会が発表した「インクレチン関連薬の安全な使用に関するRecommendation第2版」では，チルゼパチドの適応および継続について低血糖，インスリン分泌能，消化器症状を考慮した慎重な判断が必要とされている．

4 GIP/GLP-1デュアルアゴニストのさらなる開発

上市に至っていないGIP/GLP-1デュアルアゴニストとして，Novo Nordisk社が開発中のRG7697（NNC0090-2746）がある．RG7697は40個のアミノ酸から構成される（**図3**）[35]．その配列は，N末端側がGIPペプチド，C末端側がGLP-1受容体作動薬であるエキセナチドに類似しており，2位および20位のアミノ酸をアミノイソ酪酸に置換することでDPP-4耐性を付与している．また，らせん構造を形成することで分子を安定化させ，40位のリジンに結合したアシル化脂肪酸により血中アルブミンとの親和性を高め，血中半減期の延長を実現している．RG7697は，GIP受容体およびGLP-1受容体のいずれに対しても，GIPおよびGLP-1を上回る親和性を有する．

肥満を合併する2型糖尿病を対象としたPhase 1試験では，プラセボ群と比較してRG7697群で有意なHbA1cの低下および体重減少が認められている[36]．また，メトホルミンにより血糖管理が不十分な2型糖尿病患者を対象としたPhase 2a試験でも，RG7697群はプラセボ群を上回るHbA1cの低下および体重減少を示している[37]．また，RG7697と同一のアミノ酸配列において，24位のシステインにPEGポリマーをリンカーとしてアシル化脂肪酸を結合することで，半減期を延長させた化合物の開発も進められた．2型糖尿病に対して1週間ごとの投与で，プラセボ群を上回るHbA1cの低下が報告されている[38]．さらに，Viking Therapeutics社が開発中のVK2735も注目されている．肥満症を対象に実施されたPhase 2試験（VENTURE試験）では，VK2735による著明な体重減少効果が確認された．加えて，Roche社が開発しているCT-388の効果も報告されており，肥満症を対象に実施されたPhase1b試験では，著名な体重減少効果と安全性が確認され，Phase2試験が進行中である．いずれの薬剤も今後の開発動向が期待される．

5 GIP受容体中和抗体/GLP-1受容体作動薬の開発

GIPは高脂肪食下で肥満やインスリン抵抗性を増悪

薬剤	セマグルチド (2.4 mg)	チルゼパチド (15 mg)	Retatrutide (8 mg)	AMG-133 (420 mg)
標的	GLP-1 アゴニスト	GIP/GLP-1 デュアル アゴニスト	GIP/GLP-1/ Glucagon トリプルアゴニスト	GIP アンタゴニスト / GLP-1 アゴニスト
体重変化率 (12-13週目)	−6%	−8%	−12%	−14%
体重変化率 (週数)	−15% 68	−23% 72	−24% 48	−14% 12
12週目時点での目標投与量への到達	未達成	未達成	未達成	達成
臨床試験の phase	3	3	3	1
参加者の基準	2型糖尿病のない肥満	2型糖尿病のない肥満	2型糖尿病のない肥満	2型糖尿病のない肥満

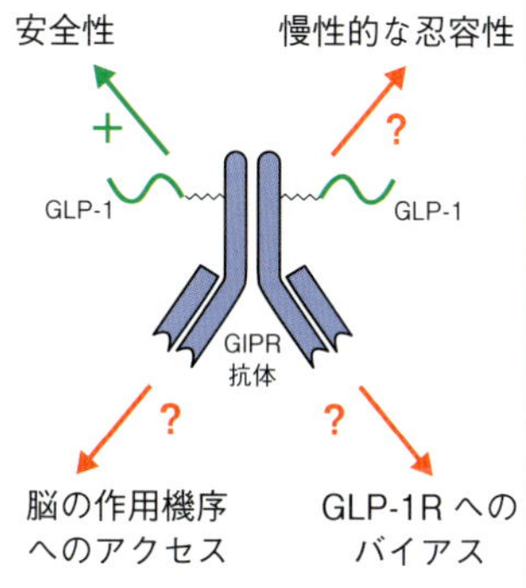

図6　GIP受容体中和抗体/GLP-1受容体作動薬AMG-133の減量効果

GIP受容体中和抗体にGLP-1受容体作動薬として働くペプチドを2分子共有結合させたAMG-133は，Phase 1臨床試験において，GIP/GLP-1デュアルアゴニストのチルゼパチドやGIP/GLP-1/Glucagonトリプルアゴニストのretaturutideと同等もしくはそれ以上の減量効果を発揮する可能性が示唆された．（文献41より引用）

させることから，2型糖尿病や肥満症に対するGIPシグナルの阻害薬が開発されてきた．Amgen社はGIP受容体の中和抗体を開発し，マウスモデルに加えてサルにおいて高脂肪食誘導性の肥満を抑制することを報告している[39]．さらに同社は，GIP受容体中和抗体にGLP-1受容体作動薬として働くペプチドを2分子共有結合させたAMG-133を開発している．サルを用いたpreclinical studyにおいて，AMG-133投与群は対照群と比較して有意な体重減少を認め，さらに血糖値，中性脂肪，LDLコレステロールの低下も示されている[40]．

AMG-133は臨床試験においてもその効果が確認されている．糖尿病のない肥満（BMI≧30，≦40.0）を対象としたPhase 1試験では，AMG-133の単回投与により8.2％の体重減少が得られ，30日ごとの3回投与では14.5％の体重減少が認められている（**図6**）[40]．また，2型糖尿病を含む肥満関連健康障害を有する過体重（BMI≧25）または肥満（BMI≧30）を対象としたPhase 2試験が進行中であり，今後の開発動向が注目されている．

おわりに

GIP/GLP-1デュアルアゴニストは，GIPおよびGLP-1が有する糖代謝およびエネルギー代謝に対する薬理学的作用を利用した画期的な2型糖尿病および肥満症治療薬である．チルゼパチドが示す著明な血糖改善および減量効果から，心血管イベントや腎イベントに対する追加的なベネフィットが期待されている．しかし，GLP-1シグナルだけでなく，GIPシグナルを慢性的に活性化した場合のアウトカムについては，GLP-1受容体作動薬と同様に，質の高い臨床研究および実臨床下でのリアルワールド研究の結果が待たれる状況である．また，GIP/GLP-1デュアルアゴニストの登場により，2型糖尿病や肥満症の治療において，GIPシグナルを活性化すべきか，それとも抑制すべきかという議論が再燃している．特に，GLP-1受容体作動薬として機能するペプチドを2分子結合させたGIP受容体中和抗体AMG-133が著明な減量効果を発揮することから，この問題はさらに複雑な様相を呈している．このため，GIP受容体作動薬およびGIP受容体抗体を単独で用いた比較検討を含む今後の基礎研究や臨床研究の結果が期待される．

文献

1) Seino Y, et al：J Diabetes Investig, 1：8-23, doi:10.1111/j.2040-1124.2010.00022.x（2010）

2) Yabe D, et al：J Diabetes Investig, 9：21-24, doi:10.1111/jdi.12718（2018）

3) Nishizawa M, et al：Am J Physiol Endocrinol Metab, 305：E376-E387, doi:10.1152/ajpendo.00565.2012（2013）

4) Gotoh K, et al：J Neuroendocrinol, 25：302-311, doi:10.1111/jne.12003（2013）

5) Imeryüz N, et al：Am J Physiol, 273：G920-G927, doi:10.1152/ajpgi.1997.273.4.G920（1997）

6) El K, et al：Sci Adv, 7：eabf1948, doi:10.1126/sciadv.abf1948（2021）

7) Seino Y & Yabe D：J Diabetes Investig, 4：108-130, doi:10.1111/jdi.12065（2013）

8) Miyawaki K, et al：Nat Med, 8：738-742, doi:10.1038/nm727（2002）

9) Nasteska D, et al：Diabetes, 63：2332-2343, doi:10.2337/db13-1563（2014）

10) Takahashi Y, et al：J Cachexia Sarcopenia Muscle, 14：2703-2718, doi:10.1002/jcsm.13346（2023）

11) Kim SJ, et al：PLoS One, 7：e40156, doi:10.1371/journal.pone.0040156（2012）

12) Han W, et al：Diabetes Obes Metab, 25：1534-1546, doi:10.1111/dom.15001（2023）

13) Tsukiyama K, et al：Mol Endocrinol, 20：1644-1651, doi:10.1210/me.2005-0187（2006）

14) Torekov SS, et al：J Clin Endocrinol Metab, 99：E729-E733, doi:10.1210/jc.2013-3766（2014）

15) Iwasaki Y, et al：Nat Commun, 9：113, doi:10.1038/s41467-017-02488-y（2018）

16) Imbernon M, et al：Cell Metab, 34：1054-1063.e7, doi:10.1016/j.cmet.2022.06.002（2022）

17) Huang KP, et al：Nature, 632：585-593, doi:10.1038/s41586-024-07685-6（2024）

18) Zenimaru Y & Harada N：J Diabetes Investig, doi:10.1111/jdi.14305（2024）

19) Usui R, et al：J Diabetes Investig, 10：902-905, doi:10.1111/jdi.13005（2019）

20) Coskun T, et al：Mol Metab, 18：3-14, doi:10.1016/j.molmet.2018.09.009（2018）

21) Novikoff A, et al：Mol Metab, 49：101181, doi:10.1016/j.molmet.2021.101181（2021）

22) Samms RJ, et al：J Clin Invest, 131：e146353, doi:10.1172/JCI146353（2021）

23) Vilsbøll T, et al：Diabetologia, 45：1111-1119, doi:10.1007/s00125-002-0878-6（2002）

24) Oduori OS, et al：J Clin Invest, 130：6639-6655, doi:10.1172/JCI140046（2020）

25) Højberg PV, et al：Diabetologia, 52：199-207, doi:10.1007/s00125-008-1195-5（2009）

26) Inagaki N, et al：Lancet Diabetes Endocrinol, 10：623-633, doi:10.1016/S2213-8587(22)00188-7（2022）

27) Kadowaki T, et al：Lancet Diabetes Endocrinol, 10：634-644, doi:10.1016/S2213-8587(22)00187-5（2022）

28) Yabe D, et al：Diabetes Obes Metab, 25：398-406, doi:10.1111/dom.14882（2023）

29) Jastreboff AM, et al：N Engl J Med, doi:10.1056/NEJMoa2410819（2024）

30) Garvey WT, et al：Lancet, 402：613-626, doi:10.1016/S0140-6736(23)01200-X（2023）

31) Wadden TA, et al：Nat Med, 29：2909-2918, doi:10.1038/s41591-023-02597-w（2023）

32) Aronne LJ, et al：JAMA, 331：38-48, doi:10.1001/jama.2023.24945（2024）

33) Borner T, et al：Diabetes, 70：2545-2553, doi:10.2337/db21-0459（2021）

34) Mishra R, et al：J Endocr Soc, 7：bvad016, doi:10.1210/jendso/bvad016（2023）

35) Frias JP, et al：Cell Metab, 26：343-352.e2, doi:10.1016/j.cmet.2017.07.011（2017）

36) Portron A, et al：Diabetes Obes Metab, 19：1446-1453, doi:10.1111/dom.13025（2017）

37) Schmitt C, et al：Diabetes Obes Metab, 19：1436-1445, doi:10.1111/dom.13024（2017）

38) Finan B, et al：Sci Transl Med, 5：209ra151, doi:10.1126/scitranslmed.3007218（2013）

39) Killion EA, et al：Sci Transl Med, 10：eaat3392, doi:10.1126/scitranslmed.aat3392（2018）

40) Véniant MM, et al：Nat Metab, 6：290-303, doi:10.1038/s42255-023-00966-w（2024）

41) Novikoff A & Müller TD：Trends Endocrinol Metab, 35：566-568, doi:10.1016/j.tem.2024.04.016（2024）

＜筆頭著者プロフィール＞
安田拓真：2014年京都大学医学部医学科卒業．大阪赤十字病院で臨床研修後，'19年京都大学大学院医学研究科に入学，インクレチンと脂肪酸受容体の研究に従事．'23年9月同大学大学院卒業，医学博士を取得．'23年10月より同大学大学院にて研究生としてインクレチンに関する研究を継続している．

第4章 疾患治療への応用・将来の創薬への課題

4. 中分子ペプチド医薬品の規制ガイドラインの現状と課題・展望

出水庸介

> 中分子ペプチド医薬品は，低分子医薬品とバイオ医薬品の利点を兼ね備えた新たなモダリティとして注目されており，代謝性疾患，がん，感染症，神経系疾患などの治療に大きな可能性を秘めている．ペプチド医薬品の市場は今後も成長が期待され，2032年には約18兆円に達すると予測されている．しかし，ペプチド医薬品に特化した規制ガイドラインが未整備であることが開発の不確実性を高めている．このため，産官学の連携強化によるガイドラインの整備や国際的な調和が急務となっている．本稿では，ペプチド医薬品の最新の開発動向，品質評価および非臨床安全性評価のガイドライン，そして今後の課題と展望について紹介する．

はじめに

　中分子ペプチド医薬品は，低分子医薬品とバイオ医薬品の双方の利点を活かすことができる新規モダリティとして注目されている．特に，細胞内外のターゲットに作用できる中分子ペプチドは，タンパク質−タンパク質相互作用（protein-protein interaction：PPI）を効果的に阻害することにより，がん，感染症，神経系疾患を含む幅広い疾患の治療法に革命をもたらす可能性がある．しかし，ペプチド医薬品に特化した規制ガイドラインが未整備であることが，開発過程における不確実性を高める一因となっている．本稿では，ペプチド医薬品開発における最新の動向，品質評価および非臨床安全性評価ガイドラインの内容，そして今後の課題と展望について紹介する．

1 中分子ペプチド医薬品の開発動向

　ペプチド医薬品の市場には現在，100種類以上の製品があり，2023年の全世界での市場規模は約7兆3,500

[略語]
AMED：Japan Agency for Medical Research and Development
EMA：European Medicines Agency
EP：European Pharmacopoeia
FDA：Food and Drug Administration
ICH：International Council for Harmonisation of Technical Requirements for Pharmaceuticals for Human Use
PMDA：Pharmaceuticals and Medical Devices Agency
PPI：protein-protein interaction
USP：United States Pharmacopeia

Regulatory guidelines for medium-sized peptide drugs: current status, challenges, and future prospects
Yosuke Demizu：Division of Organic Chemistry, National Institute of Health Sciences（国立医薬品食品衛生研究所有機化学部）

表1 低分子，古典的ペプチド，次世代ペプチド，高分子医薬品の特徴

	低分子医薬品	古典的ペプチド医薬品	次世代ペプチド医薬品	高分子医薬品
分子量	～500	500～6,000	1,000～3,000	1万～15万
特異性	低い	高い	高い	高い
副作用	多い	少ない	少ない	少ない
血中安定性	低い	低い	高い	高い
細胞内標的	可能	困難	可能	困難
PPI阻害	困難	可能	可能	可能
経口投与	可能	困難	可能	困難
化学合成	可能	可能	可能	困難
製造・品質管理コスト	低	低～中	低～中	高

億円で，このうち，日本市場が2,830億円となっている．市場は今後も成長が見込まれ，2032年には約18兆2,000億円に達すると予測されている．ペプチド医薬品は主に代謝性疾患に用いられる一方で，がん，感染症，整形外科系疾患，心血管系疾患への適用も広がっている．また，現在開発中のペプチド医薬品はがん治療を主な焦点に置きつつ，内分泌・代謝性疾患や神経系疾患向けの臨床試験も進められている．

2 ペプチド医薬品の特徴

医薬品は分子量に基づき，低分子医薬品，中分子医薬品，高分子（バイオ）医薬品に大別され，各カテゴリーは独自の特性をもつ（**表1**）．低分子医薬品は，分子量が500以下の薬剤で，主に化学合成によって製造される．低分子医薬品は細胞膜透過性が高く，化学合成による製造が可能であるため，製造および品質管理コストが低い．しかし，生体分子に対して特異性が低いため，その小さな分子サイズによりPPIを効果的に阻害することが困難である．一方，高分子医薬品は，標的とする生体分子に対して高い特異性をもち，PPIを特異的かつ効率的に阻害することが可能である．しかし，分子サイズが大きく細胞膜透過性が低いため，経口投与が困難であり，細胞内の生体分子を標的とすることにも制約がある．

ペプチド医薬品は，低分子医薬品と高分子医薬品の中間に位置する中分子医薬品に分類される．ペプチド医薬品は，古典的ペプチド医薬品と次世代ペプチド医薬品に大別される．古典的ペプチド医薬品は天然アミノ酸から構成されており，標的タンパク質に対する特異性が高く，化学合成が比較的低コストで行え，オフターゲットのリスクが低いという利点がある．しかし，分子サイズが大きく細胞膜を通過しにくいことや，天然アミノ酸で構成されているため体内で分解されやすいという欠点がある．近年，これらの欠点を克服するために，次世代ペプチド医薬品の研究が進められている．次世代ペプチド医薬品では，非天然アミノ酸を組み込んだり，ペプチド主鎖やアミノ酸側鎖に分子修飾を施したりすることで，ペプチドの代謝安定性や血中安定性を向上させ，細胞膜透過性を改善することができる．

3 中分子ペプチド医薬品の規制ガイドライン

現在，中分子ペプチド医薬品専用の規制ガイドラインはなく，評価は既存のガイドライン（**表2，3**）を参考にして行われているが[1]，ペプチド医薬品特有の課題に対応する必要がある．特に品質評価，特性解析，規格設定の面では，既存ガイドラインを基にしつつ，ペプチド医薬品に特有の問題に対処しなければならない[2]．さらに，非臨床安全性評価についても，既存のガイドラインを参考にしながら，個々のケースに応じた適切な試験を選定する必要がある．このような規制上の課題が存在するものの，中分子ペプチド医薬品の開発は進行している．そのため，特有の規制ガイドラ

表2 現行のICH品質ガイドラインの適応範囲におけるペプチドの扱い

ICHガイドライン		合成	遺伝子組換え
Q1A（R2）	安定性試験ガイドライン	○	×
Q1B	新原薬及び新製剤の光安定性試験ガイドライン	○	○
Q1C	新投与経路医薬品等の安定性試験成績の取扱いに関するガイドライン	○	○
Q1D	原薬及び製剤の安定性試験へのブラケッティング法及びマトリキシング法の適用について	○	○
Q1E	安定性データの評価に関するガイドライン	○	○
Q3A（R2）	新有効成分含有医薬品のうち原薬の不純物に関するガイドライン	×	×
Q3B（R2）	新有効成分含有医薬品のうち製剤の不純物に関するガイドライン	×	×
Q3C（R3）	医薬品の残留溶媒ガイドライン	○	○
Q3D	医薬品の金属不純物ガイドライン	○	○
Q4B Annex15	ICHQ4Bガイドラインに基づく事項別付属文書（エンドトキシン試験法）	×	○
Q5A（R1）	ヒト又は動物細胞株を用いて製造されるバイオテクノロジー応用医薬品のウイルス安全性評価	×	○
Q5B	組換えDNA技術を応用したタンパク質生産に用いる細胞中の遺伝子発現構成体の分析	×	○
Q5C	生物薬品（バイオテクノロジー応用製品／生物起源由来製品）の安定性試験	×	○
Q5D	生物薬品（バイオテクノロジー応用医薬品／生物起源由来医薬品）製造用細胞基剤の由来，調製及び特性解析	×	○
Q5E	生物薬品（バイオテクノロジー応用医薬品／生物起源由来医薬品）の製造工程の変更にともなう同等性／同質性評価	×	○
Q6A	新医薬品の規格及び試験方法の設定	○	×
Q6B	生物薬品（バイオテクノロジー応用医薬品／生物起源由来医薬品）の規格及び試験方法の設定	×	○
Q7A	原薬GMPのガイドライン	○	○
Q8（R2）	製剤開発に関するガイドライン	○	○
Q9	品質リスクマネジメントに関するガイドライン	○	○
Q10	医薬品品質システムに関するガイドライン	○	○
Q11	原薬の開発と製造（化学薬品及びバイオテクノロジー応用医薬品／生物起源由来医薬品）ガイドライン	○	○
M7（R2）	潜在的発がんリスクを低減するための医薬品中DNA反応性（変異原性）不純物の評価及び管理	×	×

インの整備や適用が求められている.

海外の規制動向に関する調査によると，2021年にFDAが発行したガイダンスでは，遺伝子組換えで製造された5つのペプチド医薬品（グルカゴン，リラグルチド，ネシリチド，テデュグルチド，テリパラチド）について，同様の化学合成製品の承認に関する方針が示されている[3]．また，2021年8月には米国薬局方（USP）が，化学合成ペプチドの品質特性に関する規格（<1503> Quality Attributes of Synthetic Peptide Drug Substances）を発表した．この規格では，ペプチド関連不純物やそれらの分析手法，不純物の規格値

設定のアプローチについて説明されている[4]．さらに，2022年に欧州医薬品庁（EMA）が発表した合成ペプチドに関するコンセプトペーパーには，以下の要点が含まれている[5]．①重要品質特性に基づく品質管理戦略の確立，②固相合成に特有の要求事項，バッチ定義に関する要求事項，精製工程で適用される分割，プーリングおよび再処理工程の説明，③固相合成以外の合成経路に関する要求事項，④出発原料の選択，⑤不純物プロファイルの調査を含む特性評価アプローチ，⑥純度管理戦略，⑦コンジュゲーション（PEG化など）アプローチの要件．これらの要点は，合成ペプチド医

表3　現行のICH非臨床ガイドラインの適応範囲におけるペプチドの扱い

ICHガイドライン		合成	遺伝子組換え
S1C（R1）	医薬品におけるがん原性試験の必要性に関するガイダンス	×	○
S2（R1）	医薬品の遺伝毒性試験及び解釈に関するガイダンス	×	○
S3A	トキシコキネティクス（毒性試験における全身的暴露の評価）に関するガイダンス	○	○
S3B	反復投与組織分布試験ガイダンス	○	○
S4	医薬品毒性試験法ガイドラインの改正（単回投与毒性試験，反復投与毒性試験）	○	○
S5（R2）	医薬品毒性試験法ガイドラインの改定（生殖発生毒性試験）	○	○
S6（R1）	バイオテクノロジー応用医薬品の非臨床における安全性評価	×	○
S7A	安全性薬理試験ガイドライン	○	○
S7B	ヒト用医薬品の心室再分極遅延（QT間隔延長）の潜在的可能性に関する非臨床的評価	○	○
S8	医薬品の免疫毒性試験に関するガイドライン	×	○
S9	抗悪性腫瘍薬の非臨床評価に関するガイドライン	○	○
S10	医薬品の光安全性評価ガイドラインについて	×	×

1. 緒言
　1.1　目的
　1.2　背景
　1.3　適用範囲

2. 中分子ペプチド医薬品（原薬）の品質評価・管理
　2.1　原薬の特性解析
　2.2　原薬の重要品質特性の特定
　　2.2.1　有効成分
　　2.2.2　示性値等
　　2.2.3　製剤CQAに影響する原薬CQA
　　2.2.4　不純物
　2.3　原薬の品質管理戦略
　　2.3.1　原薬の製造工程管理
　　2.3.2　原薬の規格及び試験方法
　　2.3.3　原薬の安定性試験
　2.4　原薬の製法変更，分析法変更時の留意事項

3. 中分子ペプチド医薬品（製剤）の品質評価・管理
　3.1　製剤の開発と特性解析
　3.2　製剤の重要品質特性の特定
　3.3　製剤の品質管理戦略
　　3.3.1　製剤の製造工程管理
　　3.3.2　製剤の規格及び試験方法
　　3.3.3　製剤の安定性試験

別添1　中分子ペプチド医薬品原薬の特性解析の例
別添2　中分子ペプチド医薬品原薬中の不純物の例
別添3　中分子ペプチド医薬品原薬の規格及び試験方法の例

図1　化学合成ペプチド医薬品の品質評価に関するガイドライン（案）

薬品の品質管理と規制に関する重要な側面をカバーしており，合成ペプチドの安全性と有効性の確保に向けた指針となる．

　本邦では産官学連携（国立医薬品食品衛生研究所，PMDA，産業界，大学など）のペプチド専門家によるAMEDペプチド研究班が2018年に発足した．この研究班では，中分子ペプチド医薬品の品質と安全性に関する規制要件について研究し，海外の規制情報や承認情報を調査しながら，規制ガイドラインの策定に取り組んできた．2024年1月27日にパブリック・コメントの募集が終了した品質評価のガイドライン案は，化学合成により製造された天然および非天然構造を有するペプチド医薬品を対象としている．また，2023年12月29日にコメントの公募が完了した非臨床安全性評価ガイドライン案は，非天然構造をもつ化学合成ペプチド医薬品を対象としている．これらのガイドラインの目次を図1，2にまとめた．なお，本ガイドラインは最終化されておらず，内容については変更される可能性があることに留意いただきたい．品質に関するガイドライン（案）は，化学合成ペプチド医薬品の品質評価と管理に関する具体的な事項について述べている．特に，承認申請時に必要なデータや検討項目を示してい

1. 緒言	3. 各論
1.1 目的	3.1 トキシコキネティクス，薬物相互作用
1.2 背景	試験及び分析法バリデーション
1.3 適用範囲	3.2 安全性薬理試験
	3.3 単回投与毒性試験
2. 非臨床安全性試験	3.4 反復投与毒性試験
2.1 一般原則	3.5 遺伝毒性試験
2.2 動物種の選択	3.6 生殖発生毒性試験
2.3 試験デザイン	3.7 がん原性試験
2.4 試験の実施時期	3.8 局所刺激性試験
2.5 代謝物	3.9 免疫毒性試験
2.6 不純物	3.10 光安全性試験
	3.11 免疫原性の評価
	3.12 その他

4. 参考文献

図2　非天然型構造を有する化学合成ペプチド医薬品の非臨床安全性評価に関するガイドライン（案）

る．また，ICHガイドラインを参照しつつ，既存のガイドラインと併用することが求められている．非臨床に関するガイドライン（案）では，非天然型構造を有する化学合成ペプチド医薬品の非臨床安全性評価の基本的枠組みを示し，3Rの原則（代替法の利用，使用動物数の削減，動物の苦痛の軽減）に従い，試験動物および資源の使用を削減し，安全かつ倫理的な開発を推進することを目的としている．

日米欧では，ペプチド医薬品に関する規制ガイドラインの整備が進んでいるが，アプローチには当局間での差異がみられる．例えば，ペプチド医薬品の不純物管理における考え方が異なっている．日本のガイドライン案では，低分子医薬品の不純物ガイドラインICH-Q3A（1日の最大投与量≦2 g/日の場合：報告の閾値が0.05％，構造決定の閾値が0.1％あるいは1日摂取量1.0 mgのどちらか低い方，安全性確認の閾値が0.15％あるいは1日摂取量1.0 mgのどちらか低い方．1日の最大投与量＞2 g/日の場合：報告の閾値が0.03％，構造決定の閾値が0.05％，安全性確認の閾値が0.05％）の考え方が参考になるとされている．一方で，EMAではQ3Aよりも緩い欧州薬局方（EP）の基準を採用している．具体的には，報告の閾値が0.1％，構造決定の閾値が0.5％，安全性確認の閾値が1.0％である．米国薬局方（USP）ではケースバイケースとされている．EPの基準は天然型ペプチドを対象に2006年に定められたものであり，非天然型ペプチドへの適用には慎重であるべきとの考えから，USPにはEPの基準が記載されていない．このような各当局の方針の違いを踏まえ，国際的なガイドライン間で情報交換や協議を進め，より統一されたアプローチへの調和を図る必要がある．

おわりに

中分子ペプチド医薬品は，低分子医薬品と高分子医薬品の両方の利点を活かし，未解決の治療ニーズに応えることのできる可能性を秘めている．今後も，ペプチド医薬品の市場はさらなる成長が見込まれていることから，市場の成長を支えるためには，規制ガイドラインのさらなる整備と国際的な調和が必要不可欠である．特に，各国の規制当局間での情報共有と協議を通じて，より統一されたアプローチを実現することが求められる．最後に，中分子ペプチド医薬品の開発をさらに加速するためには，産官学の連携を一層強化し，規制ガイドラインの透明性と一貫性を高めることが重要である．このような取り組みにより，ペプチド医薬品の開発がより効率的かつ効果的に進められることが期待される．

文献

1）医薬品医療機器総合機構，ICHガイドライン（https://www.pmda.go.jp/int-activities/int-harmony/ich/0070.html）

2024年8月19日閲覧

2）出水庸介，石井明子：「医薬品開発における中分子領域（核酸医薬・ペプチド医薬品）における開発戦略」，pp164-171，情報機構（2019）

3）U.S. Food & Drug Administration：ANDAs for Certain Highly Purified Synthetic Peptide Drug Products That Refer to Listed Drugs of rDNA Origin Guidance for Industry（https://www.fda.gov/regulatory-information/search-fda-guidance-documents/andas-certain-highly-purified-synthetic-peptide-drug-products-refer-listed-drugs-rdna-origin）2024年8月19日閲覧

4）United States Pharmacopoeia：<1503> Quality Attributes of Synthetic Peptide Drug Substances（https://doi.usp.org/USPNF/USPNF_M12935_02_01.html）2024年8月19日閲覧

5）European Medicines Agency：Concept Paper on the Establishment of a Guideline on the Development and Manufacture of Synthetic Peptides（https://www.ema.europa.eu/en/establishment-guideline-development-manufacture-synthetic-peptides-scientific-guideline）2024年8月19日閲覧

<著者プロフィール>

出水庸介：2006年九州大学大学院薬学府博士後期課程修了・博士（薬学），長崎大学大学院医歯薬学総合研究科・助教，国立医薬品食品衛生研究所有機化学部・研究員・主任研究官・室長を経て，'17年より部長（現職），この間，ウィスコンシン大学化学科・JSPS海外特別研究員，横浜市立大学大学院生命医科学研究科・客員教授（併任），岡山大学大学院医歯薬学総合研究科・客員教授（併任）．現在のテーマは，有機合成化学を基盤とした低分子・中分子創薬研究およびレギュラトリーサイエンス研究．

索 引

※**太字**は本文中に『用語解説』があります

和 文

あ

アクチビン A……………………… 102
アフィニティープルダウン……… 83
アミノアシル tRNA ……………… 20
アロステリック…………………… 61

い

遺伝暗号リプログラミング……… 19
遺伝子組換え法…………………… 12
胃内容物排出……………………… 189
インクレチン……………………… 99
インシリコ………………… 154, **155**
インシリコ・スクリーニング…… 92
インスリン…………… 11, 165, **166**
インスリン分泌…………………… 189

え

エキセナチド……………………… 190
エキノマイシン…………………… 35
エクソソーム……………………… 93
エステル結合……………………… 153
エリスロポエチン………………… 64

お

オステオクリン…………………… 180
オルガネラ………………… 157, 158
オレキシン………………………… 100
オンチップ固相合成……………… 92

か

化学合成法………………………… 12
固相合成法………………………… 80
カメレオン性………………… 41, 139
肝細胞増殖因子…………………… 132
環状中分子ペプチド……………… 135

環状ペプチド………… 35, 56, 86, 152
環状ペプチドダイマー…………… 122

き

機械学習…………………………… 86
擬似的な2回対称………………… 185
規制ガイドライン………………… 197
擬天然チオペプチド……………… 28
擬天然ペプチド…………………… 28
吸収促進剤……………………… **145**
急性炎症…………………………… 104
急性心不全………………………… 181
求電子性側鎖官能基……………… 72
局在制御化合物…………………… 158
局在性中分子ペプチド…………… 161
局在性リガンド…………… 157, 158
極性表面積………………………… 40

く

薬らしさ…………………………… 137
クラスター化……………………… 177
グラフト体………………………… 129
クリアランス受容体……………… 180
クリプタイド……………………… 105
グルカゴン分泌…………………… 189
グルカゴン様ペプチド-1 ……… 99
グルコース依存性インスリン分泌刺激
　ポリペプチド ………………… 99
グレリン…………………………… 100

け

経口インスリン…………………… 167
経口吸収性…………………… 136, 153
軽鎖可変領域……………………… 114
経皮吸収型 DDS ………………… 146
血液脳関門……………………… **166**
血漿タンパク質結合（PPB）率… 86

ケモカイン受容体CXCR4 ……… **15**

こ

抗 RANKL 抗体…………………… 175
光酸素化触媒……………………… 51
抗腫瘍剤…………………………… 59
高速人工抗体創製法……………… 113
抗体依存性細胞貪食……………… 58
抗体フラグメント………………… 114
高分子医薬品……………………… 198
骨形成……………………………… 171
骨再生……………………………… 171
ゴルジ体…………………………… 159
コレシストキニン………………… 100
コンビナトリアル化学…………… 92

さ

細胞外小胞………………………… 93
細胞核……………………………… 161
細胞間シグナル CD47-SIRP α 系
　………………………………… 58
細胞内局在………………………… 157
細胞膜透過ペプチド…………… **168**
細胞膜内葉………………………… 159
酸化副反応物……………………… 72

し

シクロスポリン…………………… 136
刺激性分泌………………………… 105
試験管内翻訳……………………… 131
自然免疫系………………………… 105
脂肪酸修飾インスリン…………… 75
重鎖可変領域……………………… 114
消化管吸収改善…………………… 144
小腸透過ペプチド………………… 166
小胞体……………………………… 159
食欲抑制…………………………… 189

索引

シリル基 …………………………… 47
新型コロナウイルス …………… 117
進化分子工学的の手法 ………… 115
人工抗体 …………………………… 113
人工膜透過性試験 ………………… 41
深層学習 …………………………… 85
腎臓ターゲティング型DDS … 149
心不全診断薬 …………………… 182

す

水素結合アクセプター ………… 154
水素結合ドナー ………………… 154
ステープリング ………………… 71
スペーサー ……………………… 130

せ

精密立体構造解析 ……………… 183
セクレチン ……………………… 98
セリン修飾ポリリジン ………… 149
全合成 ……………………………… 79

そ

創傷治癒 ………………………… 110
創薬モダリティ …………… **14**, 135
組織関門透過ペプチド ………… 166

た

代謝固有クリアランス ………… 137
大腸菌由来ジヒドロ葉酸還元酵素
 ……………………………………… 159
脱保護工程 ……………………… 44
タフターゲット ………………… 136
多量化 …………………………… 133
単純拡散による膜透過 ………… **138**
タンパク質間相互作用 ………… 56

ち

中分子医薬品 …………………… 198
中分子ペプチド ………………… 98
中分子ペプチド医薬品 ………… 197
中和抗体 ………………………… 118
チルゼパチド …………………… 190

て

低分子医薬品 …………………… 198
低分子抗体 ……………………… 114
データ拡張（data augmentation）
 ……………………………………… 87
天然物ペプチド ………………… 28

と

特殊環状ペプチド ……………… 46
特殊ペプチド …………………… 19
ドラッグデリバリーシステム … 144
ドラッグデリバリーシステム
 （DDS）……………………… **144**

な

内軟骨性骨化 …………………… 182
ナトリウム利尿ペプチド ……… 179
軟骨無形成症 …………………… **182**

に

二環式オクタデプシペプチド …… 35
ニューロペプチドY …………… 100
ニューロメジンU ……………… 100

ね

ネプリライシン ………………… 180
ネプリライシン阻害薬 ………… 182

は

バイアス型アゴニスト ………… 191
ハイスループットスクリーニング
 ……………………………………… 92
反応座標 ………………………… 89

ひ

光制御 …………………………… 51
鼻腔内投与 ……………………… 101
非タンパク質構成アミノ酸 …… 78
非タンパク質性アミノ酸 ……… 19
非タンパク質性骨格 …………… 28
非天然アミノ酸 ………………… 137

ふ

ファージ提示法 ………………… 115
ファージディスプレイ ………… 166
ファージディスプレイ法 ……… 57
ファーマコフォア ……………… **128**
副反応物 ………………………… 71
不純物管理 ……………………… 201
フレキシザイム ………………… 21
プレニル化擬天然ペプチド …… 28
分子動力学シミュレーション … 85
分子力学計算 …………………… 39

へ

ヘテロ環構造 …………………… 153
ヘテロ二量化 …………………… 75
ペプチドアレイ ………………… 92
ペプチドライブラリー ………… 92
ペプトイド ……………………… 154

ほ

ポリエチレングリコール ……… 148
ホルモン ………………………… 98
翻訳開始因子 …………………… 24
翻訳伸長因子 …………………… 24

ま

マイオスタチン …………… 51, 102
マイクロニードル ……… **146**, 147
マイクロフロー合成法 ………… 44
マイトクリプタイド …………… 105
膜RANKL量 …………………… 177
膜結合型グアニル酸シクラーゼ 180
膜結合型グアニル酸シクラーゼ
 受容体 ……………………… **180**
膜透過係数 ……………………… 138
膜透過性 ………… 36, 71, 135, 152
膜透過性予測 …………………… 85
膜透過メカニズム ……………… 85
膜透過率データベース ………… 85
膜へのRANKL輸送 …………… 176

み・む・も

ミラーイメージディスプレイ… 120
無痕跡型 Staudinger ライゲーション
……………………………… 81
モノクローナル抗体………… 113

や・ゆ

ヤクアミド B………………… 78
ユビキチン………………… 128
ユビキチンシステム………… 128
ユビキチン様タンパク質……… 129

ら

ラッソグラフティング………… 128
ラッソグラフト法……………… 123

り

リピンスキーの法則………… **136**
リボソーム……………… 19, 169
リボソーム提示法……………… 115
リポペプチドミメティクス…… 163

れ

レトロインバーソペプチド… 54, 103
レニン-アンジオテンシン-アルドス
テロン系 ………………… 180
レプチン……………………… 100
レプリカ……………………… 89
連続ジスルフィド結合形成……… 75

欧 文

A

acetamidomethyl ……………… 71
ACE 阻害薬 ……………… 182
Acm ……………………… 71
Affibody…………………… 115
AlphaFold3 ………………… 87
α, β-不飽和アミノ酸………… 78
AMG-133 ………………… 195
ANP ……………………… 180
Anticalin ………………… 115

ARNI ……………………… 182

B

BBB ……………………… **166**
BMP-2 …………………… 171
BNP ……………………… 180

C

c-Met 受容体……………… 123
carperitide……………… 181
CCK ……………………… 100
CD9……………………… 94
CNP ……………………… 180
CPP ……………………… **168**
CsA ……………………… 151
Cyclosporin A ………… 151
CycPeptMPDB ……………… 87
Cys(MBzl)(O) ……………… 73
Cys 含有ペプチド……………… 71

D

DARPin ………………… 115
DDS ……………………… 144
drug delivery system ……… 144
Drug-likeness …………… 137
Drug-like クライテリア ……… 139

F

FIT-Laz システム ……………… 32
FIT-LimF システム……………… 29
FIT システム…………………… 20
FKBP12 …………………… 161
Fmoc 固相合成法 ……………… 80
Fynomer ………………… 115

G

Gi2 タンパク質 ……………… 109
GIP …………………… 99, 188
GIP/GLP-1 デュアルアゴニスト
……………………………… 190
GLP-1 …………… 12, 99, 188
glucagon-like peptide-1 ……… 188

glucose-dependent insulinotropic
polypeptide……………… 188
GPU ……………………… 91
GTP 結合調節タンパク質 …… 109

H

HELM 形式 ………………… 87
hPTH1-34 ………………… 147

I

ICH 非臨床ガイドライン……… 200
ICH 品質ガイドライン………… 199
IgM ……………………… 177
IL-6……………………… 68

L

Labrasol ………………… **145**
LUNA18 …………………… 139

M

MBzl …………………… 71
MET ……………………… 131
Monobody ………………… 114
mRNA 提示法 ……………… 115
mRNA ディスプレイ法… 19,57, 131
mRNA ライブラリー ………… 131

N

N-アルキルアミノ酸 ………… 137
N-結合型糖鎖 ……………… 64
Nanobody ………………… 114
nesiritide ………………… 181
NMU ……………………… 100
NPY ……………………… 100
N メチルアミド結合………… 153
N メチル化 ………………… 152

O

OBOC 法 ………………… 58
one-bead one-compound …… **154**
OP3-4…………………… 176
OPG ……………………… **175**

索引

P

p-methoxybenzyl ……………… 71
PAMPA ……………………………… 41
parathyroid hormone（1-34）… 147
PEG……………………………………… 148
polyethylene glycol …………… 148
PSA ……………………………………… 40

R

Random non-standard Peptide
　Integrated Discovery ………… 57
RANKL ………………………………… 171
RANKL逆シグナル …………… 174
RaPIDシステム ………………… 22
RaPID法 …………………………… 57
RAS阻害剤 ………………………… 139
REST ………………………………… **89**

REST/REUS………………………… **89**
REUS ………………………………… **89**
RiPP（ribosomally synthesized and
　post-translationally modified
　peptides） ……………………… 28
ROS ……………………………………… 51

S

S-保護システイン ……………… 71
SARS-CoV-2 ………………… 118
SICLOPPS法……………………… 58
Single-chain variable fragment
　（scFv）………………………… 114
SIRPα結合環状ペプチド ……… 59
SMILES記法………………………… 86
SPOT合成法……………………… 93
SURMOUNTプログラム …… 194
SURPASSプログラム ………… 192

T・U

Tetraspanin web ………………… 94
The rule of five ……………… **136**
TRAP提示法 ……………… 116
tRNA …………………………………… 20
Trp選択的修飾……………………… 73
U-body ……………………………… 129

V・W

VH ……………………………………… 114
VHH …………………………………… 114
VK2735 ……………………………… 194
VL ……………………………………… 114
vosoritide ………………………… 182
W9 …………………………………… 176

執筆者一覧

●編 集

菅 裕明　東京大学大学院理学系研究科化学専攻

●執 筆 (五十音順)

青木和広　東京科学大学大学院医歯学総合研究科口腔基礎工学分野

秋山 泰　東京科学大学情報理工学院

池口絵理　京都大学大学院医学研究科糖尿病・内分泌・栄養内科学

伊藤慎悟　熊本大学大学院生命科学研究部（薬学系）微生物薬学分野

伊藤寛晃　東京大学大学院薬学系研究科

井上将行　東京大学大学院薬学系研究科

今井幹雄　東京大学大学院理学系研究科化学専攻

梅本 駿　名古屋大学大学院工学研究科

大河内美奈　東京科学大学物質理工学院

太田 淳　中外製薬株式会社モダリティ基盤研究部

大高 章　徳島大学大学院医歯薬学研究部

小川治夫　京都大学大学院薬学研究科構造生物薬学分野

梶原康宏　大阪大学大学院理学研究科化学専攻／大阪大学大学院理学研究科附属フォアフロント研究センター

勝見英正　大阪大谷大学薬学部薬剤学講座

加藤敬行　東京大学大学院理学系研究科化学専攻

木村香緒梨　中外製薬株式会社モダリティ基盤研究部

久保優里　東京科学大学大学院医歯学総合研究科口腔基礎工学分野／東京科学大学大学院医歯学総合研究科 AI 技術開発分野

小池晃太　岐阜薬科大学薬化学研究室

後藤佑樹　京都大学大学院理学研究科化学専攻

酒井克也　金沢大学がん進展制御研究所

謝倉右　東京科学大学大学院医歯学総合研究科口腔病理学分野

菅 裕明　東京大学大学院理学系研究科化学専攻

髙山健太郎　京都薬科大学衛生化学分野

谷口敦彦　東京薬科大学薬学部

玉村啓和　東京科学大学総合研究院生体材料工学研究所

陳德容　東京科学大学大学院医歯学総合研究科口腔基礎工学分野

築地真也　名古屋工業大学大学院工学研究科工学専攻ソフトマテリアルプログラム／名古屋工業大学大学院工学研究科共同ナノメディシン科学専攻

辻 美惠子　岐阜薬科大学薬化学研究室

出水庸介　国立医薬品食品衛生研究所有機化学部

永澤秀子　岐阜薬科大学薬化学研究室

錦見俊雄　わかくさ竜間リハビリテーション病院／京都大学医学部循環器内科

林 良雄　東京薬科大学薬学部／東京薬科大学生命科学部

平尾宏太郎　大阪大学大学院理学研究科化学専攻／大阪大学大学院理学研究科附属フォアフロント研究センター

平嶋瞭一　東京大学大学院理学系研究科化学専攻

布施新一郎　名古屋大学大学院創薬科学研究科

古谷真優美　京都大学学術研究展開センター（前）／アスビオファーマ株式会社（元）

真木勇太　大阪大学大学院理学研究科化学専攻／大阪大学大学院理学研究科附属フォアフロント研究センター

南野直人　国立循環器病研究センター研究所／蛋白質研究奨励会

向井秀仁　長浜バイオ大学大学院バイオサイエンス研究科

村上 裕　名古屋大学大学院工学研究科／名古屋大学未来社会創造機構ナノライフシステム研究所／名古屋大学未来社会創造機構量子化学イノベーション研究所

村田陽二　神戸大学大学院医学研究科生化学・分子生物学講座生化学・シグナル統合学分野

森本淳平　東京大学大学院工学系研究科化学生命工学専攻

安田拓真　京都大学大学院医学研究科糖尿病・内分泌・栄養内科学

矢部大介　京都大学大学院医学研究科糖尿病・内分泌・栄養内科学

山田晴輝　岐阜薬科大学薬化学研究室

王 笑桐　名古屋工業大学大学院工学研究科工学専攻ソフトマテリアルプログラム

◇ **編者プロフィール**

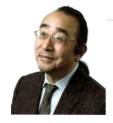

菅　裕明（すが　ひろあき）

東京大学大学院理学系研究科化学専攻生物有機化学教室教授．1994 年，マサチューセッツ工科大学にて Ph.D. 取得．マサチューセッツ総合病院・ハーバード医学部博士研究員，ニューヨーク州立バッファロー大学助教授・准教授，東京大学先端科学技術研究センター准教授・教授を経て，2010 年より現職．'06 年にペプチドリーム社を設立，'18 年社外取締役退任．'17 年ミラバイオロジクス社を設立，現取締役．主な受賞は 2023 年ウルフ賞，2024 年日本学士院賞，他．特殊ペプチド創薬，擬天然物創薬，ネオバイオロジクス創薬が専門．趣味はギター演奏（Jazz，Blues 等）．

実験医学　Vol.43　No.2（増刊）

創薬の不可能を可能にする　中分子ペプチド医薬

低分子と抗体の利点を兼ね備えた新モダリティで活性化・機能阻害・分子間相互作用を自在に操る！

編集／菅　裕明

実験医学 増刊

Vol. 43　No. 2　2025〔通巻750号〕
2025年2月1日発行　第43巻　第2号
ISBN978-4-7581-0424-1

定価6,160円（本体5,600円+税10％）［送料実費別途］
年間購読料
　定価30,360円（本体27,600円+税10％）
　　［通常号12冊，送料弊社負担］
　定価79,640円（本体72,400円+税10％）
　　［通常号12冊，増刊8冊，送料弊社負担］
　　※海外からのご購読は送料実費となります
　　※価格は改定される場合があります

© YODOSHA CO., LTD. 2025
Printed in Japan

発行人　一戸敦子
発行所　株式会社　羊　土　社
　〒101-0052
　東京都千代田区神田小川町2-5-1
　TEL　　03（5282）1211
　FAX　　03（5282）1212
　E-mail　eigyo@yodosha.co.jp
　URL　　www.yodosha.co.jp/
印刷所　三美印刷株式会社
広告取扱　株式会社　エー・イー企画
　TEL　　03（3230）2744（代）
　URL　　http://www.aeplan.co.jp/

本誌に掲載する著作物の複製権・上映権・譲渡権・公衆送信権（送信可能化権を含む）は（株）羊土社が保有します．
本誌を無断で複製する行為（コピー，スキャン，デジタルデータ化など）は，著作権法上での限られた例外（「私的使用のための複製」など）を除き禁じられています．研究活動，診療を含み業務上使用する目的で上記の行為を行うことは大学，病院，企業などにおける内部的な利用であっても，私的使用には該当せず，違法です．また私的使用のためであっても，代行業者等の第三者に依頼して上記の行為を行うことは違法となります．

JCOPY ＜（社）出版者著作権管理機構　委託出版物＞
本誌の無断複写は著作権法上での例外を除き禁じられています．複写される場合は，そのつど事前に，（社）出版者著作権管理機構（TEL 03-5244-5088，FAX 03-5244-5089，e-mail：info@jcopy.or.jp）の許諾を得てください．

乱丁，落丁，印刷の不具合はお取り替えいたします．小社までご連絡ください．

ペプチド合成ならスクラムへ
合成機～受託合成までフルサポート

ペプチド合成機

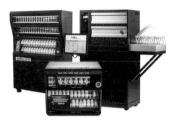

ラボスケールから大容量まで
研究ニーズに合った構成と機能をご提案できる
ペプチド合成装置シリーズ

- Purepep® Chorus
- Symphony® X
- Purepep® Sonata+

ペプチド精製キット PurePep® EasyClean

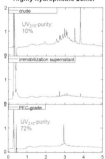

ペプチド精製をもっと簡単に、もっと迅速に

- カートリッジ精製で簡単・迅速
- 精製が難しい長鎖ペプチドや疎水性ペプチドに最適
- キャッピングとタグにより、完全長ペプチドの取得が容易
- 他社合成機のワークアップにも使用できます。

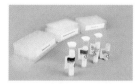 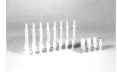

受託合成 スクラムの Co-Labo

合成実績 20 年以上、30,000 件以上

- 安心の国内合成：自社ラボにて合成をしております。
- 成功報酬で対応：目的物が確認できない場合、
  ご請求は致しません。
- 合成担当者に直接相談：様々なご要望のご相談を承ります。

受託サービスについてのお問合せは custom@scrum-net.co.jp まで

安心の国内合成

成功報酬で対応　合成担当者に直接相談

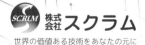
世界の価値ある技術をあなたの元に

TEL ：03-6458-6696
Email：webmaster@scrum-net.co.jp
（受託サービス以外の機器および試薬・消耗品など）

HP はこちら

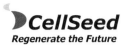

細胞層のバリア機能（タイトジャンクション）の形成や変化をリアルタイムでモニタリング

TER自動測定装置 cellZscope™

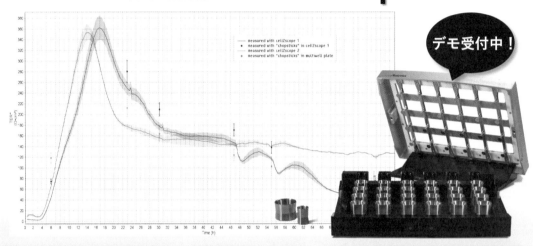

デモ受付中！

薬物や毒素がバリア機能に与える影響評価に
腸管吸収、血管内皮透過性評価などに使用可能

安定・再現性の高いデータをリアルタイムに取得
インキュベーター内で培養しながら長時間の自動測定が可能

細胞層を傷つけることなく、最大96サンプルを同時測定
ラベルフリーで細胞の健康状態を維持しながらモニタリング

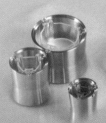

『 *in vitro* 血液脳関門モデル BBB Kit™ の
タイトジャンクション機能解析 』
アプリケーションノート公開中

製品の詳細・お問い合わせ
デモンストレーションのご依頼はこちら

株式会社セルシード
〒135-0064 東京都江東区青海2-5-10 テレコムセンタービル東棟 15F
Email:sales.ccw@cellseed.com　URL:www.cellseed.com

羊土社のオススメ書籍

実験医学別冊
創薬研究のための
スクリーニング学実践テキスト

アッセイ系の選択・構築から、ヒット・リード化合物の同定、自動化まで
スクリーニング学研究会／編

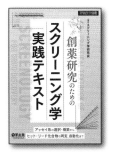

創薬に携わるすべての製薬企業・アカデミアの研究者必読の1冊. いまさら聞けないアッセイ系の原理を学ぶ初心者から, 大規模スクリーニング実践のノウハウまで.

■ 定価9,900円(本体9,000円+税10%)　■ B5判　■ 374頁　■ ISBN 978-4-7581-2258-0

実験医学別冊
創薬研究のための相互作用解析パーフェクト

低中分子・抗体創薬におけるスクリーニング戦略と実例、
in silico解析、一歩進んだ分析技術まで

津本浩平, 前仲勝実／編

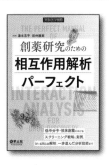

創薬研究において肝となる, 相互作用解析プロトコールの決定版! 解析手法の選び方から, スタンダードな実験法, 先端技術を使った立体構造分析まで, 原理から丁寧に解説.

■ 定価9,900円(本体9,000円+税10%)　■ B5判　■ 368頁　■ ISBN 978-4-7581-2256-6

決定版
阻害剤・活性化剤ハンドブック

作用点、生理機能を理解して目的の薬剤が選べる実践的データ集

秋山　徹, 河府和義／編

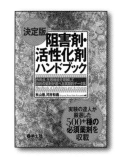

実験の基本となる阻害剤・活性化剤を500+種類, 厳選して紹介! ウェブには無い, 実際の使用経験豊富な達人たちのノウハウやTipsも散りばめられています. 待望の大幅改定版

■ 定価7,590円(本体6,900円+税10%)　■ A5判　■ 647頁　■ ISBN 978-4-7581-2099-9

実験医学別冊　もっとよくわかる! シリーズ
もっとよくわかる! 細胞死

多様な「制御された細胞死」のメカニズムを理解し疾患への関与を紐解く

中野裕康／編

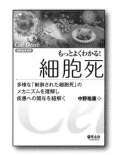

研究の歴史, 各細胞死のメカニズム, 実験法から現状の疾患研究への繋がりまで. 重要だけど, あまりにも複雑な「細胞死」がすっきり体系的に理解できる日本初のテキスト.

■ 定価5,390円(本体4,900円+税10%)　■ B5判　■ 261頁　■ ISBN 978-4-7581-2214-6

発行　羊土社 YODOSHA　〒101-0052 東京都千代田区神田小川町2-5-1　TEL 03(5282)1211　FAX 03(5282)1212
E-mail：eigyo@yodosha.co.jp
URL：www.yodosha.co.jp/

ご注文は最寄りの書店, または小社営業部まで

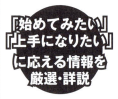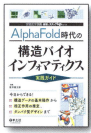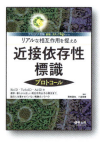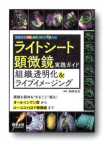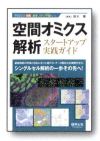
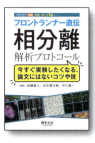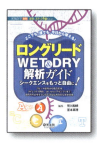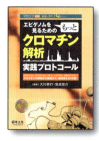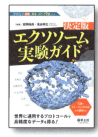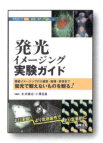

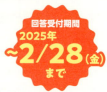

羊土社のオススメ書籍

実験医学別冊
疾患研究につながる
オルガネラ実験必携プロトコール
各細胞小器官からオルガネラコンタクトまで、実験法のセオリーと熟練のノウハウ

田村 康,山野晃史／編

ミトコンドリアなどオルガネラの機能解析に着手するにはこの一冊．自らに適した手法を選び実験を成功に導くためのノウハウを，各オルガネラのエキスパートが惜しみなく解説

■ 定価8,360円(本体7,600円+税10%)　■ B5判　■ 319頁　■ ISBN 978-4-7581-2275-7

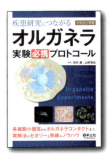

実験医学別冊
論文に出る遺伝子　デルジーン300
PubMed論文の登場回数順にヒト遺伝子のエッセンスを一望

坊農秀雅／編

英単語帳のように遺伝子を学ぶ！ 医学・生命科学論文を読む全専門家向けの学習参考書．「論文読解力/研究力を向上させたい」という気持ちに，タイパ良く応えます．

■ 定価4,620円(本体4,200円+税10%)　■ A5判　■ 231頁　■ ISBN 978-4-7581-2277-1

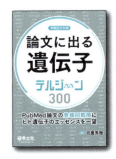

実験医学別冊
「留学する?」から一歩踏み出す
研究留学実践ガイド　人生の選択肢を広げよう
ラボの探し方・応募からその後のキャリア展開まで、57人が語る等身大のアドバイス

山本慎也,中田大介／編

若手研究者に海外留学の魅力とメリットを伝授！ 留学先の探し方や応募のしかた，試験の準備から留学後のキャリア展開まで，多くの方が悩むポイントについて解説します．

■ 定価3,960円(本体3,600円+税10%)　■ A5判　■ 240頁　■ ISBN 978-4-7581-2273-3

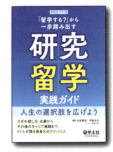

生命科学論文を書きはじめる人のための
英語鉄板ワード&フレーズ
研究の背景から実験の解釈まで「これが書きたかった!」が見つかる
頻出重要表現600

河本 健,石井達也／著

論文で頻用される"鉄板"表現を書きたいことから直感的に探せる表現集．学部生・大学院生のはじめての執筆のお供にオススメです．

■ 定価4,400円(本体4,000円+税10%)　■ A5判　■ 384頁　■ ISBN 978-4-7581-0857-7

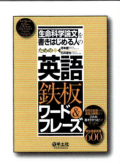

発行　羊土社 YODOSHA
〒101-0052 東京都千代田区神田小川町2-5-1　TEL 03(5282)1211　FAX 03(5282)1212
E-mail：eigyo@yodosha.co.jp
URL：www.yodosha.co.jp/

ご注文は最寄りの書店，または小社営業部まで

CEM社製自動ペプチド合成システム

マイクロ波自動ペプチド合成装置 Liberty 2.0 シリーズ

- 1アミノ酸あたりの合成時間：2.5分～
- 合成スケール：0.005～5mmol
- 最大24本まで自動連続合成可能

- 驚異的な合成速度と最小限の廃液量
- マイクロ波により難しいアミノ酸の縮合や配列の合成が可能

2.0シリーズ新機能

- ヘッドスペース洗浄で反応容器をよりクリーンに保つことにより、100残基前後のタンパク質の合成が可能になりました
- よりフレキシブルなソフトウェアで非天然型アミノ酸の使用や、分岐・環状化などの複雑な構造のペプチドの合成がより簡単に！

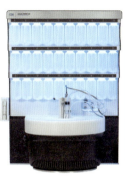
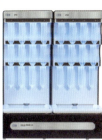
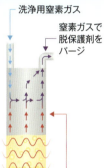

洗浄用窒素ガス
窒素ガスで脱保護剤をパージ
マイクロ波加熱により脱保護剤が蒸発

自動パラレルペプチド合成装置 MultiPep シリーズ

- 合成スケール：2～100μmol（Plate/Column）

- 10×15cmのメンブレン上に600種類のペプチドを合成してタンパクーペプチド結合アッセイが可能（SPOT合成）
- SBSサイズのフィルタープレート上で、96種類のペプチドライブラリの同時合成が可能（Plate合成）
- 他に、2umol-100umolスケールでのカラムパラレル合成が可能（Column合成）

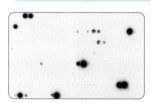
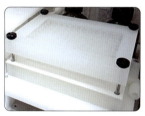

CEM Japan 株式会社

詳しくは… **www.cemjapan.co.jp**

本　　社	〒108-0074 東京都港区高輪2-18-10	Tel：(03)5793-8542	共通Fax：(03)5793-8543
大阪営業所	〒532-0003 大阪市淀川区宮原1-1-1 新大阪阪急ビル3階	Tel：(06)7668-8393	e-mail info.jp@cem.com

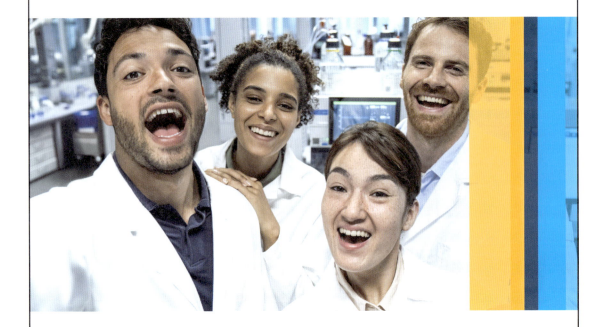

未来のニーズに応える HPLC

新しい Agilent Infinity III LC シリーズ

当社の新しい HPLC 世代の登場です。毎日の HPLC ルーチンにより多くのサポートを、そして結果に自信を。賢い投資でラボをより持続可能なものにしてください。

 未来のニーズに応える HPLC
https://explore.agilent.com/hplc-made-for-tomorrow-jp

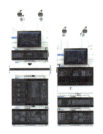

 支援　 信頼性　 投資　 持続可能性

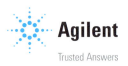

DE-002971

© Agilent Technologies, Inc. 2024